黄帝内经四字歌诀

一和气

主编 夏西超

收者少冬至重病秋三月此谓容平天气以急地

在外此夏气之应养长之道也逆之则伤心秋为

起无厌于日使志无怒使华英成秀使气得泄若

长者少夏三月此谓蕃秀天地气交万物华实夜

罚此 逆之 肝夏为寒

于庭 而勿 而勿夺贵

春三月此谓发陈天地俱生万物以荣夜卧早起

郑州大学出版社

图书在版编目（CIP）数据

黄帝内经四字歌诀／夏西超主编. — 郑州：郑州大学出版社，2022.8
（2023.7重印）
ISBN 978-7-5645-8763-5

Ⅰ．①黄…　Ⅱ．①夏…　Ⅲ．①《内经》-方歌-汇编　Ⅳ．①R221

中国版本图书馆 CIP 数据核字（2021）第 096512 号

黄帝内经四字歌诀

HUANGDI NEIJING SIZI GEJUE

策划编辑	李龙传	封面设计	苏永生
责任编辑	张彦勤	版式设计	苏永生
责任校对	张锦森	责任监制	李瑞卿

出版发行	郑州大学出版社	地　　址	郑州市大学路 40 号（450052）
出 版 人	孙保营	网　　址	http://www.zzup.cn
经　　销	全国新华书店	发行电话	0371-66966070
印　　刷	永清县晔盛亚胶印有限公司		
开　　本	710 mm×1 010 mm　1 / 16		
印　　张	24	字　　数	416 千字
版　　次	2022 年 8 月第 1 版	印　　次	2023 年 7 月第 2 次印刷

书　　号	ISBN 978-5645-8763-5	定　　价	89.00 元

本书如有印装质量问题，请与本社联系调换。

作者名单

主　编　夏西超

副主编　陈昌东　宋国英　刘荣志
　　　　吴汉卿　石相臣

编　委　方居正　尹国有　张明霞
　　　　张　峰　袁凤娟　张俊峰

前言

　　传统医学是华夏民族在对天、地、人、万物和整个宇宙洞悉的基础上,认识生命、解读人体、描述疾病、探究机理、寻找钥匙、破除病疾、造福人类的智慧结晶。传统医学整合了文学、生命科学、美学、哲学、天文学等不同学科之间的知识,再把这些知识有机联系起来,宛若雨后天边的彩虹。

　　传统医学和现代医学的初衷是一致的,都是为了洞悉生命规律,揭示生命多彩,解除人类病痛。随着学科之间的互动和交融日益密切,传统医学和现代医学两种体系迫切需要融合和互补,彼此之间取长补短。二者之间的彼此补充和借鉴不仅体现在技术上,更主要彰显在理论上,反映在思想上。《黄帝内经》作为传统医学四大经典之一,蕴藏着中华民族古老而纯朴的智慧。后人在继承岐黄理论的同时,亦在守正创新,让传统医学文化折射出熠熠光芒。

　　基于对传统医学的感悟,感受传统医学散发出来郁郁的醇美,我们撰写了本书。本书继承岐黄理论思想体系,接力古典文学风韵,破译远古词语,转换表述模式,实现四字组词,六词成句,力求简单易懂,阅读朗朗上口。本书知识体系前后衔接,弥补断层,填充空档,架构起传统医学与现代医学之间的桥梁,构建文化传播与健康普及的纽带,以更广泛地服务于读者和大众。

　　在本书的撰写过程中,很多老师、朋友、亲人、学生给予了莫大的支持和帮助,在此表示衷心的感谢!

目　录

第一部分　素问

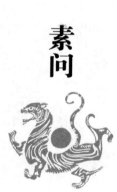

一、上古天真论

（一）黄帝说法，古今有别

昔日黄帝，生而聪明，小幼善言，颇善表达，幼而敏慧，勤奋好学。
相貌敦敏，内心善良，时至成年，登天子位，怜悯百姓，爱民如子。
上古之人，皆度百岁，动作敏捷，今时之人，半百多衰，古今悬差。
上古之人，明道遵法，取法阴阳，和于术数，食饮有节，起居有常。
不妄作劳，形神俱并，形神合一，阴阳合和，尽终天年，百岁乃去。
今时之人，以酒为浆，欲壑难填，酒醉入房，欲竭内精，耗散真气。
不知持满，不懂御神，务快其心，逆于生乐，起居无节，半百而衰。
上古圣人，言教百姓，虚邪贼风，避让防护，内心恬淡，真气从人。
精神内守，志闲少欲，心安不恐，形劳不倦，气行和顺，无病之有。
美食五谷，任着服色，乐享习俗，高下不慕，朴实无华，各从其欲。
万千嗜欲，不劳双目，淫邪不惑，愚贤不肖，不惧不焦，迎合大道。
年度百岁，行动聪敏，顺应自然，和合大道，以其德全，尽随所愿。

（二）肾气周期，男女有异

生命延续，伴行岁月，经络脏腑，男女之间，皆有变化，自循其规。
女子七岁，五脏之气，肾气盛旺，乳齿更换，头发茸茸，开始茂盛。
至十四岁，产生天癸，任脉通畅，太冲脉盛，月经来潮，可有生育。
二十一岁，伴随日月，肾气充盈，骨之外延，真牙出生，牙齿长全。
二十八岁，筋骨成型，强健有力，头发最盛，身体发育，最为强壮。
三十五岁，阳明经脉，气血渐衰，面部颜貌，开始憔悴，头发始脱。
四十二岁，三阳经脉，气血衰弱，面部气色，憔悴无华，头发趋白。
四十九岁，任脉脉象，气血虚弱，太冲脉象，气血亦衰，气血不济。
天癸枯竭，月经断绝，形体衰老，与日体衰，肾气不固，生育丧失。
男子八岁，五脏藏气，肾气充实，头发始茂，快速繁生，乳齿更换。
至十六岁，肾气旺盛，天癸产生，精气满溢，交合外泻，可育子女。
二十四岁，肾气充满，筋骨发育，强健有力，真牙生长，牙齿布全。
三十二岁，筋骨成型，丰隆盛实，肌肉塑形，丰满健硕，身强体壮。

四十岁时，肾气衰退，头发萎靡，始有脱落，牙齿不固，始有枯槁。
四十八岁，身体上部，阳气衰竭，面部表情，憔悴无华，两鬓花白。
五十六岁，五脏之中，肝气衰弱，肝脏主紧，筋不灵活，关节不利。
六十四岁，天癸枯竭，精气减少，肾脏衰萎，齿发脱落，形体疲倦。
肾脏主水，脏腑精气，尽纳贮藏，五脏衰退，筋骨懈惰，天癸枯竭。
鬓发变白，身体沉重，步伐不稳，精气神形，若聚若散，不生子女。
肾气有余，气血经脉，通畅无阻，精力超常，可有生育，亦属个例。

（三）天人相应，重在内求

上古真人，取法天地，把握阴阳，呼吸精气，天地人兮，三才合一。
安心守神，锻炼身体，肌肉骨骼，五脏六腑，内外相应，浑然一体。
延年益寿，天地相合，无有终时，深悟道生，悠然自得，超凡脱俗。
中古之时，聪慧之人，道德醇厚，和合阴阳，调于四时，去世离俗。
积精全神，游行天地，视听八方，盖益寿命，生命顽强，归于真人。
次有圣人，和处天地，理顺八风，嗜适世俗，融入其间，无嗔痴心。
行不离世，着装朴素，举止入俗，外不劳心，内无忧患，不生怨恨。
悠然自得，形不疲惫，精神不散，精气神聚，内外合一，亦可百数。
时有贤人，取法天地，日月走行，星辰排列，顺从阴阳，和适四时。
遵从上古，顺应自然，时空更替，饮食起居，合同于道，益寿终极。

素问（第一至二十七篇）

二、四气调神大论

（一）四时异变，人应四时

春季三月，谓之发陈，天地俱生，万物以荣，一派生机，夜卧早起。
信庭广步，被发缓形，宽解衣带，愉悦精神，畅开胸怀，培育生机。
天地之象，生而勿杀，予而勿夺，赏而勿罚，以应春气，复苏万物。
养生之道，顺应其变，补益不夺，逆之伤肝，亏在夏季，寒变生病。
夏之三月，谓之蕃秀，万物茂盛，天气下降，地气上升，二气相交。
万物疯长，花开结实，晚卧早起，静享长日，心情愉快，怒气不生。
面貌应夏，气机宣畅，通泻自如，内心积极，热爱生活，顺应天地。
夏季养生，培植阳气，忌伤心脏，秋季无补，多生疟疾，冬季复病。
秋之三月，谓之容平，天气急变，天高风急，地气清肃，萧瑟收敛。
一日之中，早卧早起，与鸡俱兴，心志安藏，以缓秋刑，收敛神气。
秋气适应，无外施志，释放精神，暴露肌肤，耗散热量，肺气清畅。
秋气之应，养收之道，内外合一，逆气伤肺，避藏不力，冬生飧泄。
冬之三月，谓之闭藏，水寒成冰，大地龟裂，万物蛰伏，潜伏生机。
一日之中，早卧晚起，必待日光，温度回升，勿扰乎阳，妄为操劳。
情志伏匿，安静自若，宛若私意，藏匿密柜，去寒就温，无泄皮肤。
冬气之应，养藏之道，升温助阳，逆气伤肾，春气无补，多生痿厥。

（二）四时气变，五脏随变

天气呈象，清净光明，蕴藏大德，运行不止，天象博大，韬光养晦。
天气晦暗，日月不明，阴霾邪气，侵害山川，阳气闭塞，六合不通。
大地昏梦，云雾弥漫，日色无光，雨露不降，天地不交，万物不长。
天地不和，生机萎靡，万物淤塞，内外不通，内腐外枯，草木多亡。
恶气发作，风雨不节，细雨不下，营润无序，枯槁不荣，大地萧条。
贼风频频，暴雨复降，四时失序，互不相连，背离时序，中道灭绝。
圣人从之，身无苛病，万物不失，游刃有余，生气不竭，绵绵流长。
逆气春令，少阳不生，肝气内郁，逆气夏令，太阳不长，心气内虚。
逆气秋令，太阴不收，肺气焦满，逆气冬令，少阴不藏，肾气涣散。

（三）阴阳为基，固本筑基

四时阴阳，万物根本，唯有圣人，春夏养阳，秋冬养阴，顺从根源。
万物阴阳，生长之门，逆其根基，伐其根本，损伤真气，根基为重。
阴阳四时，万物终始，生死之本，逆之生灾，顺之无病，是谓得道。
生存之道，圣人行顺，愚者佩之，阴阳变生，从之则生，逆之则亡。
病疾发生，阴阳道变，从之则治，逆之则乱，反顺为逆，谓之内格。
圣人治病，不治已病，治之未病，不治已乱，治之未乱，谓之医道。
夫病已成，而后药之，乱象已成，而后治之，渴而穿井，为时已晚。

三、生气通天论

（一）人效法地，地效法天

自古至今，生之根本，本于阴阳，通达天气，天气之变，应合万物。
天地之间，六合之内，九州九野，五脏九窍，十二关节，通应天气。
天气变化，衍生五行，五行之中，阴阳互变，邪气伤人，清气怡人。
苍天气性，清静纯和，调和身体，顺应固本，虽有贼邪，不伤人身。
圣人睿智，神明通达，精神内守，顺服天气，阴阳和谐，无有病生。
失迎时序，违逆阴阳，九窍内闭，肌肉壅塞，卫气涣散，累伤筋骨。
持续恶行，骚扰脏腑，阻滞气血，脏腑失司，谓之自伤，气之削也。

（二）人体阳气，护身之本

人体阳气，宛若太阳，失其光热，万物不长，生机暗淡，萎靡不堪。
天运光明，阳光普照，热量摄入，源于体外，增强防御，阳气卫外。
因伤于寒，阳气交争，起居惊颤，神气飘浮，飘忽六合，若有所无。
因伤于暑，汗多烦躁，喝喝而喘，静坐多言，体热炭炙，汗出乃散。
因伤于湿，头如裹绸，湿热兼并，大筋收短，小筋驰长，拘挛萎靡。
因伤于风，气不帅血，血行迟缓，瘀滞浮肿，多病叠合，阳气枯竭。
运动烦劳，阳气外张，精疲欲绝，久而久之，阳气虚胜，阴气匮缺。
辟积于夏，夏季暑热，眼昏耳聋，身体混乱，内外包夹，使人煎厥。
目盲模糊，不可以视，耳闭轰鸣，不可以听，溃溃若坏，汩汩不止。
勃然大怒，阳气上逆，血随气绝，血流凝滞，伤于筋骨，谓之薄厥。
汗出偏半，半身不遂，汗出遇湿，湿邪阻滞，淫邪不去，多生痤痹。
精美厚味，美酒佳肴，饱食终日，多易患病，足生疔疮，受如持空。
劳汗当风，寒邪侵袭，郁留生痤，多生粉刺，郁积化热，常生疮疖。
阳气化生，精藏养神，柔阴养筋，毛孔开阖，调节失常，寒气从之。
损伤阳气，筋失泽养，痉挛拘禁，伸曲不利，俯仰受限，乃生大偻。
寒气深陷，留恋腠理，气血不通，入侵腧穴，惊扰魂魄，恐惧惊骇。
寒气稽留，营气不从，逆留肉理，气不帅血，淫邪定居，乃生痈肿，
魄汗未尽，形弱气烁，穴俞关闭，发为风疟，横行窜冲，助纣为虐。

（三）风邪客留，乘机而入

风者邪首，百病之始，肉腠闭拒，大风苛毒，无有伤害，应遵时序。
病久传化，上下不通，阴阳阻隔，隔者当通，通畅气血，病有可治。
人体阳气，白天主外，清晨气生，日中气隆，日西气衰，毛孔乃闭。
日暮收拒，无扰筋骨，不近雾露，无惊魂魄，违逆阳气，困乏疲惫。
阴者之象，藏精扶阳，阳者之象，卫外密固，阴阳互生，互为一体。
阴不胜阳，脉流洪大，神乱狂颠，阳不胜阴，五脏气争，九窍不通。
圣人开悟，讲道阴阳，筋脉和同，骨髓坚固，气血畅从，精气神聚。
内外调和，邪不能害，耳聪目明，嗅味明辨，气机通畅，身轻体健。
风客淫气，伤及阳气，阳不固阴，阴精衰亡，多伤五脏，首伤肝脏。
因而饱食，筋脉驰宗，肠澼为痔，饮酒过度，气机逆袭，多伤肝肾。
执拗强力，用力过度，内伤肾气，牵引腰脊，内髓大失，高骨乃坏。

（四）阴阳二气，调配五味

阴阳之要，阳气致密，阴气内固，二者不和，有春无秋，有冬无夏。
阳强不密，阴气乃绝，阴平阳秘，精神乃治，阴阳离决，精气乃绝。
受侵风露，乃生寒热，春伤于风，邪气留连，乃为洞泄，腹泻入倾。
夏伤于暑，秋为疾疟，秋伤于湿，湿邪不去，上逆而咳，发为痿厥。
冬伤于寒，春必温病，春夏秋冬，四时变换，六邪交互，盛行天地。
阴精所生，源于五味，阴精收藏，在之五脏，阴之五宫，伤亦五味。
味过于酸，肝气亢奋，脾气乃绝，味过于咸，损伤大骨，心抑短肌。
味过于甘，心气喘满，肾气失衡，味过于苦，脾气狂躁，胃气停滞。
味过于辛，筋脉沮涩，精神不振，谨道如法，迎合五味，调和五脏。
调和五味，骨正筋柔，气血流畅，腠理致密，骨气精悍，长有天命。

四、金匮真言论

（一）八风之变，五脏之邪

天气行令，八面来风，经脉发病，邪生五风，八风走行，侵袭肌肤。
触及五脏，五脏失司，功能错乱，五脏生病，各有气象，五脏五象。
四时相克，春胜长夏，长夏胜冬，冬月胜夏，夏月胜秋，秋月胜春。
白天黑夜，交替循环，温度升降，寒来暑往，相生相克，孕育万物。
春生东风，病生肝脏，经走颈项，南风于夏，病生心脏，投影胸胁。
秋多西风，病在肺脏，辐射肩背，北风于冬，病在肾脏，折射腰股。
长夏归土，病在脾脏，经气入脊，风为邪魔，伤及脏腑，投影体表。
春病头项，夏病伤心，秋病肩背，冬病四肢，虽有轮廓，内应脏腑。
风邪攻击，各有所偏，春季生病，多在鼻腔，仲夏之病，善病胸胁。
长夏之病，多在脾胃，秋季之病，善病风疟，冬季之病，善病四肢。
顺应四时，固本扶阳，春季有风，鼻腔无病，夏季有邪，不病胸胁。
长夏风邪，脾胃不病，秋季西风，不生风疟，冬季北风，不病四肢。
人体之中，气血津液，皆为精华，生命之本，藏精充盈，阴阳合和。
虽有八风，无伤内脏，春无病温，夏无暴汗，秋无风疟，悠然自得。

（二）阴阳根基，阴阳互变

阴中有阴，阳中有阳，相依互生，晨至日中，天之太阳，阳中之阳。
日中黄昏，天之少阳，阳中之阴，合夜鸡鸣，天之太阴，阴中之阴。
鸡鸣晨亮，天之少阴，阴中之阳，一日之内，时辰更迭，阴阳相伴。
人自应之，阴阳定位，其外为阳，在内为阴，后背为阳，腹侧为阴。
身体脏腑，脏者归阴，心肝脾肾，肺脏五脏，实质器官，性归属阴。
腑者属阳，胆囊与胃，大肠小肠，膀胱三焦，空腔器官，六腑为阳。
辨别阴阳，阴中之阴，阳中之阳，阴阳互变，视其所在，把握真要。
冬病在阴，夏病在阳，春病在阴，秋病在阳，洞察病处，辨别四时。
阴阳为道，以道定术，针刺艾灸，刮痧拔罐，汤剂药酒，施以针石。
后背为阳，阳中之阳，人体心脏，以背为阳，阳中之阴，为之肺脏。
腹侧为阴，阴中之阴，人体肾脏，腹侧为阴，阴中之阳，为之肝脏。

腹侧为阴，阴中至阴，人体脾脏，阴阳表里，内外雌雄，相互交映。
虽有限定，阴中有阳，阳中有阴，应之于天，合乎其道，辨属阴阳。

（三）四时五行，五行五脏

四时之变，五行相随，五色五味，五音五畜，星数相应，有变无常。
四面八方，东方归肝，青色以应，肝脏藏血，肝脏舒通，开窍于目。
发病惊骇，喜食酸味，五行归木，五畜为鸡，五谷为麦，四时应春。
上应岁星，阳气上升，聚在头首，五音为角，成数为八，肝脏主筋。
心定南方，相通赤色，开窍在耳，心藏神明，苦味归心，五行属火。
五畜为羊，五谷为黍，四时相应，在之夏季，天体相应，为荧惑星。
病主血脉，五音为徵，成数为七，嗅味敏感，多为焦味，五脏为君。
脾居中央，五色黄色，开窍于口，五味为甘，五行归土，五畜为牛。
五谷为稷，四时相应，应在长夏，应为镇星，关联病处，舌根肌肉。
五音为宫，成数为五，嗅味敏锐，多喜香味，脾主运化，化生五谷。
肺居西方，白色相应，开窍于鼻，主气肃降，清气内藏，五味为辛。
五行归金，五畜为马，五谷为稻，四时应秋，天体运行，应太白星。
肺病发生，背部皮毛，五音为商，成数为九，敏感嗅味，为之腥味。
肾居北方，黑色相应，九窍开穴，前后二阴，肾脏藏精，五味为咸。
五行归水，五畜为猪，五谷为豆，四时应冬，天体运行，应为辰星。
肾脏生病，骨骼腰部，多有不适，五音为羽，成数为六，善嗅腐味。
善为脉者，谨察脏腑，一逆一从，阴阳表里，雌雄之纪，心意深藏。
合心于精，非人勿教，非真勿授，是谓得道，道之大道，贵在悟道。

五、阴阳应象大论

（一）天地阴阳，清浊相随

阴阳生道，天地应道，万物纲纪，变化父母，生杀根本，神明源泉。
治病绵延，变化多样，贵在求本，不外阴阳，阴阳悟道，以道定术。
清阳之气，积阳为天，浊阴之气，积阴为地，阳者燥动，阴者平静。
阳主生成，阴主生长，阳主肃杀，阴主收藏，阳运化气，阴聚成形。
寒热清浊，相生相变，寒极生热，热极生寒，寒气生浊，热气生清。
清气运行，居下不升，病生飧泄，浊气修行，居上不下，病生䐜胀。
清阳为天，浊阴为地，地气蒸腾，上升为云，天气凝聚，下降为雨。
溯源归根，雨出地气，云出天气，天地之间，云雨聚散，皆为气变。
天人相应，人体之气，清阳之气，上行出窍，浊阴之气，出走下窍。
清阳之气，腠理发散，浊阴之气，入住五脏，清实四肢，浊归六腑。

（二）阴阳五行，互生互变

以水为阴，火为之阳，阳者为气，气者无形，阴者为味，味者有形。
五谷腐熟，化生精华，精源五谷，精之润泽，化生气血，气源于精。
气血通畅，益助精华，美味丰盛，锦上添花，重构身形，精气塑形。
饮食不节，气血萎靡，耗损精华，违逆常态，化气污浊，反伤于味。
五味厚薄，厚薄归性，归属阴阳，五气入内，亦有阴阳，必有明辨。
阴沉下窍，阳浮上窍，味厚归阳，蒸腾外溢，味薄属阴，沿肠下行。
气厚归阳，薄者属阴，味厚则泄，薄者则通，气薄发泄，厚则发热。
身体之中，阳气太过，焦灼元气，元气衰微，阳气平和，元气随和。
气味二性，辛甘发散，谓之曰阳，酸苦通泄，谓之曰阴，互生互变。

（三）人体阴阳，四时相随

平人稳态，阴阳平衡，相互生成，彼此制约，惟妙惟肖，维系平和。
阴气偏生，阳气减少，阳病发生，阳气偏生，阴气减少，多生阴病。
阴阳呈象，各有形性，阳胜则热，阴胜则寒，寒极生热，热极生寒。
寒多伤形，热多伤气，气滞不通，不通则痛，形损则肿，阴寒热阳。

痛肿有序，气伤于形，气不通畅，多有滞留，先生疼痛，后有肿大。
形伤于气，现有损伤，干扰气血，先有肿大，后有疼痛，各有次序。
五邪盛行，惊扰内外，风邪过盛，痉挛肢困，热邪过盛，多有红肿。
燥邪过盛，皮枯咽干，寒邪过盛，多生浮肿，湿邪过盛，腹多泄泻。
四时更替，五行变化，变幻化生，生长收藏，风寒暑燥，湿成五邪。
人有五脏，心主神明，动情之间，化生成象，喜怒悲忧，恐成五志。
喜怒不节，多伤心气，寒暑入侵，多伤身形，暴怒伤阴，暴喜伤阳。
厥气上行，充满血脉，满而浮越，超乎内载，多伤脏腑，折损外形。
喜怒不节，寒暑过度，形气失和，神形失固，阴极生阳，阳极生阴。
春夏秋冬，四季更替，阴阳变换，因果蕴潜，冬伤于寒，春必温病。
春伤于风，夏多飧泄，夏伤于暑，秋发疟疾，秋伤于湿，冬病咳喘。

（四）天地阴阳，五脏相随

上古圣人，辨明形体，列别脏腑，端络经脉，分布交会，各从经脉。
气穴发生，各有名处，关节分肉，皆有所起，分部逆从，彰显条理。
四时阴阳，尽显纲纪，五脏六腑，互动呼应，内外之应，皆有表里。
东方生风，暖风生木，肝脏属木，五味应酸，酸味养肝，肝脏主筋。
木燃生火，心脏属火，肝脏为母，心脏为子，肝脏开窍，窗口在目。
在天为玄，在人为道，在地为化，化生五味，道生智慧，玄生神明。
在天为风，在地木气，在体为筋，在脏为肝，其色青苍，在音为角。
在声为呼，病生多握，在窍为目，在味为酸，在志为怒，交互联动。
怒则伤肝，悲则胜怒，木风伤筋，燥可胜风，过酸伤筋，辛味胜酸。
南方生热，热极生火，火生苦涩，苦味归心，心脏藏血，血润脾脏。
心脏开窍，映射在舌，心脏相合，在天为热，在地为火，在体血脉。
五脏为心，在色为赤，在音为徵，在声为笑，病变为忧，开窍在舌。
五味喜苦，在志为喜，过喜伤心，恐则制喜，极热伤气，寒能胜热。
过苦伤气，咸味制苦，心主神明，化生七情，五脏心脏，位居君主。
四周垒土，中央长夏，长夏多湿，湿归于土，土生甘甜，甘味益脾。
脾为后天，运化五谷，化生精华，汇入血液，滋养肌肉，精华丰盛。
血液丰满，通行流畅，回流有序，肺脏换气，呼吸有力，氧气摄入。
脾脏康运，开启肺门，激活肺泡，舒张收缩，升降肃清，脾可生肺。
脾脏与胃，互为表里，胃体空腔，下连肠道，上接食管，承上启下。
食物摄入，途径咽喉，顺沿食管，沉入胃体，压入肠道，粪便排出。
脾主消化，消化有力，自上而下，肠道通畅，污浊下移，排出体外。

运化不力，发酵升级，浊气上侵，冲出食道，飘游口腔，浊气泛滥。
五脏脾脏，取象折射，天地人兮，在天为湿，在地为土，在体主肉。
开窍于口，五味乐甘，五色归黄，在音为宫，在声为歌，皮病多哕。
过思伤脾，怒可胜思，阴湿伤肉，风起除湿，过甘伤肉，酸味抑甘。
西方之风，性情干燥，燥中生金，五味之中，辛味归肺，肺主皮毛。
五脏肺脏，开窍在鼻，在天为燥，在地为金，体为皮毛，五脏为肺。
五色为白，在音为商，在声为哭，病生为咳，在窍为鼻，在味为辛。
在志为忧，过忧伤肺，喜可制忧，热伤皮毛，以寒胜之，阴阳平衡。
过食辛味，多伤皮毛，五味之中，苦味抑辛，肺脏华盖，属于娇脏。
肾应北方，北方之风，其性寒冽，在天为寒，寒凝生水，在地为水。
五行之中，肾脏归水，藏精之处，主司水晕，水可生咸，咸味益肾。
在体为骨，肾生骨髓，九窍开口，在之于耳，髓生细胞，脏器之根。
细胞分化，红白细胞，免疫细胞，融入血液，血液生成，藏于肝脏。
肾脏为母，肝脏为子，母强子壮，子弱伤母，相依为命，肝肾同源。
五味归咸，在色为黑，在音为羽，在声为呻，生病栗泣，在志为恐。
过恐伤肾，思虑胜恐，寒冷阻血，燥温胜寒，过咸伤血，甘可胜咸。
天覆地载，万物上下，阴阳有别，血气男女，左右通途，阴阳之路。
水寒火热，阴阳征兆，阴阳变化，相生相克，彼我互存，万物之始。
有形归阴，阴藏于内，阳之镇守，无形属阳，阳守在外，阴之使役。
阳盛身热，腠理闭合，汗匿不出，齿干烦燥，喘呼不止，热腾腹满。
阴胜身寒，汗出身轻，战栗而寒，寒则厥冷，厥则腹满，阴气更胜。
能知损益，二者可调，不知用此，早衰肢节，损益之间，根在阴阳。

（五）阴阳取象，妙用其道

年过四十，阴气衰半，起居不利，年逾五十，身体沉重，耳目不聪。
年越六十，阴气萎靡，阳气大衰，九窍不利，下虚上实，涕泣俱出。
知者则强，不知则衰，明辨阴阳，帷幄其中，同出名异，知其内道。
智者悟道，愚者迷失，智者补缺，阴平阳秘，愚者漏损，阴阳失平。
补缺盈满，耳聪目明，身体强健，老者复壮，壮者益心，身心一体。
圣人养生，无为有为，乐恬淡然，志趋虚无，寿命无穷，尽享天年。
人体之中，上部为阳，下部为阴，左侧归阳，右侧属阴，天人相应。
天之不足，在之西北，西北方阴，地之不满，在之东南，东南方阳。
耳目手足，阴阳交互，人之耳目，右不如左，人之手足，左不如右。
东方归阳，阳气上行，汇聚于上，上明下虚，耳聪目明，手足反之。

西方属阴，阴精汇聚，沉凝于下，下盛上虚，耳目不聪，手足便利。
左右感邪，上部右甚，下部左甚，天地阴阳，不能全也，留邪乘机。
天有精气，地有形体，天有八纲，地有五理，天地交互，万物父母。
清阳升天，浊阴归地，天地动静，阴阳为纲，生长收藏，终而复始。
惟有贤人，上顺天道，头颅应天，下应地道，双足应地，中通脏腑。
欲养五脏，清气泽肺，风木顺肝，雷气通心，谷气入脾，雨气注肾。
经络为川，肠胃为海，上下九窍，水气五谷，精华糟粕，入出门户。
天阳地阴，人体相应，阳为泄汗，以雨名之，阳化为气，疾风为名，
暴气象雷，逆气阳热，不法天纪，不用地理，阻遏气血，伤害脏腑。
邪风侵袭，疾如风雨，上医善治，首治皮毛，中工肌肤，接次筋脉。
下工六腑，终治五脏，治五脏者，病入五脏，元气大衰，半半生死。
天地淫邪，害入五脏，水谷寒热，多害六腑，地之湿气，皮肉筋脉。
善用针刺，从阴引阳，从阳引阴，以右治左，以左治右，阴阳互通。
以我知彼，以表知里，知内知外，察微其中，阴阳通透，用之不殆。
善诊医者，察色按脉，先别阴阳，审清度浊，察视喘息，闻听音声。
权衡主次，知病所主，尺寸二脉，浮沉滑涩，知病所生，以治无过。
审其阴阳，以别柔刚，形不足者，温养内气，精不足者，补精以味。
病在下身，引径疏导，腹中满者，泻内排灼，内有淫邪，渍汗助阳。
病在皮者，发汗解表，病势慓悍，引流归经，病势内实，驱散泻实。
阳病治阴，阴病治阳，定其气血，各守其职，血实决之，气虚导引。

六、阴阳离合论

（一）天地有别，阴阳化生

天地之始，混沌无序，为之以气，无极太极，从无到有，相对而生。
太极两仪，两仪四象，四象八卦，乾坤乃定，追根溯源，阴阳化生。
阴阳有名，阴阳无名，相生相克，对立统一，你中有我，我中有你。
天归为阳，地属于阴，日归为阳，月属于阴，天地运行，日月出入。
时间为轴，岁月推移，以日为计，大小之月，累月计日，三百六十。
天体运行，日月计数，循环一周，谓之一年，分为四时，人应一岁。
人应在天，阴阳为基，交替变化，由一生三，阴有三分，阳有三分。
三阴三阳，阴阳相依，替更绵延，数之可十，推之可百，依次演变。
数之可千，推之可万，万之大亦，倍增亿计，不可胜数，对立统一。
天覆地载，万物方生，未出地面，无享光明，命曰阴处，阴中之阴。
若出地者，阴中有阳，阴为主流，阳予辅正，阴阳互生，顺应变化。
万物繁衍，顺应四时，春季萌生，夏季茂盛，秋季收获，冬季深藏。
四时失常，季节失序，冷热不时，天地四塞，万物无常，生机错乱。
阴阳之变，应合在人，变化亦然，遵循其道，顺应四时，变之无数。

（二）三阴离合，彼此配合

三阴三阳，何以辨别，自古圣人，面南而立，前为广明，后曰太冲。
太冲之地，名曰少阴，少阴肾经，少阴之上，名曰太阳，太阳膀胱。
足太阳经，太阳膀胱，走行起始，足部小趾，末端至阴，足外上行。
绕走后背，沿脊而行，过绕头巅，结于双目，入晴明穴，终于此处。
太阳膀胱，少阴肾经，太阳为表，少阴为里，膀胱肾脏，表里关系。
中身上部，名曰广明，广明之下，名曰太阴，太阴之前，名曰阳明。
足阳明经，阳明胃经，阳明之根，大趾次趾，起于末端，曰厉兑穴。
阳明胃经，太阴之表，太阴脾经，阴中之阳，胃与脾脏，二者表里。
厥阴为里，少阳为表，少阳胆经，起于窍阴，厥阴肝经，肝胆里表。
足部经脉，三阴三阳，三阳离合，依次有序，太阳为开，太阳膀胱。
阳明为阖，阳明胃经，少阳为枢，少阳胆经，三经循行，有分有合。

（三）三阳离合，你我互有

阴阳相对，相应而出，左右有分，内外有别，外者为阳，内者为阴。
内测太冲，下曰太阴，太阴脾经，始于足部，大趾内测，隐白穴处。
阴中之阴，太阴之后，名曰少阴，少阴肝经，根起足底，涌泉穴处。
少阴之前，名曰厥阴，厥阴肝经，厥阴之根，大趾外侧，大敦穴处。
厥阴之处，太阴少阴，两阴相合，相和无阳，厥阴位内，阴之绝阴。
三阴离合，太阴在表，主司开启，厥阴在里，主司为阖，少阴为枢。
三阴经脉，走行有序，各行经络，功能协调，紧密联系，合为一阴。
阴阳之气，运行不息，递相传注，流行全身，气运于里，形立于表。
阴阳离合，表里相成，彼此呼应，相互帮衬，三经相传，不得相失。

七、阴阳别论

（一）阴阳变化，应在脉象

人有四经，天有四时，经时相应，岁十二月，应十二脉，天人相应。
脉有阴阳，知阳知阴，知阴知阳，阴阳互根，滋阴生阳，阳可保阴。
所谓阴者，实质脏器，生命重器，衰竭身亡，所谓阳者，空腔器官。
辨别阳象，脏腑亏虚，知病出处，辨别阴象，阴精盈亏，生死知期。
上阳下阴，三阳在头，三阴在手，阴阳有别，互根互生，交相呼应。
持阴至极，生死无序，预防为根，明察阳象，知病顺势，迎合大道。
人体脉象，阴阳二相，静者为阴，动者为阳，迟者为阴，快者为阳。
阳脉五种，春脉微弦，夏脉微钩，长夏微缓，秋脉微毛，冬脉微石。
五时五脏，五五相乘，二十五脉，谓之阴脉，脉无胃气，败象征兆。
脉搏藏象，应在五脏，肝脉绝急，十八日亡，心力悬绝，九日后亡。
肺气悬绝，十二日亡，肾气悬绝，七日而亡，脾运悬绝，四日而亡。
胃肠有病，波及心脾，难言之隐，女子断经，传为风消，呼吸急促。
十二经脉，三阴三阳，应合手足，脏腑经脉，空腔归阳，实质属阴。
一阳太阳，二阳少阳，三阳阳明，一阴厥阴，二阴少阴，三阴太阴。
太阳经病，多发寒热，下部痛肿，萎弱无力，皮肤干燥，传为癫疝。
一阳发病，呼入气少，常伴咳嗽，多有腹泄，牵掣心脏，多发上隔。
二阳一阴，精神惊骇，后背疼痛，多有呕噫，哈欠疲倦，亦曰风厥。
二阴一阳，发病之时，胸腹多胀，塞拥心肺，心满烦闷，气弱心烦。
三阴三阳，发病之时，复合重叠，阴阳互衰，身体枯萎，四肢不举。
脉搏鼓动，来时有力，去时力衰，曰之钩脉，钩脉之象，应在夏脉。
脉搏力微，搏起虚浮，曰之毛脉，力大紧张，如按琴瑟，曰之弦脉。
脉象有力，必以重按，轻按不足，曰之石脉，石脉之象，应在冬季。
脉象搏动，力若有无，来去之间，脉象和缓，流通平顺，曰之滑脉。

（二）阴阳不和，交争生邪

阴争于内，阳扰于外，肺脏藏魄，魄汗不藏，胆魄受惊，四逆纷起。
邪起熏肺，肺脏不安，肺泡破裂，炎症上传，侵袭气管，咳喘声鸣。

阴气化生，生阳曰和，生阴反逆，阳气破散，阳不护阴，阴气消亡。
刚柔不济，经气断绝，死阴至极，三日而亡，阳绝欲枯，不过四日。
心肝枯竭，谓之阳绝，心肺停滞，谓之死阴，肺肾亏竭，谓之极阴。
肾脾虚空，谓之辟阴，阳不摄阴，阴不生阳，阴阳无根，回天无力。
阳气凝结，无以化气，气不帅血，血不畅行，气血瘀滞，水肿四肢。
阴精结聚，血液凝滞，留置脏腑，便血一升，再结二升，三结三升。
阴阳不和，阴多阳少，运化不力，水液潴留，名曰石水，小腹肿胀。
阳明胃经，阳明大肠，邪气郁积，二阳交加，肠胃多热，消化不力。
太阳膀胱，太阳小肠，邪气侵袭，三阳交融，上下不通，气血逆袭。
太阴脾经，太阴肺经，邪气郁积，三阴汇聚，阻塞运化，积水肿胀。
一阴一阳，冲突碰撞，二者相博，内热之火，充塞咽喉，谓曰喉痹。
惟有妇人，阴脉有力，气色精神，其象属阳，怀孕脉象，谓之有子。
脏腑亏虚，阴精不生，阳气不盛，阴阳双虚，运化不力，胃肠濒危。
阳气旺盛，夹持于阴，气机和畅，营运有力，内热盛行，体表多汗。
阴虚精竭，阴不生阳，五脏亏虚，精神萎靡，脉象为阳，崩解之兆。
手足太阴，肺经脾经，经行不畅，三阴俱搏，二十日后，夜半而亡。
手足少阴，心经肾经，经脉淤塞，二阴俱搏，十三日后，傍晚则死。
手足厥阴，心包肝经，一阴力搏，鼓动力大，心肝不畅，十日而亡。
手足阳明，胃经大肠，三阳搏鼓，三日而亡，阴阳搏击，脏腑危亦。
三阴三阳，俱搏力拼，心腹胀满，难言之隐，无以诉衷，五日而亡。
二阳俱搏，其病辩证，多属温病，如若不治，不过十日，其命不保。

八、灵兰秘典论

心脏与脑，君主之官，主宰神明，人体肺脏，相傅之官，治体调身。
肝脏一脏，将军之官，制定谋略，胆囊一腑，中正之官，终极决断。
胸部膻中，臣使之官，化生喜乐，脾脏与胃，仓廪之官，消化五谷。
大肠空腔，传道之官，变化糟粕，空肠回肠，受盛之官，化物精华。
肾脏一职，作强之官，藏精助变，上中下焦，决渎之官，水行通道。
人体膀胱，州都之官，水液汇聚，积藏其内，蒸腾升温，气化能出。
十二官者，不得相失，主明下安，脏器协和，以此养生，殁世不殆。
神明错乱，十二官危，官道闭塞，拥堵不通，形乃大伤，养生大忌。
脑为髓海，君主之位，稍有偏差，谬之千里，脏腑失司，危及生命。
大道至微，变化无穷，孰知其原，消者瞿瞿，孰知其要，明悟其药。
恍惚变数，生于毫厘，毫厘之数，起于度量，千之万之，可以益大。
推之广大，著书立说，精光之道，以遗后人，宣明大道，斋戒择吉。

九、六节藏象论

（一）天气立法，人体相应

天体运行，六个甲子，六六相乘，人体相应，九九制会，正天之度。
人体之中，十二经络，应十二日，全身穴位，三六五穴，应岁一年。
天之度者，制日月行，气之数者，化生之用，造化万物，繁衍不息。
天为之阳，地为之阴，日为之阳，月为之阴，循行有序，环周有道。
月有大小，累日积加，月圆月缺，三百六十，余五成岁，积气满盈。
天以计数，天有十干，十干十日，六次周甲，六覆终岁，三百六十。
天生之本，本于阴阳，地有九州，人有九窍，皆通天气，衍生五行。
阴阳互变，三气相合，三而成天，三而成地，三而成人，合则为九。
九分九野，九野九脏，形脏有四，神脏有五，合为九脏，以应天气。
积气盈亏，依时而运，五日谓候，三候谓气，六气谓时，四时谓岁。
五行随时，各从其主，五运相袭，各有旺时，终期之日，周而复始。
时立气布，如环无端，候亦同法，年之所加，气之盛衰，虚实所起。
五运之始，如环无端，五气更立，各有所胜，盛虚之变，此其常也。

（二）四时五行，天人相应

春胜长夏，长夏胜冬，冬能胜夏，夏能胜秋，秋能胜春，气令脏腑。
求其时至，皆归始春，立春计时，时令未至，气候先至，此谓太过。
太过之气，不胜弱气，强行侵袭，交争败气，欺凌抑压，谓之气淫。
时令已至，气候未至，至而不至，此谓不及，六邪不除，邪僻内生。
胜气妄行，生气困弱，曰之气迫，求其至者，气至之时，循时应变。
谨候其时，气可与期，逆时反候，五行混乱，邪僻内生，良工无术。
苍天之气，气变无常，邪气侵袭，谓之非常，非常则变，天地以变。
变极生病，胜邪病微，不胜则甚，重感身亡，非时病微，当时则甚。
气合有形，变以正名，天地运行，阴阳化生，万物繁衍，孰少孰多。
天至广兮，不可度也，地至大兮，不可量也，变中无变，无变有变。
草生五色，五色之变，不可尽视，草生五味，五味之美，不可品极。
嗜欲不同，各有所通，天供人食，以其五气，地供人食，以其五味。

五气入鼻，藏于心肺，化生情欲，五色修明，音声相彰，迎合而变。
五味入口，藏于肠胃，味有所藏，以养五气，气和而生，津液相成，
心生之本，神灵变通，华彰于面，充盈血脉，阳中太阳，通于夏气。
肺气之本，藏魄之处，华显于毛，充实皮肤，阳中太阴，通于秋气。
肾藏之本，藏精之所，华润于发，充填骨骼，阴中少阴，通于冬气。
肝极之本，藏魂之居，华利于爪，充泽在筋，以生血气，通于春气。
脾脏和胃，大肠小肠，三焦膀胱，仓廪之本，营养之居，名曰谓器。
能化糟粕，转味入出，华在口唇，充在肌肉，五味喜甘，五色归黄。
至阴之类，通于土气，脾脏归土，脾为后天，土生四脏，决于胆囊。
人迎脉象，大于平常，一倍之大，病在少阳，二倍之大，病在太阳。
倍之三盛，病在阳明，四盛之大，阳气太过，阴气不通，上为格阳。
寸口脉象，大于平常，一倍之大，病在厥阴，二倍之大，病在少阴。
倍之三盛，病在太阴，四盛之大，阴气太过，阳气不交，为之关阴。
人迎寸口，脉象俱盛，四倍有余，阴阳二气，盛大如洪，上为关格。
关格脉象，盛赢太过，阴阳亢奋，不平不和，不应天地，精枯则死。

十、五藏生成论

（一）五行五脏，内外相映

五行五脏，彼此相应，相生相克，表里映像，阴阳相随，不离其道。
心合血脉，荣泽面色，肾脏心脏，五行水火，水能克火，肾制心火。
肺合皮毛，荣华豪毛，心脏肺脏，五行火金，火能克金，受制心火。
肝合筋腱，荣华爪甲，肺脏肝脏，五行金木，金能克木，受制于肺。
脾合肌肉，荣润口唇，肝脏脾脏，五行木土，木能克土，受制于肝。
肾合骨骼，荣茂头发，受制于脾，五脏在内，营润在外，相克相生。
多喜食咸，耗水趋增，血液浓度，随之增高，流行凝塞，颜色失润。
多食苦味，苦味归心，反伤肺脏，肺主皮毛，皮肤厚槁，毛发易脱。
多食辛辣，辛味归肺，反克肝脏，肝脏主筋，筋拉痉挛，爪甲枯涩。
多食酸味，酸味归肝，反伤脾土，脾主运化，肌肉失营，嘴唇萎靡。
多食甘味，甘味归脾，反伤肾水，藏精不丰，骨骼疼痛，头发脱落。
五味五行，各有喜好，亦有限度，五味所伤，喜之恶之，脏脏联动。
心多欲苦，肺善喜辛，肝欲乐酸，脾欲喜甘，肾欲喜咸，五味应合。

（二）五味五色，生亡相依

五脏衰气，青如草兹，黄如枳实，黑如火台，赤如衄血，白如枯骨。
命亡五色，见此五色，阴不生阳，阳不护阴，阴阳双亡，无以维系。
五脏生机，青如翠羽，赤如鸡冠，黄如蟹腹，白如豕膏，黑如乌羽。
心存生机，面色细白，外裹朱砂，肺生活力，面色细白，外裹红绸。
肝藏生机，面色细白，遮天青丝，脾蕴生机，面色细白，透栝楼黄。
肾纳生机，面色细白，裹以紫纱，紫中透红，五脏藏生，荣其外表。
白色益肺，喜食辛味，辛味归肺，肺主皮毛，白色食物，美颜润肤。
赤色补心，苦味归心，心主血脉，青色舒肝，酸味补肝，青色强筋。
黄色益脾，黄色生肉，喜食甘味，黑色强肾，咸味归肾，黑色壮骨。
食物色相，归入五行，入经五脏，各有喜好，各助内脏，折射其表。

（三）身若大地，收藏有序

诸脉成像，皆汇双目，诸髓之海，汇集于脑，诸筋汇合，皆在关节。
诸血运化，皆属于心，诸气变动，皆属于肺，四肢八脉，朝夕有变。
夜卧躺睡，血归于肝，肝脏藏血，润养双目，双目复原，能视能见。
双足受血，缓解压力，而能步走，手掌受血，舒缓疲劳，而能抓握。
十指受血，通利关节，而能摄取，夜卧停歇，停顿整修，健运功能。
卧出吹风，血凝肌肤，化生痹痒，凝于脉者，为之堵塞，在足厥寒。
肌肉间隙，关节空穴，气血外出，出而不返，无有替补，生为痹厥。
人体肌表，宛若大地，山川河流，大谷十二，小溪子脉，三百五四。
大谷小溪，其外有经，十二经脉，各有腧穴，排序布阵，守护周身。
卫气留止，邪气所客，针石行刺，通达经络，六邪去之，尽在其中。

（四）辨别脉色，循经溯源

诊病之始，五决为纪，欲知其始，先察其母，谓之五决，五脉之象。
头痛癫疾，下虚上实，病在足经，少阴肾经，太阳膀胱，病重累肾。
头重脚轻，目冥耳聋，下实上虚，少阳胆经，厥阴肝经，病重损肝。
腹满鼓胀，胸肋痛击，病在足部，太阴脾经，阳明胃经，病重伤脾。
咳嗽上逆，厥逆胸中，病在手经，阳明太阴，阳明大肠，太阴肺经。
心烦气乱，头痛发作，病在手经，太阳少阴，太阳小肠，少阴心经。
脉象大小，滑涩浮沉，可以指辨，五脏呈象，演绎藏象，可以类推。
五脏声音，可以意识，五色微变，可以目察，合应脉象，纵横相通。
外颜赤色，积气于胸，妨碍饮食，喘而坚实，中焦坚实，名曰心痹。
心痹根源，六邪入侵，得之外疾，思虑心虚，心气虚弱，故邪客从。
外颜白色，脉象疾浮，上虚下实，惊扰神魂，喘而虚空，名曰肺痹。
肺痹之源，积气胸中，喘而浮扬，寒热无忌，醉酒行房，而使内伤。
面呈青色，脉来之势，左右搏击，邪积心下，压迫双肋，名曰肝痹。
肝痹之源，多受寒湿，与疝类同，症状伴随，腰痛足冷，时有头痛。
外现黄色，脉来虚大，汗出当风，邪积腹中，逆气化生，名曰厥疝。
外现黑色，尺上脉象，坚实洪大，病邪积聚，小腹前阴，名曰肾痹。
面带黄色，面黄目青，面黄目赤，面黄目白，面黄目黑，病不亡身。
面青目赤，面赤目白，面青目黑，面黑目白，面赤目青，无黄病亡。

十一、五藏别论

五脏六腑，脏腑质地，脏为实质，归属于阴，腑为空腔，归属于阳。
随时变迁，脏腑形性，绵延拓展，脑髓为脏，肠胃为脏，各有其论。
绵延发展，追根溯源，不忘本源，天地人兮，三才相应，不离阴阳。
脑海骨髓，骨骼血脉，人体胆囊，女性子宫，此之六者，效法于地。
秉承地气，凝聚产生，脏性归阴，有形归阴，纳藏物质，各司其职。
脏象若地，雨水冰雪，精华糟粕，深藏其中，久而不泻，奇恒之腑。
空腔器官，膈下有胃，大肠小肠，三焦膀胱，此之五者，天气所生。
其性象天，泻而不藏，受纳潴留，五脏浊气，化生运转，排泄外出。
传化之腑，水谷腐熟，不得久藏，输泻为要，枢纽要塞，五脏使者。
人体五脏，收藏精气，不可怒泻，满而不实，人体六腑，藏而不满。
纳入五谷，水谷入胃，胃实肠虚，食下肠实，实而不满，依次传递。
人体之胃，海纳水谷，六腑大源，五味入口，藏收于胃，充养五脏。
太阴脾经，脾脏于胃，二者表里，运化五谷，化生精华，输送各司。
五脏六腑，脏腑气味，源出于胃，化生为气，聚结于口，映像其上。
五气化生，藏于心肺，呼出走行，上形鼻道，心肺有病，鼻道拥堵。
但凡治病，必察上下，适辨脉象，内观志意，断定阴阳，定性病因。
拘信鬼神，不言大德，厌恶针石，不言技巧，病不求治，病必不治。

十二、异法方宜论

医者治病，通病论治，方法各异，皆可治愈，缘于何故，异曲同工。
东方辽域，天地始生，海滨傍水，鱼盐生地，食鱼嗜咸，皆安其处。
美食海鱼，鱼性属火，食鱼体热，多摄盐类，血趋多盐，血液浓浊。
咸味走血，耗伤津液，海民肌肤，黑色疏理，多发疾病，病在痈疡。
治宜砭石，舒肌解表，外泄湿气，疗治痈疡，砭石之术，东方传入。
西方地域，多山旷野，盛产金玉，沙石遍地，多秋自然，天地收引。
民之居所，依陵而建，多遇疾风，水土刚烈，择衣随意，毛皮为服。
华食脂肥，身肥体壮，历经风寒，外强内热，邪不伤形，病生于内。
治用药物，攻邪排毒，驱除毒气，以药驱毒，药物治疗，从自西方。
北方疆域，天地闭藏，地高居陵，风寒冰冽，游牧为生，民乐乳食。
乳食为汤，肉食为主，严寒逼入，侵袭内脏，脏腑胀满，多有淤塞。
治宜灸焫，灸燃化热，热推气血，疏通经络，克寒安脏，北方灸焫。
南方地域，天地长养，光照充沛，地势低下，水土性情，柔弱微薄。
雾露常聚，民喜嗜酸，腐熟食品，民之色相，腠理致密，嵌合红色。
病生筋脉，痉挛拘急，麻木不仁，治用九针，治宜微针，南方九针。
中原广袤，地形平坦，多雨潮湿，物产丰富，天地生化，食物众多。
民食庞杂，静而不劳，多有安逸，病生多样，萎靡厥逆，寒热多象。
治以导引，导引按蹻，按摩正骨，疏通经络，通行气血，传自中原。
圣人治疾，多措并举，各取所长，治所虽异，病可皆愈，明情而治。

十三、移精变气论

（一）古今之人，病生有别

古人治病，转移意识，分散专注，调和七情，变通气运，移精变气。
当下治病，药物治内，针石治外，内外兼施，有好有劣，古今有别。
古人起居，生活简单，穴居生活，禽兽为伴，运动避寒，居阴避暑。
内无眷慕，无以劳神，外无图宦，无须谄媚，恬淡之世，悠然自得。
身外守一，心无杂念，应和自然，邪不深入，药物针石，藏而不用。
当下世人，忧患于内，苦伤外形，失从四时，逆寒藏暑，贼风数至。
朝夕虚邪，内入五脏，深至骨髓，外伤九窍，搏击肌肤，病生甚异。
小病反大，大病膏肓，转移精神，调和气息，通行气血，多不奏效。

（二）欲知病变，色脉为要

莅临病人，观其生死，决其嫌疑，欲知其要，如日月光，阴阳为要。
色脉二象，上帝之贵，先师所传，理之色脉，通达神明，应合五行。
四时更替，八风六合，不离其常，变化移相，以观其妙，熟知其要。
欲知其要，色脉为轴，气色应日，有晴有阴，脉象应月，有圆有缺。
气色变化，应合四时，吻合脉象，上古帝王，心领神会，运用自如。
圣人养生，远死近生，生长之道，趋利避害，顺应自然，遵从大道。
中古治病，病至而治，抢先时机，汤液十日，驱除八风，除却五痹。
十日不已，治以草药，追根溯源，本末为助，标本有序，邪气制服。
后世治病，不应大道，四时不从，日月不辨，逆从不审，病已成形。
病临身躯，乃欲微针，调畅经脉，治疗其外，汤液口服，以求治内。
后世医工，以为可攻，故病未愈，新病复起，新病旧病，交互重叠。
治病要极，无失色脉，用之不惑，治后显效，事半功倍，收效甚多。
逆从倒施，标本不得，弃故就新，亡神失形，病入至深，事倍功半。
闭户塞窗，深悟病症，数问其情，以从其意，得神者昌，失神者亡。

十四、汤液醪醴论

五谷汤液，醪醴美酒，制备考究，选料稻米，炊烧稻薪，过程玄妙。
稻米生长，天地合和，生长地域，高下相宜，获气至完，伐取得时。
稻米成数，气聚天地，日月精华，收藏汇聚，故能至坚，皆遵其道。
上古圣人，防微杜渐，形神合一，汤液醪醴，备以后用，为而弗服。
中古之世，道德微衰，神明内收，形有邪弊，邪气趁入，服之万全。
当今之世，嗜欲无穷，营气噪杂，忧患不止，精气奔泻，精亏神失。
营卫不和，药物齐备，中济脏腑，砭石针艾，外疏经络，起效不佳。
计尽术穷，血尽形弊，精神不进，神不汇聚，不见其功，久治不愈。
病之始生，精微难测，先入屏障，结于皮肤，针石不能，无需良药。
阴阳为本，外象为标，不得标本，难胜邪气，不明阴阳，治无入手。
五脏阳竭，阴液充盈，阴气独居，浊液内积，气耗散失，神不保形。
四肢急躁，形体浮肿，气拒入内，形施在外，阴不生阳，阴阳失衡。
治贵求衡，消肿除湿，微动四肢，温衣缪刺，开启经络，以复原形。
开启毛孔，通畅六腑，饮食有序，化生精华，盈润五脏，升华阳气。
重塑五脏，阴精自生，形气自盛，骨肉相保，内气平和，形神一体。

十五、玉版论要

医道归一，色脉为基，神机回返，尚有生机，尚无回转，乃失生机。
色脉之象，象变多样，阴阳为基，多变多样，洞察变化，微妙玄机。
容色察视，上下左右，各有其要，病色浅薄，汤液调治，十日可愈。
病色深重，药物治疗，二十一日，病情深重，醪酒主治，百日可愈。
面色枯槁，色萎不泽，机体消瘦，弱不禁风，病入膏肓，百日而亡。
脉象短促，阳气虚脱，病温发生，正气极虚，危在旦夕，无法治愈。
色见体表，上下左右，各有归为，各有其要，上移为逆，下移为顺。
女子病色，右移逆行，左移顺从，男子病色，左移逆行，右移顺从。
病色更替，变顺为逆，男子重阳，女子重阴，阴阳反作，治在权衡。
寒热相交，肢体疼痛，萎软不走，虚邪夺血，气血相争，脉相劲搏。
脉象孤单，无有胃气，化源欲绝，元气耗散，脉象虚弱，多有泄利。
脉象孤绝，谓之曰逆，逆则不畅，不通则亡，行所从畅，畅从则活。
四时八风，各有胜时，终而复始，逆行一次，不可复数，从畅为道。

十六、诊要经终论

（一）四季更替，人应天地

一年四季，日月异变，天地二气，上下交变，人亦随变，应合脏腑。
正月二月，天地开始，天气始生，地气始发，人气在肝，伤之在肝。
三月四月，天地上升，天气日盛，地气华茂，人气在脾，伤之在脾。
五月六月，天气盛大，地气高升，上膨下升，搏击碰合，人气在头。
七月八月，天气始衰，地气始杀，自上而下，滑落下沉，人气在肺。
九月十月，天气萎靡，开始有冰，地气始闭，阴阳互动，人气在心。
十一十二，天气极寒，冰层复积，地气迎合，阴阳维系，人气在肾。
四季交替，天地二气，升降沉浮，阴阳蕴藏，生命运行，随之应变。
春刺针刺，经脉俞穴，分肉腠理，出血而止，轻重缓急，洞察经气。
夏刺孙络，见血而止，血出气通，驱除邪气，气血闭环，上下贯通。
秋刺皮肤，循其纹理，上下同法，沿经而行，气色转换，神变而止。
冬刺俞窍，肌肉纹理，病重直下，直达病处，轻者散刺，上下左右。

（二）四时经脉，错刺病逆

春夏秋冬，各有刺法，气行为基，选经定穴，恰到其处，正当其时。
春季进针，错刺夏脉，孙络脉穴，扰乱心气，脉乱气微，邪气反攻。
邪入骨髓，心火微弱，获不生土，脾脏萎靡，不思进食，肺气萎靡。
春刺秋穴，损伤肺气，春病在肝，肝脏主筋，气逆痉挛，误刺伤肺。
生病多咳，病不治愈，反伤肝脏，肝不藏魂，多生惊骇，伤肺善哭。
春刺冬穴，邪气入侵，伤及肾脏，体内胀满，病不治愈，欲言欲语。
夏刺春穴，反伤肝气，肝脏藏血，主司在筋，收缩无力，身体倦怠。
夏刺秋穴，反伤肺气，病不可愈，心警无言，肺脏肾脏，肺金生水。
肾脏属水，肺为肾母，损母伤子，削减肾气，虚弱自恐，惴惴不安。
夏刺冬穴，伤及肾脏，肾脏藏精，病不治愈，精不化气，气萎多怒。
秋刺春穴，伤及肝气，肝脏藏魂，病不治愈，惕然不宁，欲为行忘。
秋刺夏穴，伤及心气，心主神明，人多嗜卧，心不藏神，睡卧多梦。
秋刺冬穴，伤及肾气，病不可已，肾气空虚，血气外散，洒洒时寒。

冬刺春穴，伤及肝气，病不愈好，肝不藏魂，欲卧不眠，眠而多梦。
冬刺夏穴，伤及心气，病不治愈，气行上逆，邪气闭脉，发为诸痹。
冬刺秋穴，伤及肺气，肺主皮毛，病不可已，水汽蒸腾，令人善渴。
凡刺胸腹，必避五脏，人体之中，核心要地，五脏实质，质地致密。
中伤心脏，经气循行，走行一周，继而身亡，刺中肝脏，五日则亡。
刺中脾者，五日乃死，刺中肾者，七日乃死，刺中肺者，五日则死。
刺中隔膜，伤及中焦，胸部腹部，分水之岭，其病虽愈，不过一年。
刺避五脏，知辨逆从，何谓从者，膈与脾肾，位置复杂，洞察细微。
针刺胸腹，以布为垫，用心专一，脓肿摇针，经脉勿摇，慎用九针。

（三）经脉气绝，危及生命

人体之中，十二经脉，分布手足，三阴三阳，成对存在，交织成网。
手足太阳，手小肠经，足膀胱经，经脉气绝，瞪眼仰视，脊柱反张。
手足痉挛，面色苍白，多出绝汗，绝汗外泄，油干灯灭，多有病亡。
手足少阳，手三焦经，足部胆经，经脉气绝，耳聋耳鸣，关节松懈。
双眼呆直，目不转睛，一日半亡，面色先青，由青转白，气绝身亡。
手足阳明，手大肠经，足部胃经，经脉气绝，口目歪斜，萎靡困倦。
善惊妄言，面色泛黄，经脉上下，行途燥盛，肌肉麻木，不仁终亡。
手足少阴，手部心经，足部肾经，经脉气绝，面色死黑，无有生机。
牙龈萎缩，若如长齿，污垢蓬生，腹胀淤闭，上下不通，憋胀而亡。
手足太阴，手部肺经，足部脾经，经脉气绝，腹胀淤闭，不得喘息。
善噫善呕，呕则气逆，逆则面赤，若之不逆，气聚堵塞，上下不通。
不通拥堵，气血不畅，体内乏氧，面黑气弱，皮毛焦枯，危及生命。
手足厥阴，手心包经，足部肝经，经脉气绝，胸中燥热，喉咙干嗌。
小便频频，心胸烦躁，舌体内卷，不可言语，睾丸上收，郁郁而终。

十七、脉要精微论

（一）五色脉象，兼合并济

诊断常法，清晨取脉，阴气未动，阳气未散，饮食未进，经脉未盛。
络脉平静，气血未乱，阴阳有序，明辨偏差，可察异常，有疾病脉。
切脉动静，视察神明，察辨五色，感应五脏，有余不足，六腑强弱。
形色盛衰，交互参伍，明辨气色，参悟精血，查辨眼神，决判吉凶。
血液州府，脉搏成象，血畅平和，波动长脉，内气不足，呈现短脉。
积热烦心，脉象急速，邪气始起，病势发展，脉象若洪，开始膨胀。
上身壅塞，呼吸急促，上部脉盛，淫邪滞纳，积聚下身，下部脉盛。
正气衰微，脉象细小，血亏气滞，伴生心痛，气血背离，多生涩脉。
浑浑噩噩，脉如涌泉，病走强势，潜藏危险，脉象大急，不可大意。
色衰神疲，阴阳耗尽，脉象隐匿，气血衰绝，生机断崖，弦绝身亡。

（二）五色无常，五脏以应

精明见目，五色华面，面色红润，赤若裹纱，不若矿石，干裂紫红。
面色细白，若飘鹅羽，白而光泽，不若矿盐，虽为白色，内嵌杂质。
青如碧玉，青苍润泽，飘飘有光，不欲如蓝，颜色深暗，无有生机。
黄如雄黄，黄而明亮，折射生机，不欲黄土，久历暴晒，干黄色枯。
黑如重漆，层叠之中，蕴藏光泽，不欲地苍，枯暗如尘，陈藏色黑。
五色之变，折射脏腑，五色异变，五脏对应，肝脏应青，肾脏应黑。
脾脏应黄，心脏应赤，肺脏应白，一一相应，色衰气衰，脏失真气。
双目精明，以视万物，辨别白黑，审视短长，视长为短，见白为黑。
不分长短，不明黑白，内气亏空，不帅血行，精气衰竭，生命危机。
人体五脏，中守之府，主藏精神，邪盛腹中，脏气壅塞，气盛恐伤。
湿侵中气，声如室言，重浊不清，邪夺正气，言声细微，终日复言。
神明错乱，衣被不敛，言语不避，中气失守，仓廪不藏，泻利不禁。
尿液失禁，膀胱不藏，五脏正常，得守者生，五脏异常，失守者亡。
人体五脏，强健之基，身体头颅，精明之府，头倾凝视，精神衰败。
人体后背，胸中之府，曲背肩随，府邸震荡，不禁风雨，府将败坏。

人体腰部，肾脏之府，左右二肾，固摄元气，转摇不能，肾已疲倦。
人体膝部，筋聚之府，屈伸不能，行则蹒跚，颤抖歪斜，筋将倦衰。
人体骨骼，髓之府邸，不能久立，负重久立，行则震颤，骨将倦衰。
得失之间，得强则生，失强则亡，盈余之时，有余为精，不足为亏。

（三）阴阳之变，梦象指针

天行运转，地运相随，万物之外，六合之内，天地之变，阴阳随应。
春为之暖，夏为之暑，秋为之肃，冬为之怒，四时变动，身体随变。
身体变化，脉与相变，春应遵规，夏应守矩，秋应制衡，冬应约权。
冬至立春，阳气微上，阴气微下，夏至立秋，阴气微上，阳气微下。
阴阳有时，与脉为期，配期相失，知脉盛衰，分别有期，故知生亡。
脉象微妙，不可不察，察之有纪，阴阳起始，始之有经，五行化生。
十二经脉，五行变化，生生之机，四时阴阳，为其准绳，自有纲纪。
补泻勿失，天地如一，阴阳对应，相对制衡，变化统一，天人相应。
五行之中，五声五音，一次相应，五色五行，彼此相合，貌离神合。
欲知阴盛，梦涉大水，心生恐惧，欲知阳盛，梦现大火，灼灼燃烧。
阴阳俱盛，梦相杀毁，上盛梦飞，下盛堕谷，食饱赠予，甚饥取食。
五情化生，萦绕于梦，肝气盛大，梦中发怒，肺气盛大，梦多悲哭。
体内多虫，昼伏夜出，蛲虫短小，梦多聚众，蛔虫绵长，梦多毁伤。

（四）脉象之变，脏腑各异

诊脉有道，虚静为保，春日脉浮，鱼游在波，夏日在肤，洪大有余。
秋日肤下，蛰虫伏藏，冬日在骨，冬眠闭藏，知内按纪，知外始终。
心脏脉象，有力持久，搏击指下，心经邪盛，火盛气浮，舌卷不言。
脉象软散，消渴症象，胃气萎靡，胃气复壮，三焦通畅，病自消解。
肺脏脉象，有力持久，火邪犯肺，发病咳嗽，损伤肺泡，痰中咯血。
肺主皮毛，脉象软散，肺脉不足，汗多如灌，发散体表，驱除内邪。
肝脏脉象，有力持久，面色当青，当青不青，外伤积血，令人喘逆。
脉软色泽，面目鲜艳，口干溢饮，水不化气，滞留肌表，未如胃肠。
胃之脉象，有力持久，面色红赤，运化不力，脉象软散，胃脘留置。
脾脉藏象，有力持久，面色泛黄，气虚脾虚，软脉色枯，腿足浮肿。
肾脏脉象，有力持长，面色黄赤，病在腰折，脉象柔散，肾亏血虚。

（五）病在其内，脉色以证

心脉劲急，此为何病，病名心疝，心为君主，小肠为使，小腹形变。
胃脉有余，邪气有余，多生实胀，脉象虚弱，胃气不足，多现泄泻。
遭遇风邪，多生寒热，湿热日久，多生消渴，气逆不下，多生巅邪。
风邪入肝，肝辱脾土，久病不愈，多生便稀，风邪入脉，久成疠风。
疾病发生，蔓延变化，多种多样，上中下焦，交错影响，不可胜数。
诸般痈肿，筋挛骨痛，寒气积聚，八面来风，四时之病，扶正胜邪。
五脏发动，触伤脉色，脉象弱小，气色不夺，阴阳失和，病生日久。
其脉不夺，其色夺者，病生日久，脉与气色，二者俱夺，久病之象。
查验脉象，人体其色，俱不夺去，不失常态，新病发生，未有蔓延。
脉象沉弦，肝肾脉象，二者并至，其色苍赤，不见血损，已见血毁。
邪气入侵，伤及脏腑，经脉瘀滞，血气不畅，湿地积水，多有肿胀。
全息类比，手腕至肘，内侧一面，一尺之距，依次三分，上中下兮。
尺下内侧，则为季胁，尺下外肾，尺下中腹，略有分区，各有投影。
脏腑投影，尺中之地，左外为肝，内以为膈，右外为胃，内以为脾。
脏腑散步，尺上区域，右外为肺，内为胸中，左外为心，内为膻中。
前以胸腔，后以腹部，尺上鱼际，胸喉在也，尺下区域，腹腰股膝。
脉象粗大，阴亏阳余，为热中也，来疾去徐，上实下虚，为厥癫疾。
来徐去疾，上虚下实，恶风之兆，中恶风者，阳气受损，卫气失固。
两手脉象，脉象沉细，跳动数频，沉细在肾，数为热象，少阴阳厥。
脉象沉细，沉细数散，阴血亏虚，阴虚阳亢，虚劳寒热，诱发病生。
脉象浮散，内气萎靡，视物昏花，无有聚点，方向迷失，多有扑倒。
脉浮不躁，病在阳分，则为热盛，在足三阳，浮而躁急，在手三阳。
脉细而沉，病在阴分，骨节疼痛，在手三阴，细沉而静，在足三阴。
脉搏数动，偶有歇止，病在阳脉，阳热瘀滞，积聚肠道，大便脓血。
诸病脉象，涩脉折射，阳气有余，多汗身寒，阴阳有余，无汗而寒。
脉浮不见，沉取脉动，沉迟不浮，发病在内，而非在外，心腹积聚。
脉沉不显，浮取脉动，浮数不沉，发病在外，而不在内，内多发热。
诊脉推演，求于上部，只见上部，下部脉弱，上实下虚，腰足清冷。
诊脉推求，求下脉象，只见下部，上部脉弱，上虚下实，头项疼痛。
重按至骨，脉气若少，阳气不足，腰脊疼痛，身体痹证，明悟脉象。

十八、平人气象论

（一）五行五脏，脉应胃气

人呼脉动，一吸脉动，呼吸之间，间歇定息，搏动五次，命曰平人。
无病身体，平人脉象，常以无病，医者医病，测度病人，诊脉定相。
医者诊脉，一呼一吸，病人脉象，随搏一动，气不统血，曰之少气。
一呼一吸，脉动三次，脉象急疾，尺脉之处，皮肤发热，谓之温病。
尺肤不热，脉象滑腻，风邪致病，脉象沉涩，多为痹症，伴随麻木。
一呼一吸，波动八次，精气衰绝，脉气断绝，忽迟忽缓，多为绝脉。
健康常人，气禀于胃，平人常气，胃气养身，人无胃气，身亡之象。
五行五脏，肝脏属木，肝脏归春，春季胃气，脉象柔弦，常人脉象。
脉象无柔，肝脏有疾，弦多气少，无有胃气，亦为肝病，肝胃不和。
虽有胃气，脉象飘忽，若之飞羽，至秋病生，毛脉频频，病生当下。
肝脏旺盛，在之春季，真气活跃，滋养筋膜，肝脏主筋，春季养肝。
五行五脏，心属夏季，胃气脉象，应为钩脉，夏现钩脉，常人脉象。
纯钩无柔，真脏脉绝，多有身亡，虽存胃气，兼有石脉，夏见冬脉。
夏有冬脉，入冬多病，石脉频数，火被水伤，水火不济，发病当下。
心旺于夏，内脏真气，通走于心，心主血脉，心脏所藏，血脉之气。
五行五脏，长夏归脾，胃气脉象，应微软弱，长夏微弱，常人脉象。
脉象甚微，无力微弱，缺以柔和，脾脏有疾，无气代脉，生命危机。
软弱脉象，兼见沉石，长夏冬脉，火土气衰，水反侮土，逢冬病生。
弱火燃燃，时下发病，脾旺长夏，内脏真气，濡养于脾，脾主肌肉。
五行五脏，肺脏归秋，胃气脉象，轻虚柔和，飘浮若羽，谓之毛脉。
毛脉平脉，常人脉象，脉象轻虚，飘浮悠悠，缺少胃气，肺脏有病。
毛脉贯通，内无胃气，脉微气绝，内脏真气，狂泻殆尽，身体危亡。
毛脉漂浮，内见弦脉，金气衰微，木反侮金，入春生病，弦甚立病。
肺旺秋季，居处上焦，内脏真气，上藏于肺，肺朝百脉，无病平脉。
五行五脏，肾脏归冬，胃气脉象，映像沉石，缺以胃气，肾脏有病。
石脉统领，无柔胃气，内脏真气，气绝脉微，真气无存，危及生命。
沉石脉象，兼见钩脉，水气衰微，火反侮水，待至夏天，人体生病。

钩脉频数，时下发病，肾旺于冬，居于下焦，内脏真气，藏肾主骨。
胃经大络，名曰虚里，贯膈络肺，出左乳下，搏动应衣，宗气跳动。
中气不守，胃经时断，病在膻中，结而横逆，积气瘀滞，绵延不绝。

（二）寸口脉象，预判病发

寸口脉象，欲知寸口，太过不及，各有起源，应指而短，病多头痛。
应指而长，多足胫痛，有力击搏，多肩背痛，脉沉而坚，病在腹中。
脉象浮盛，曰病在外，脉沉而弱，寒热疝瘕，脉象沉横，胁下有积。
脉盛坚滑，病生在外，脉小实坚，病之在内，小弱以涩，生病日久。
滑象浮疾，多为新病，脉象急促，疝瘕腹痛，风病滑利，麻木脉涩。
脉象缓滑，内热汇聚，脾胃多病，脉象盛紧，寒气痞满，多有肿胀。
脉从阴阳，病势趋好，脉逆阴阳，阳病阴脉，阴病阳脉，病趋相好。
病态转危，阴病阴脉，阳病阳脉，阴阳之变，无有制衡，发行极端。
脉象形变，顺应四时，无他病生，脉反四时，不应脏腑，病之难已。
臂多青脉，脱血征兆，尺缓脉涩，懈怠安卧，尺强脉盛，火盛脱血。
尺涩脉滑，阳盛多汗，尺寒脉细，大便糖稀，尺粗常热，内热聚集。

（三）真脏脉象，各应五脏

真脏脉象，五脏真气，无胃脉象，坚搏有力，脉来弦急，如循刀刃。
无神脉象，脉律无序，连连数急，三五不调，止而复作，如雀啄食。
无根脉象，虚大无根，弱不应指，釜中沸水，浮泛无根，似有似无。
肝真脏脉，亡见庚辛，心真脏脉，亡见壬癸，脾真脏脉，亡见甲乙。
肺真脏脉，亡见丙丁，肾真脏脉，亡见戊己，真脏脉象，各有应时。

（四）病各有象，脉有反象

颈脉人迎，博动数频，喘急疾咳，为之水病，眼睑浮肿，亦为水病。
小便黄赤，多喜安卧，为之黄疸，已进饱食，仍存饥意，胃之曰疸。
风侵下身，面部浮肿，曰风水病，水湿阴邪，足胫水肿，曰水肿病。
肌肤泛黄，眼白黄涩，多为黄疸，妇人少阴，经脉动甚，妊娠征兆。
脉逆四时，无应脏气，二者相反，证与脉象，二者相悖，病情逆行。
春夏脉象，本为弦浮，反现沉色，秋冬脉象，本为毛石，反而浮大。
风热阳邪，脉本浮大，反现沉静，泄利脱血，脉本虚细，反博实大。
病发在内，正气尚存，脉象有力，反现虚脉，在外浮华，反现实脉。

（五）脉象多变，折射五脏

人类存衍，水谷为本，人绝水谷，脉无胃气，人无胃气，脏不统脉。

脏腑活跃，脉动应象，脏腑萎靡，搏动乱象，阴阳不和，曰真脏脉。

谓真脏脉，五谷腐熟，无以转换，胃气不生，不营五脏，脏气亏空。

应在五脏，肝脉无弦，心脉无钩，脾脉不柔，肺脉无毛，肾脉不石。

太阳脉至，洪大持久，少阳脉至，乍数乍疏，乍短乍长，阳明浮短。

常人心脉，如循琅玕，累累连珠，柔滑连珠，夏季心脉，柔和微钩。

心脉病象，喘喘急促，行多微曲，心脉亡象，前脉曲回，后脉端直。

常人肺脉，如落榆荚，平平厌厌，秋季归肺，胃气为本，羽毛飘柔。

肺病脉象，不上不下，人亡肺脉，飘忽不定，轻浮无根，散动无基。

常人肝脉，长竿末梢，软弱招招，春季归肝，胃气为本，柔和微弦。

肝病脉象，盈实而滑，如循长竿，人亡肝脉，弦急坚劲，新张弓弦。

常人脾脉，如鸡践地，从容和缓，长夏归脾，胃气为本，从容不迫。

脾病脉象，如鸡举足，实满盈数，身亡脾脉，坚如乌喙，如鸟之距。

人亡脾脉，脉象奇异，如屋之漏，如水之流，散而不聚，无可成型。

常人肾脉，沉石滑利，连续不断，冬季归肾，胃气为本，柔软微石。

肾病脉象，如之牵葛，愈按益坚，人死肾脉，坚硬劲急，发如弹石。

十九、玉机真藏论

（一）五脏脉象，太过不及

春脉之象，肝脏投影，东方翠木，万物始生，赖以能量，精华气化。
肝脏气来，软弱轻虚，轻柔绵滑，端直流长，故曰弦脉，反之生病。
坚实强硬，弦脉太过，病生在外，不实而微，弦脉不及，病发其内。
弦脉太过，令人善怒，记忆降低，精神恍惚，视物眩转，癫疯狂躁。
肝脏弦脉，脉象不及，胸部多疼，牵引背痛，两侧胁肋，多有胀满。
夏脉之象，心脏投影，南方红火，万物盛长，来盛去衰，取形钩脉。
来盛去盛，此谓太过，病发在外，来弱去盛，此谓不及，病发在内。
夏脉太过，身热肤痛，淫邪入侵，钩脉不及，令人烦心，咳唾气泄。
秋脉之象，肺脏投影，西方白金，万物收敛，轻浮轻散，故曰浮脉。
秋脉太过，嫩弱羽毛，中坚侧虚，病发在外，肺脉不及，飘忽微弱。
太过气逆，背部疼痛，不及多喘，愠愠而咳，咳痰见血，多闻喘息。
冬脉之象，肾脏投影，北方水寒，万物封藏，气沉宿营，故曰营脉。
冬脉太过，动如弹石，病发在外，肾脉不及，去如匆匆，病生在内。
肾脏脉象，太过伤骨，精神不振，身体懈怠，脊柱疼脉，少气寡言。
肾脉不及，心如悬钟，腹中饥饿，季肋空软，脊骨疼痛，小便异常。
脾脏居中，迎合四气，灌注四方，主宰后天，长夏脉象，脾脉投影。
脉象变化，水行流散，谓之太过，病生在外，鸟喙尖锐，不及在内。
脾主肌肉，脉象太过，肌肉无力，四肢不举，脉象不及，九窍不通。

（二）脏气传递，阴阳为基

道生于气，神转不回，回则不转，乃失其机，至数枢要，迫近求微。
五脏营运，受之于气，下传所胜，气消病除，若之不胜，病变加重。
病之且死，必先传行，至所不胜，病发乃死，气之逆行，叠加累连。
肝心母子，心为肝子，肝受气心，传之于脾，气舍于肾，至肺而亡。
心脾母子，脾为心子，心受气脾，传之于肺，气舍于肝，至肾而亡。
脾肺母子，肺为脾子，脾受气肺，传之于肾，气舍于心，至肝而亡。
肺肾母子，肾为肺子，肺受气肾，传之于肝，气舍于脾，至心而亡。

肾肝母子，肝为肾子，受气于肝，传之于心，气舍于肺，至脾而死。
实质脏器，一日一夜，五脏分时，受气传递，消而祛病，逆气身亡。
五脏相通，移皆有次，五脏有病，各传所胜，传之不胜，传遍当亡。
明辨三阳，知病从来，明辨三阴，知死生期，言知其困，明其阴阳。

（三）五脏生克，循脏传气

六邪之风，百病之长，风寒客至，触及肌肤，毫毛毕直，皮闭为热。
当是之时，可汗发也，麻木肿痛，当是之时，汤熨火灸，刺而去热。
如若不治，病舍于肺，名曰肺痹，化痰咳嗽，若之不治，沿脏传递。
自肺传行，直达于肝，病曰肝痹，胁痛出食，按摩药物，针刺救治。
如若不治，肝传之脾，病名脾风，腹中积热，心烦气乱，肤色泛黄。
当此之时，可按可药，置之不理，脾传之肾，病名疝瘕，少腹冤热。
痛而出白，又名曰蛊，当此之时，可按可药，如若不治，肾传之心。
筋脉相引，病名曰瘛，当此之时，可灸可药，如若不治，满十当亡。
肾传之心，心即反传，行而入肺，发为寒热，三日身亡，病传次序。
骤然发病，不治于传，或有传化，有不以次，人有大病，不以次入。
五情入住，不依顺次，因喜大虚，肾气乘入，怒肝气乘，悲肺气乘。
恐脾气乘，忧心气乘，此其道也，故病有五，五五之变，二十五变。

（四）骨肉枯槁，五脏亡脉

大骨枯槁，肌肉陷下，胸中气满，喘息不便，身体抖颤，期六月死。
大骨枯槁，肌肉陷下，胸中气满，喘息不便，内痛肩项，期一月亡。
大骨枯槁，肌肉陷下，胸中气满，喘息不便，内痛肩项，身热急躁。
大骨枯槁，肌肉陷下，双肩奢拉，骨髓内消，动作衰微，期一岁亡。
大骨枯槁，肌肉陷下，胸中气满，腹内疼痛，心中不便，肩项身热。
破皮脱肉，双目内陷，目不视人，预之期日，命薄西山，危在旦夕。
正气卒虚，五脏绝闭，脉道不通，气不往来，譬于堕溺，不可为期。
脉绝不来，一呼一吸，五六数至，形肉不脱，魂不附体，形存若亡。
肝亡脉象，如循刀刃，如按琴瑟，肤色青白，面不红润，毛折乃亡。
心亡脉象，强坚而搏，循薏苡子，颜色赤黑，面不润泽，毛折乃死。
肺亡脉象，洪大而虚，羽毛掠肤，颜色白赤，面部不泽，毛折乃死。
肾亡脉象，搏击而绝，如指弹石，辟辟然分，颜色黑黄，肌肤不泽。
脾亡脉象，弱而无力，乍多乍疏，颜色黄青，肌肤不泽，毛折乃死。

（五）脏气异变，五实五虚

五脏润泽，禀气于胃，胃者居中，五脏之本，藏五谷气，因于胃气。
五脏脉气，自行不至，手部肺经，太阴寸口，赖借胃气，敷布抵达。
五脏之气，太阴寸口，亦有胃气，邪气胜出，精气衰微，脏气不至。
凡治之病，察看形气，辨别色泽，脉象盛衰，病之新故，乃定诊治。
形气相得，谓之可治，面色泽润，疾病易愈，脉从四时，谓之可治。
脉弱以滑，谓有胃气，病可易治，治以趁势，形气相失，谓之难治。
色夭不泽，谓之难已，脉实以坚，谓之益甚，脉逆四时，为不可治。
逆四时者，春得肺脉，夏得肾脉，秋得心脉，冬得脾脉，悬绝沉涩。
脉逆四时，未有藏形，春夏二季，脉象沉涩，秋冬脉象，浮而洪大。
病热脉静，泄利脉大，脱血脉实，病发在内，脉象实坚，外反实坚。
脉盛皮热，腹中胀气，前后不通，体内憋闷，此谓五实，不利之兆。
脉细皮寒，气息虚少，前后泄利，饮食不入，此谓五虚，虚弱之证。
五虚五实，粥浆饮食，泄泻停止，胃气恢复，通畅脏气，虚者痊愈。
身热无汗，得汗驱热，二便不通，通利畅行，实者可痊，术为道用。

二十、三部九候论

（一）天地计数，三部九候

九针之道，博大精深，无以胜言，针道奥妙，以遗子孙，传于后世。
九针其形，应合天地，顺应四时，各有外形，各有其性，行刺考究。
着于骨髓，藏之肝肺，歃血而受，不敢妄泄，令合天道，有始有终。
上应天光，星辰历纪，下合四时，遵从五行，贵贱互变，冬阴夏阳。
天地至数，始之于一，终于九焉，合于人形，通于气血，决人生死。
一者为天，二者为地，三者为人，合之有三，三三为九，以应九野。
人有三部，部有三候，以处百病，调理虚实，驱除邪疾，以决生死。
人有下部，人有中部，人有上部，各部三候，天地人兮，依次命名。
以穴定位，确定九候，上部天庭，额头两侧，太阳穴处，走行动脉。
上部地庭，颈部大迎，走行动脉，上部人庭，耳门穴处，走行动脉。
中部天庭，双手太阴，太阴肺经，太阴气口，经渠穴处，走行动脉。
中部地庭，手阳明经，合谷动脉，中部人庭，双手少阴，神门动脉。
下部天庭，双足厥阴，厥阴肝经，五里穴处，太冲穴处，走行动脉。
下部地庭，足少阴经，太溪动脉，下部人庭，足太阴经，箕门动脉。

（二）三部九候，形分神合

中部天枢，在脏为肺，中部地要，胸中之气，中部人要，在脏为心。
下部之天，在脏为肝，下部之地，在脏为肾，下部枢机，脾胃之气。
人体上下，亦有天位，亦有地位，亦有人位，各有其位，映射在气。
天位管控，头角之气，地位管控，口齿之气，人位管控，耳目之气。
三部之中，各有天位，各有地位，各有人位，你中有我，我中有你。
三候有天，三候有地，三候有人，三三而乘，合则为九，九分九野。
九野九脏，实质五脏，形脏有四，合为九脏，五脏败坏，神色枯槁。

（三）三部九候，相失病生

三部九候，辨别在先，度形肥瘦，调气虚实，实则泻之，虚则补之。
血脉丰盛，而后调之，无问其病，以平为期，阴阳调和，阴平阳秘。

形壮脉细，气少气短，病生危急，形瘦脉大，胸中多气，胸满病危。
形气相得，生机勃勃，参伍不配，久而必病，三部九候，相失者亡。
上下左右，脉相应之，参差不齐，相失病重，上下错乱，病生危重。
中部脉象，独自调匀，众脏不和，双目内陷，正气衰竭，亦为死候。
洞察九候，独小独大，独疾独迟，独热独寒，陷下患者，均为病象。
左手按压，左足内踝，其上五寸，按之触压，右手右足，内踝弹压。
触及感觉，血液徐行，如若蚯蚓，蠕蠕走动，五寸有余，视为无病。
观其中手，疾速变动，混乱不清，徐徐不行，震动微弱，谓之病态。
其上徐行，不至五寸，弹之不应，身体消瘦，中部乍疏，气脉衰亡。
脉象代钩，病在络脉，九候相应，上下若一，不得相失，宛若一体。
一候萎靡，身体发病，二候缺陷，病情加重，三候失司，病情危急。
察其腑脏，知生死期，先知经脉，后知病脉，脏不摄脉，身亡之兆。
足太阳经，太阳膀胱，经脉气绝，双足萎缩，不能屈伸，亡时上视。

（四）九候脉象，明察深悟

九候之脉，沉细悬绝，寒冬之象，谓之阴脉，阴极盛时，半夜而亡。
脉象盛大，躁动数喘，此为之阳，盛夏之象，阳盛至极，日中而亡。
寒热交作，阴阳交会，平旦而亡，热中热病，日中阳极，日中而亡。
病生风邪，傍晚而亡，病生水湿，夜半而死，人体之变，阴阳为本。
脉象奇异，乍疏乍数，乍迟乍疾，乘四季亡，形肉已脱，虽调犹死。
七诊有脉，九候从顺，此者不亡，风气之病，月经之病，病脉不亡。
脉行通畅，不生疾病，脉行迟缓，发生疾病，脉不往来，谓之死候。
久病之人，消瘦肉脱，皮肤干枯，固守无肉，着于筋骨，亦是死候。
审问所始，与今方病，切循其脉，视其经络，浮沉抑扬，上下逆从。
循遵经络，经病治经，孙络有病，孙络泄血，血病身痛，治其经络。
邪留大络，右病左刺，左病右刺，缪刺针法，邪客不移，刺在关节。
上实下虚，切按气脉，索结络脉，刺其出血，以见通气，贯通脉络。
双目上视，太阳经虚，目瞪不移，太阳经绝，生死决要，不可不察。

二十一、经脉别论

（一）内伤脏气，汗出有别

内心惊恐，愤怒劳累，劳作动静，气血运行，人体津液，皆多变化。
夜间远行，多伤肾气，肾气不藏，肾不纳气，多有喘息，淫气犯肺。
坠堕受恐，多出喘息，喘出于肝，肝不藏魂，偏胜淫气，淫气害脾。
内心惊恐，气息喘变，喘出于肺，肺不藏魄，偏胜之气，淫气伤心。
度水跌仆，跌扑伤骨，水湿通肾，肾脏主骨，多有喘息，喘出肾骨。
当是之时，勇者气行，气统血行，转危为安，怯者疾生，而为之病。
诊病之道，观人勇怯，骨肉皮肤，能知其情，明其动静，判其情变。
饮食过饱，气蒸发汗，汗出于胃，惊而夺精，神明错乱，汗出于心。
持重远行，负重伤骨，汗出于肾，疾走恐惧，多上筋带，汗出于肝。
摇体劳苦，多伤肌肉，汗出于脾，春秋冬夏，四时阴阳，变化有度。
疾病起因，过劳身体，伤及五脏，耗损阴精，疾病随生，通常道理。

（二）阴精环行，输布周身

五谷入胃，化精入肝，滋养筋肌，胃中谷气，化精入心，充盈血脉。
血脉精华，输送流经，灌注入肺，肺朝百脉，输精皮毛，荣泽皮毛。
皮毛换气，皮毛经脉，精气转化，复回血脉，精微之气，灌注四脏。
腑精神明，留于四脏，气归权衡，权衡以平，气口脉搏，以决生死。
饮水入胃，游溢精气，上输于脾，脾输精气，上归于肺，通调水道。
下输膀胱，水精四布，五经并行，合于四时，五脏阴阳，度以为常。

（三）经脉盈亏，补泄有方

太阳经脉，洪大偏盛，厥逆喘息，虚气上逆，阴之不足，阳反有余。
太阳膀胱，少阴肾经，表里两经，太阳束骨，少阴太溪，俱用泻法。
阳明经脉，洪大偏盛，太阳少阳，二阳之气，并于阳明，泻阳补阴。
泻足阳明，阳明胃经，取陷谷穴，补太阴经，太阴脾经，取太白穴。
少阳经脉，洪大偏盛，厥气上逆，阳跷脉前，足少阳经，取临泣穴。
太阴经脉，鼓搏有力，慎察真脏，五脏脉微，胃气平和，太阴太过。

太阴太过，补阳泻阴，补足阳明，取陷谷穴，泻足太阴，取太白穴。

二阴经脉，洪大俱盛，少阴厥气，背道上逆，阳气越上，四脏受累。

心肝脾肺，脉气膨胀，争张于外，病根在肾，表里并治，补泄相兼。

泻足太阳，太阳膀胱，经穴昆仑，络穴飞扬，补足少阴，复溜大钟。

一阴经脉，洪大偏盛，厥阴所主，真气虚弱，心中烦闷，酸痛不适。

厥气客留，经脉正气，二气相搏，发为白汗，药食调理，泄太冲穴。

太阳脏象，三阳浮盛，脉象多浮，少阳脏象，一阳初生，华而不实。

阳明脏象，脉象大浮，太阴脏搏，匿藏伏鼓，少阴脉象，沉而不浮。

二十二、藏气法时论

（一）五脏六腑，表里关系

五行五脏，知其轻重，以知生死，定五脏气，轻重之时，生死之期。
肝脏属木，归于春季，五色青色，十二经络，足厥阴经，厥阴肝经。
肝脏胆囊，实质空腔，表里关系，肝胆相照，十二经络，少阳胆经。
甲乙属木，少阳甲木，厥阴乙木，肝志在怒，怒则伤肝，食甘以缓。
心脏属火，归于夏季，五色红色，十二经络，手少阴经，少阴心经。
心脏小肠，表里关系，心主血脉，十二经络，手太阳经，太阳小肠。
丙丁属火，太阳丙火，少阴丁火，心志为喜，遇苦缓心，食酸以收。
脾脏属土，归于长夏，五色黄色，十二经络，足太阴经，太阴脾经。
脾脏与胃，表里关系，十二经络，阳明胃经，阳明戊土，太阴己土。
脾恶大湿，过湿伤脾，食之苦胃，可缓脾湿，以苦燥湿，培植脾土。
肺脏属金，归于秋季，五色白色，十二经络，手太阴经，太阴肺经。
阳明大肠，肺脏大肠，互为表里，其日庚辛，肺喜清肃，食苦泄浊。
肾脏属水，归于冬季，五色黑色，十二经络，足少阴经，少阴肾经。
太阳膀胱，表里关系，其日壬癸，肾为水脏，喜润恶燥，食辛以润。
开启腠理，化生津液，通气行血，润泽脏腑，内外协调，表里合一。

（二）四时五脏，病生禁忌

病在肝脏，愈好于夏，夏不愈好，病甚于秋，秋不身亡，持续于冬。
肝脏病者，丙丁日愈，丙丁不愈，加于庚辛，庚辛不死，持于壬癸。
肝脏病者，上午减轻，午后加重，夜半平静，肝病欲散，食辛以散。
用辛补之，酸味泻之，病起于春，禁当迎风，风为邪首，借力发挥。
病在心脏，愈在长夏，长夏不愈，病甚于冬，冬不身亡，持续于春。
心脏病者，戊己日愈，戊己不愈，加于壬癸，壬癸不死，持于甲乙。
心脏病者，日中减轻，夜半病重，上午平静，心病欲好，食咸软之。
用咸补之，甘味泻之，病起于夏，禁摄烫食，忌着厚衣，祛暑静心。
病在脾脏，病愈在秋，秋若不愈，病重于春，春不身亡，持续于夏。
脾脏病者，庚辛日愈，庚辛不愈，加于甲乙，甲乙不死，持于丙丁。

脾脏病者，日落减轻，日出病重，下午平静，脾脏欲缓，食甘以缓。
用苦泻之，甘味补之，起于长夏，禁温饱食，湿地潮衣，以燥克湿。
病在肺脏，愈好在冬，冬天不愈，病甚于夏，夏不身亡，持于长夏。
肺脏病者，壬癸日愈，壬癸不愈，加于丙丁，丙丁不死，持于戊己。
肺脏病者，下午减轻，正午加重，半夜半静，肺脏欲收，食酸以收。
用酸补之，辛味泻之，起于秋季，禁食寒饮，忌着薄衣，温煦皮毛。
病在肾脏，愈好在春，春若不愈，长夏病重，长夏不亡，延续至秋。
肾脏病者，甲乙日愈，甲乙不愈，甚于戊己，戊己不死，持于庚辛。
肾脏病者，夜半减轻，上午加重，下午平静，欲强肾脏，食苦以坚。
用苦补之，咸味泻之，起于冬季，禁焠热食，禁温炙衣，固本扶阳。

（三）邪入脏腑，多措并举

邪气客身，以胜相克，克之而愈，不胜而甚，持续恶化，病入膏肓。
肝脏病者，两胁下痛，引发少腹，令人善怒，虚则目盲，耳无所闻。
多善恐惧，如人将捕，气逆头痛，耳聋不聪，取其经络，厥阴少阳。
心脏病者，胸中疼痛，胁支塞满，胁下疼痛，背肩甲痛，两臂内痛。
虚胸腹大，胁下与腰，相引而痛，少阴太阳，舌下血者，刺郄中血。
脾脏病者，身重善饥，肌肉萎靡，双足不收，行多歪斜，脚下疼痛。
虚则腹满，肠鸣飧泄，食不运化，取其经络，太阴阳明，少阴泄血。
肺脏病者，喘咳逆气，肩背痛疼，大汗频出，尻阴股膝，髀腨胻痛。
虚则少气，不能呼吸，耳聋嗌干，取其经络，太阴足阳，厥阴泄血。
肾脏病者，腹大胫肿，喘咳身重，寝汗憎风，胸虚中痛，大小腹痛。
肝喜青色，肾肝母子，肝为肾子，宜食甘味，粳米牛肉，枣葵皆甘。
心喜赤色，肝心母子，心为肝子，宜多食酸，小豆犬肉，李韭皆酸。
肺色喜白，土肺母子，肺为土子，宜多食苦，小麦羊肉，杏薤皆苦。
色黄健脾，心脾母子，脾为心子，宜多食咸，大豆豕肉，栗藿皆咸。
肾乐黑色，肺肾母子，肾为肺子，宜多食辛，黄黍鸡肉，桃葱皆辛。
辛味发散，酸味收涩，甘味缓和，苦味坚固，咸味软坚，各有其性。
毒药攻邪，五谷为养，五果为助，五畜为益，五菜为充，各有其长。
气味妙用，迎合服之，补精益气，五味妙用，各有所利，各有所弊。
或散或收，或缓或急，或坚或软，四时五脏，病随五味，巧妙治疗。

二十三、宣明五气

（一）五脏喜恶，阴阳潜藏

五脏五味，酸味入肝，辛味入肺，苦味入心，咸味入肾，甘味入脾。
脏腑萎靡，化生为病，心病噫嗳，肺病咳嗽，肝病多语，脾病吞食。
肾病哈欠，胃病气逆，为哕为恐，大肠小肠，病之泄利，下焦溢水。
膀胱不利，病为癃闭，功能失司，位置遗溺，胆囊不畅，病为发怒。
精华涌动，化生为气，气转生情，趁虚而入，并入五脏，谓之五并。
并心则喜，并肺则悲，并肝则忧，并脾则畏，并肾则恐，各有其象。
五脏所恶，心脏恶热，肺脏恶寒，肝脏恶风，脾脏恶湿，肾脏恶燥。
五脏生浊，在心为汗，在肺为涕，在肝为泪，在脾为涎，在肾为唾。
人食五味，化生为气，并入气血，筋肉骨骼，辛味并气，气病忌辛。
咸味并血，血病忌咸，苦味入骨，骨病忌苦，甘味行肉，肉病忌甘。
酸味走筋，筋病忌酸，是谓五禁，日常饮食，忌勿多食，防其作乱。

（二）阴阳互动，五脏成象

五病所发，阴病发骨，阳病发血，阴病发肉，阳病发冬，阴病发夏。
阴阳有分，阴阳相对，上下左右，前后内外，动静冷暖，实为平衡。
邪入阳分，阳气偏胜，激动发狂，邪入阴分，阴气偏胜，麻木疼痛。
阳搏阳气，阳气受挫，狂躁癫乱，搏阴阴气，阴气受累，声微气弱。
邪出阳分，入注于阴，身心平静，邪出阴分，入留于阳，狂躁发怒。
五邪所见，春得秋脉，夏得冬脉，长夏得春，秋得夏脉，冬得长夏。
阴阳不和，相克逆行，脉象错乱，抵制冲撞，病者善怒，病已难愈。
五脏所藏，心藏之神，肺藏之魄，肝藏之魂，脾藏之意，肾藏之志。
五脏所主，心主血脉，肺主皮毛，肝主筋膜，脾主肌肉，肾主骨骼。
五劳所伤，损耗精气，久视一处，劳精伤血，久卧床榻，阳萎伤气。
久坐案牵，累压伤肉，久立站直，膝盖胫骨，负重伤骨，久行伤筋。
五脏五脉，应象四时，各有成象，肝脉成象，端直而长，春脉若弦。
心脉成象，盛来衰去，夏脉似钩，脾脉成象，柔软迭代，长夏像代。
肺脉成象，飘若白羽，秋脉类毛，肾脉成象，坚硬沉滑，冬脉堪石。

二十四、血气形志

（一）气血运行，经络表里

人之气血，略有常数，太阳经脉，多血少气，少阳经脉，少血多气。
阳明经脉，多气多血，少阴经脉，少血多气，厥阴经脉，多血少气。
太阴经脉，多气少血，六经变幻，阴阳为象，气血为基，明辨气血。
足太阳经，太阳膀胱，少阴经络，少阴肾经，膀胱肾脏，二者表里。
少阳厥阴，少阳胆经，厥阴肝经，胆囊肝脏，二者表里，明晰气血。
阳明太阴，阳明胃经，太阴脾经，胃与脾脏，二者表里，主司运化。
手部经络，手太阳经，太阳小肠，少阴经络，少阴心经，二者表里。
少阳厥阴，少阳三焦，厥阴心包，心包三焦，二者表里，遥相呼应。
阳明太阴，阳明大肠，太阴肺经，肺与大肠，二者表里，各有其象。
手足阴阳，所生之病，必先去血，然去其苦，伺之所欲，泻余补缺。

（二）俞穴经络，治有枢要

欲知背俞，度两乳间，中线折之，旁开五指，脊柱两隅，背俞之位。
平举双手，查看后背，齐脊大椎，两隅在下，下隅肺俞，针刺要地。
复下一寸，心俞之位，次复一寸，左角肝俞，右角脾俞，左右各异。
又复一寸，肾之俞位，五脏之俞，进针枢点，上下疏通，五脏一体。
形乐志苦，病生于脉，治以灸刺，形乐志乐，病生于肉，治以针石。
形苦志乐，病生于筋，治以熨引，形苦志苦，病生咽嗌，治以百药。
形数惊恐，经络不通，身麻不仁，因病而已，按摩醪药，谓五形志。
针刺阳明，泄出血气，刺之太阳，出血保气，刺之少阳，出气保血。
刺之太阴，出气保血，刺之少阴，出气保血，刺之厥阴，出血保气。

二十五、宝命全形论

（一）天地纲纪，天人相应

天覆地载，万物悉备，莫贵于人，天地之气，四时之法，化生有人。
病邪激流，欲攻全形，形之疾病，莫知其情，留淫日深，着于骨髓。
盐之味咸，泄器津液，弦琴绝者，声音嘶败，木腐叶落，病深声哕。
人有此三，六腑病重，毒药无治，短针无取，绝皮伤肉，血气争黑。
人生于地，悬命于天，天地合气，命之曰人，人应四时，天地父母。
知万物者，谓之天子，天有阴阳，人十二脉，天有寒暑，人有虚实。
天地阴阳，千般变化，不失四时，十二经脉，知其脉理，圣智不欺。
八方动变，五行更立，达虚实者，独出独入，呿吟至微，秋毫在目。
人生有形，不离阴阳，天地合气，地分九野，分为四时，月有小大。
日有短长，万物并至，不可胜量，虚实相生，交互嵌合，存生互变。

（二）治术有异，明道为本

五行变化，相生相克，循环往复，交织一起，表象错乱，实为制衡。
木得金伐，火得水灭，土得木达，金得火缺，水得土绝，万物尽然。
力箴刻书，悬布天下，拯救天下，一曰治神，二明养身，三知毒药。
四知砭石，大小各异，五知腑脏，血气运行，为之诊治，据实应变。
五法俱立，各有所先，末世之刺，虚者实之，满者泄之，众工共知。
若法天地，随应而动，和之若响，随之若影，道无鬼神，用心专注。
凡刺之针，必先治神，神安五脏，五脏已定，九候已备，后乃选针。
众脉皆见，众凶尽闻，内外相得，无以形先，可知往来，乃施于人。
人有虚实，五虚勿近，避其虚处，五实勿远，就其实地，至其当发。
手动要务，针平而匀，静意视变，观适之变，是谓冥冥，悉知其形。
见其乌乌，见其稷稷，从见其飞，熟察秋毫，伏如横弩，起如发机。
经气已至，慎守勿失，志在专一，远近若一，如临深渊，手如握虎。

二十六、八正神明论

（一）气血盈亏，日月相随

针刺之道，法效天地，合以天光，凡刺遵法，天地四时，人体内气。
日月星辰，静候其光，四时八方，期待之气，气定神安，当乃针刺。
天温日明，人血腾升，卫气浮起，故血易泻，气易前行，气血并行。
天寒日阴，人血凝泣，卫气下沉，月儿始生，血气始精，卫气始行。
月儿盈满，血气满实，肌肉强坚，月儿亏缺，肌肉衰减，经络虚弱。
卫气匮缺，形体独居，因取天时，而调气血，人天相应，天人合一。
天寒血凝，不宜针刺，天温无凝，月生无泻，月满无补，月空不治。
得时而调，从天之序，盛虚之时，移光定位，正当其时，调和经络。
月生而泻，谓之藏邪，月满而补，血气扬溢，络有留血，曰之重实。
月空而治，是谓乱经，月之三分，气血在变，阴阳亦变，失衡必乱。
阴阳错位，真邪不分，病邪沉留，外邪内乱，淫邪乃起，攻击脏腑。

（二）天地四时，治于无形

星辰摆布，循行轨迹，牵制日月，八方之气，化为八风，升华虚邪。
四时变化，春秋冬夏，气运行令，顺时而调，八正虚邪，避而勿犯。
人身虚弱，逢天虚邪，两虚相感，邪气至骨，入伤五脏，知而防患。
日月星辰，八方之气，阴阳相随，人亦应之，天道大忌，不可不知。
古往之法，先知针经，验于来者，先度日行，寒温变化，往来走向。
月之虚盛，候气浮沉，调和身体，观其有验，气血变化，悉知于心。
观其冥冥，形气相离，荣卫不泽，体衰形枯，若隐若现，洞察明知。
日之寒温，月之虚盛，四时气运，升降浮沉，参伍相合，迎合调之。
视之无形，尝之无味，故谓冥冥，若神恍惚，飘忽不定，深入明晰。
洞察微妙，不形于外，观于冥冥，内外贯通，通于穷变，传于后世。
八方虚邪，身体运动，用力汗出，腠理开启，虚风逢人，谓之正邪。
正邪病微，莫知其情，不见其形，萌芽救治，三部九候，尽调而解。
虚风汇聚，攻入脏腑，损伤筋骨，营卫失守，病已生成，救治败局。
救其已成，三部九候，不知相失，知其所在，守其门户，拒邪门外。

（三）形神为轴，针刺沿轴

针刺救治，补泻二方，各有应用，迎合环境，通畅经络，强固营卫。
泻必用方，何谓泻方，以气方盛，以月方满，以日方温，以身方定。
以息方吸，纳针入刺，复候方吸，进而转针，复候方呼，徐而引针。
补必用圆，何谓圆者，圆者行进，行者移动，刺中其荣，复吸排针。
方与之圆，非针行移，知形肥瘦，荣卫血气，盛衰之象，明了在胸。
合应人形，阴阳四时，虚实变化，冥冥预期，非为上工，孰能通达。
何以形散，双目冥冥，问其所病，循于经脉，按之不得，不知病情。
何以神失，双耳不闻，意志先生，目明心开，癫狂独悟，口不能言。
俱视独见，适若黄昏，昭然独明，若风吹云，飘忽不定，若有若无。

二十七、离合真邪论

（一）天地人兮，脉映江河

九针九篇，九九相乘，气之盛衰，左右倾移，以上调下，以左调右。
有余不足，荣穴输穴，补泻得当，营卫倾移，虚实相生，非邪致病。
圣人悟道，必应天地，天有宿度，地有江河，人有经脉，此乃道法。
天地温和，江河安静，天寒地冻，江河凝泣，天暑地热，江河沸溢。
卒风暴起，江河波涌，水波陇起，邪气入脉，寒则血凝，暑则气腾。
虚邪客入，脉若江河，经扰动脉，时有陇起，行走脉中，循脉而行。
触及寸口，中手脉象，时大时小，大则邪至，小则邪去，动静有别。
行无常处，或阴或阳，不可量度，从而察验，三部九候，循其所变。
卒然相逢，早遏邪路，吸则纳针，无令气逆，静留久候，无令邪布。
吸气转针，得气为要，候呼引针，呼尽去针，大气皆出，故命曰泻。
扪而循经，切而散邪，推而按摩，弹而怒张，抓而下引，通而取穴。
外引入门，以闭聚神，呼尽留针，静以久候，气至当极，如待贵客。
日暮以待，候气以至，至而自护，候吸引针，气不得出，恰在其处。
推阖穴门，神气内存，大气留止，气可帅血，气血同行，故命曰补。

（二）邪气往来，用针贵要

邪气长驱，络入于经，舍于血脉，寒温未得，暗波涌起，时来时去。
邪气方来，邪正交争，或寒或温，脉气波动，忽起忽伏，时来时散。
无有定处，必按止之，止而取之，趁势直击，泻除邪气，留存正气。
候邪粗疏，大气已过，泻后脱气，气脱不复，邪气复至，病发益重。
去除邪气，待邪初至，发针泻邪，若先若后，血气已尽，贻误治机。
用针奇妙，拨动弩机，机智灵活，识得机宜，毫不迟疑，恰到好处。
知其可取，邪疾欲除，以去盛血，复其真气，邪气新客，溶溶未定。
推之则前，引之则止，逆而刺之，温血之象，刺出其血，其病立已。

（三）三部九候，正气留存

审扪循经，三部九候，盛虚调和，左右上下，相失相减，审慎病脏。

不知三部，阴阳不明，天地不分，地以候地，天以候天，人以候人。
调和中府，定决三部，三部九候，不知病脉，有过且止，虚心求教。
诛罚无过，命曰大惑，反乱大经，真气不复，经脉错乱，脏腑难安。
不知阴阳，不悟虚实，用实为虚，以邪为真，用针无道，反被气贼。
夺人正气，以从为逆，荣卫散乱，真气殆失，邪独内客，绝人长命。
三部九候，不知其要，四时五行，不知合应，释邪攻正，多绝人命，
邪之新客，未有定处，推而前行，引而阻止，逢而泻之，其病立已。

二十八、通评虚实论

（一）邪气盛行，映象寸尺

邪气盛实，精气夺虚，气之虚弱，肺脏先虚，气之逆行，双足先寒。
邪气盛行，非在其时，发病易愈，逢其虚逆，病发深重，其病难愈。
重实病人，言大热病，气热脉满，谓之重实，经络皆实，寸急尺缓。
滑脉从顺，涩脉逆滞，虚实之象，从物类聚，滑利生机，涩迟枯槁。
五脏骨肉，滑利长久，精气充足，生气旺盛，形神互寿，延年益寿。
络气不足，经气有余，脉口热满，尺肤寒凉，秋冬为逆，春夏为从。
经虚络满，尺脉热满，脉口寒涩，秋冬有生，春夏有亡，四季各异。
络满经虚，灸阴刺阳，经满络虚，刺阴灸阳，阴阳映射，经络虚实。

（二）脉象万千，气血相随

气虚之人，言语无力，尺虚之人，行步颠簸，脉虚之人，阴精耗尽。
如此三者，脉滑则生，气血仍通，涩则身亡，气血凝滞，多有壅塞。
寒气暴上，脉满而实，实滑脉象，多有生机，实满而逆，生机殆尽。
脉象实满，四肢寒冷，头首发热，春秋二季，多有生机，冬夏则死。
脉浮而涩，涩而身热，气虚血虚，气血双虚，营卫失固，生命垂危。
身形肿满，脉急大坚，尺肤涩滞，如是脉象，故从则生，逆者则死。
从者病人，手足温暖，气血存行，谓之逆者，手足寒凉，气血凝滞。
小儿热病，首重体温，乳子病热，脉象悬小，手足温生，寒者病危。
中伤风热，喘鸣肩息，脉象实大，缓者生机，急则紧急，倍加小心。
痢疾便血，身热病危，寒多生机，痢疾白沫，脉沉则生，脉浮病危。
痢疾脓血，悬绝病危，滑大则生，痢疾无血，滑大者生，悬涩者亡。
癫疾脉象，狂急之态，脉搏大滑，有治生机，脉小坚急，生命危机。
癫疾之脉，虚则可治，心神可控，神明归位，实则难治，扰乱身心。
消渴脉象，脉象实大，病发虽久，但亦可治，脉悬小坚，病久难治。

（三）经络不通，病多怪像

春季治病，亟治经络，夏治经俞，秋治六腑，置之不理，冬则闭塞。

闭塞之人，药物为主，调理其内，少用针石，非有痈疽，不用针石。
痈疽不愈，痛不知处，按不应手，乍来乍去，刺手太阴，三痏缪脉。
掖痈大热，刺足少阳，刺热不止，刺手心主，大骨之会，各刺三次。
暴痈筋软，疼痛加剧，魄汗不尽，胞气不足，治在经俞，贯通督脉。
腹腔暴满，内实不化，按之不下，取手太阳，少阴俞穴，脊傍三寸。
霍乱之症，刺俞旁五，依次进针，足之阳明，上傍三寸，交替入刺。
刺痈惊脉，针刺五经，手太阴经，太阴肺经，太阳小肠，经穴五次。
手少阴经，少阴心经，太阳小肠，正穴一次，足阳明经，阳明胃经。
胃经经络，定解溪穴，针刺一次，少阴肝经，踝筑宾穴，针刺三次。
凡治消渴，卒中偏枯，痿弱气逆，气满发逆，肥贵之人，高粱之疾。
隔塞闭绝，上下不通，暴忧之病，暴厥而聋，塞闭不通，内气暴薄。
发病起源，情志激荡，阳气上迫，外中风邪，伏而为热，消烁肌肉。
黄疸暴痛，癫疾厥狂，久逆所生，六腑闭塞，五脏不平，腑脏失和。
头痛耳鸣，九窍不利，肠胃萎靡，上下不通，下气上逆，聚于顶巅。

素问（第二十八至五十四篇）

二十九、太阴阳明论

阴阳经络，三阴三阳，分布手足，十二经络，阴阳经络，表里关系。
太阴脾脏，阳明胃脉，二者表里，二脉相遇，生病各异，源于阴阳。
阴阳异位，虚者更虚，实者更实，更逆更从，或之在内，或之从外。
阳者天气，主司在外，阴者地气，主司在内，阳之道实，阴之道虚。
贼风犯身，虚邪之气，外阳受扰，饮食不节，起居不时，内阴受侵。
外阳受邪，邪入六腑，内阴受侵，病入五脏，内外各异，脏腑应合。
邪入六腑，身热不寐，上为喘呼，惊扰五脏，胀满闭塞，下为泻利。
呼吸门户，喉接天气，阳受风气，摄食门口，咽接地气，阴纳湿气。
阳气循行，从手上行，至于头顶，下行至足，阴气至头，循臂指端。
阳病之人，上行至极，随之而下，阴病之人，下行至极，反折而上。
伤于风者，阳病患者，头首先病，伤于湿者，阴病患者，腿足先病。
四肢经络，禀于胃气，胃气不得，必源于脾，互为表里，相得益彰。
脾脏生病，五谷不腐，津液化生，不能丰盈，胃失津液，精华不济。
四肢失营，不得营养，随日气衰，脉道不利，筋骨肌肉，无以营生。
脾者归土，治在中央，迎合四时，润泽四脏，十八日治，不独一季。
中央脾土，生化万物，物效法地，地效法天，上下头足，不旺一时。
足太阴经，三阴累加，经脉贯胃，属于脾经，环绕咽喉，出入重地。
太阴脾经，分解五谷，化生阴精，太阴运行，输送手足，三阴经络。
阳明胃经，为脾经表，五脏六腑，谓之谷海，精华行令，行运三阳。
脏腑各经，受气阳明，阳明胃经，水谷精气，存胃气生，无胃气亡。
人体四肢，不得精华，随日愈衰，脉道不利，筋骨肌肉，萎靡枯槁。

三十、阳明脉解

足阳明经，阳明胃经，足太阴经，太阴脾经，二者表里，阳明经病。
恶见外人，恐惧烟火，卒闻木音，惕然而惊，钟鼓不动，木音反惊。
足阳明经，胃经之脉，胃者归土，闻木音惊，五行相克，土恶木也。
源其恶火，阳明主肉，脉血气盛，邪客多热，热甚焦躁，焦躁恶火。
究其恶人，阳明之病，精神低靡，喘而惋惜，惜惜萦绕，疲于见人。
阳明病重，弃衣而走，登高长歌，数日不食，踰垣上屋，举止怪异。
阳明病重，皆非平素，平素行为，盖莫能及，病反举止，出乎想象。
热盛于身，弃衣欲走，人体四肢，诸阳之本，阳气旺盛，盛实登高。
阳盛太过，精神紊乱，妄言骂语，不避亲疏，不欲饮食，行妄乱走。

三十一、热论

（一）伤寒循经，依序推行

外感热病，皆属伤寒，或愈或死，死六七日，愈十日余，内因潜藏。
太阳经脉，六经之长，统摄阳分，脉连风府，督脉阳维，诸阳主气。
热病属阳，人伤于寒，则为病热，热甚不亡，表里经脉，寒侵病危。
伤寒一日，足太阳经，经受寒邪，从头入项，挟脊抵腰，头疼腰僵。
发病两日，足阳明经，遭受寒邪，阳明主肉，其脉通鼻，联络于目。
阳明胃经，太阴脾经，表里关系，身体发热，目疼鼻干，睡卧不安。
生病三日，少阳受之，少阳胆经，脉络循胁，通道双耳，胁痛耳聋。
三阳经络，皆受其病，未入五脏，升温助阳，发汗解表，祛病除疾。
生病四日，太阴受之，太阴脉络，散布胃中，联络咽喉，腹满嗌干。
生病五日，少阴受之，少阴之脉，贯通肾脏，联络肺舌，口干舌燥。
生病六日，厥阴受之，厥阴之脉，循从阴器，联络于肝，烦满阴缩。
六邪作乱，伤寒发生，三阴三阳，循序惊扰，搏击脏腑，阴阳错乱。
五脏六腑，皆受伤寒，荣卫不行，五脏不通，气血不振，身亡之兆。
七日之后，太阳病退，头痛略轻，八日之后，阳明病退，身热稍好。
九日之后，少阳病退，耳聋有闻，十日之后，太阴病退，腹空思饮。
十一日后，少阴病退，略有口渴，舌体湿润，稍有喷嚏，趋于常态。
十二日后，厥阴病退，阴囊归位，小腹平和，大气皆去，病已去之。
六邪入侵，伤寒发生，未满三日，排汗解表，其满三日，可泄淫邪。

（二）伤寒幻变，二经交合

热病已衰，取水熄火，炭火虽灭，热有所藏，强食生热，谷气相薄。
两热相合，热病虽愈，时有所遗，视其虚实，调其逆从，可使痊愈。
病热稍退，食肉增温，余碳泼油，病热复发，多食遗病，伤寒禁忌。
两感于寒，生病一日，太阳少阴，俱生其病，头痛口干，内心烦满。
生病二日，阳明太阴，融合发病，腹满身热，不欲进食，胡言乱语。
生病三日，少阳厥阴，交互发病，耳聋阴缩，水浆不进，恍惚欲亡。
五脏已伤，六腑不通，荣卫不行，如是之后，三日乃死，其因在经。

阳明经脉，十二经脉，位居其首，司血气盛，三日气尽，生命危亦。
伤寒病生，而成温病，夏至日前，为之温病，夏至日后，为之暑病。
夏至为界，四时差异，病亦不同，暑病汗出，勿要制止，汗出病愈。

三十二、刺热

（一）五脏热病，各有呈象

五脏染邪，争夺脏气，邪蕴内脏，化生为热，五脏成像，各有异变。
肝为将军，肝脏热病，小便先黄，腹部疼痛，喜多躺卧，身体发热。
热争津液，狂言惊骇，胸胁满痛，手足躁急，不得安卧，神不安定。
木被金克，庚辛日重，甲乙大汗，大汗退热，肝热不消，庚辛日亡。
刺足厥阴，少阳经络，以泄内热，肝气上逆，头疼眩晕，脉引冲头。
心热病者，心不愉悦，数日始热，热争津液，卒中心痛，内心烦闷。
无汗善呕，头痛面赤，五行之中，心脏归火，火受水克，壬癸日重。
丙丁之日，火旺大汗，退热除病，治疗之时，刺手少阴，太阳经络。
脾热病者，先现头重，双颊疼痛，心烦意乱，颜色发青，身热欲呕。
热争腰痛，不可后仰，腹中满泄，两颔疼痛，土受木克，甲乙病甚。
戊己之日，大汗驱热，治疗刺经，足太阴经，足阳明经，脾经胃经。
肺热病者，先淅然厥，起于毫毛，恶见风寒，舌苔上黄，身体发热。
热争喘咳，痛走胸膺，不得休息，头痛不堪，肺主皮毛，汗出而寒。
丙丁病重，庚辛驱热，刺手太阴，阳明经络，出血如豆，病可立已。
肾热病者，首现腰痛，苦渴数饮，身体发热，肾热发作，颈项强痛。
小腿寒酸，足下发热，不欲言语，戊己病重，壬癸驱热，刺足少阴。
肝热病者，左颊先赤，心热病者，额头先赤，脾热病者，鼻子先赤。
肺热病者，右颊先赤，肾热病者，两腮先赤，病虽未发，见赤针刺。

（二）救治热病，因病各异

诸脏热病，饮可寒水，针刺经络，必着寒衣，居住寒处，身寒而止。
热病发生，先胸胁痛，手足急躁，刺足少阳，补足太阴，甚者数刺。
热病始生，手臂疼痛，刺手阳明，太阴经络，汗出而止，汗出气行。
热病始发，于头首者，刺项太阳，汗出而止，始于足胫，刺足阳明。
先有身重，后有骨痛，耳聋昏瞑，刺足少阴，少阴肾经，病重复刺。
头见眩晕，昏冒后热，胸胁大满，病发少阳，传入少阴，阴阳失常。
太阳经脉，色荣颧骨，热病征兆，面色不荣，先且得汗，待时而已。

争厥阴脉，病至危期，不过三日，其热之病，内连肾脏，少阳脉象。
少阳之脉，颊前色荣，热病之象，荣色未有，今且得汗，待时而已。
热病气穴，胸部椎骨，三椎下间，主胸中热，四椎下间，主膈中热。
五椎下间，主肝脏热，六椎下间，主脾脏热，七椎下间，主肾脏热。
治疗热病，即取气穴，以泻阳邪，再取下穴，至尾骶骨，以补阴气。

三十三、评热病论

（一）温病发生，正邪交争

有病温者，汗出复热，脉动躁疾，不为汗退，狂言不食，名阴阳交。
人体汗液，皆生于谷，谷生于精，邪气化生，交争骨肉，故而汗出。
精胜除邪，阳气克邪，当能喜食，身不复热，复热发生，邪气匿出。
汗为精气，汗出复热，邪气胜阳，不能食者，精无振奋，病反稽留。
脉不应汗，不胜病邪，狂言失志，失志病重，精神错乱，神不安心。

（二）诸般热病，洞察根源

感受风邪，大汗频出，全身发热，烦闷不解，下气上逆，谓之风厥。
太阳经脉，诸阳气主，主身之表，太阳受风，少阴太阳，相为表里。
表病里应，少阴太阳，发热影响，气亦上逆，太阳少阴，刺泻风热。
肺下劳风，为其病也，脊柱僵直，目瞪口呆，唾液若涕，遇风寒颤。
引巨阳穴，胸中通畅，仰卧自如，年轻气盛，肾经通胀，三日可愈。
人至中年，精气微衰，五日可愈，老年得病，精气亏衰，七日可愈。
劳风病人，咳青黄涕，其状如脓，大如弹丸，口鼻中出，损伤鼻腔。
如若不出，堵塞鼻孔，回返伤肺，伤肺加重，肺病伤肾，循环五脏。
患病肾风，颜面臃肿，言语障碍，虚不当刺，不当而刺，五日损气。
至时少气，时而体热，热行胸背，上至头顶，汗出手热，口干苦渴。
小便黄涩，目下肿大，腹中肠鸣，身重难行，月事不来，烦不能食。
不能仰卧，仰卧则咳，肾气衰弱，肾为肺子，子病怜母，亦曰风水。
邪气凑侵，内气必虚，肾脏阴虚，阳必凑之，少气时热，故而出汗。
小便黄色，少腹中热，胃中不和，不能仰卧，仰卧则咳，上迫肺脏。
腹部至阴，腹有水湿，水者归阴，目下属阴，微肿发生，先见目下。
水在腹者，目下水肿，真气上逆，口苦舌干，卧不仰位，仰咳清液。
诸水气病，故不得卧，卧则惊厥，惊则咳甚，腹中鸣叫，病归于胃。
迫脾则烦，不能摄食，食不下者，胃内脘隔，胃经在足，身重难行。
胞脉行走，入心络胞，气上迫肺，胞脉关闭，心气不通，月事不来。

三十四、逆调论

(一) 四肢寒热，肾水骨痹

人非常温，非常之热，热而烦满，阴气缺少，阳气旺胜，热而烦满。
身寒非衣，非中寒气，内多脾湿，阳气减少，阴气增多，身若卧冰。
人有四肢，逢遇风寒，炙如火烫，凡有此象，阴气亏虚，阳气旺盛。
四肢归阳，两阳相碰，阴气虚少，杯水车薪，水不制火，阳气独行。
独行独往，阴阳失衡，不能生长，恰逢风至，炙如火者，身热肉烁。
人有身寒，汤火难温，厚衣不暖，然不冻栗，证象奇异，源于肾气。
常人身体，肾气素胜，司水代谢，太阳气退，肾精枯槁，水不胜火。
肾脏归水，主生在骨，肾不活跃，髓不盈满，寒甚至骨，身体感寒。
不冻栗者，肝脏真气，实满旺盛，为之一阳，木旺生火，心为二阳。
肾为孤脏，一水之力，不胜二火，故不冻栗，表里成象，亦曰骨痹。
寒在骨骼，呈象在表，关节痉挛，映像在里，源于肾脏，肾不生髓。

(二) 营卫不和，胃气逆行

人之身体，肌肉沉重，虽着衣纱，沉重犹存，源于荣卫，名曰肉苛。
荣气虚弱，卫气实满，荣气虚弱，消化不力，精华匮乏，体弱无力。
卫气虚弱，阳气不足，外邪易入，荣卫俱虚，肌肉不丰，形神不合。
不得躺卧，呼吸有音，阳明气逆，足三阳下，逆而上行，故息有音。
阳明经脉，胃脉主司，胃纳五谷，六府之海，胃气下行，传至肠道。
阳明逆行，腹下壅塞，阻遏通畅，体内不安，不得通道，故不安卧。
起居如故，呼吸有音，肺脏脉逆，络脉不通，随经上下，留经不行。
不得安卧，卧则喘息，水气客留，循流津液，肾者水脏，主卧与喘。

三十五、疟论

（一）疟病间作，阴阳相移

间日之疟，疟之始发，起于毫毛，伸腰哈欠，寒栗鼓腮，腰脊酸痛。
驱除内寒，内外皆热，若如烫铁，头痛如破，口干舌燥，渴欲冷饮。
阴阳运行，上下交争，乱象发生，虚实作梗，阴阳相移，偏离主轨。
阳并于阴，阴实阳虚，阳明经虚，寒栗鼓腮，太阳经虚，头项背痛。
三阳皆虚，阴气强盛，阴气过胜，骨寒体痛，寒生于内，内外皆寒。
阳盛外热，阴虚内热，内外皆热，灼烧身心，喘急口渴，欲喝冷饮。

（二）正邪交争，胜负之间

夏伤于暑，热气盛大，藏匿皮下，肠胃之外，荣卫失泽，阳气失固。
汗出穴空，腠理开启，恰遇秋气，瑟风入侵，气舍皮肤，并存卫气。
人体卫气，昼日行阳，黑夜入阴，得阳外出，得阴内敛，内外有序。
邪气入深，搏击内阴，阳气独发，阴邪内守，阴与阳争，不得外出。
阴阳相争，拔河拉锯，胜败难分，间日而作，飘忽不定，疟来疟去。
六经之气，客于风府，循背而下，每至风府，腠理开启，邪气偷入。
出于风府，日下一节，二十五日，下至骶骨，二十六日，入于脊内。
伏背经脉，沿气上行，九日之后，出于缺盆，循经而上，其气日高。
间日发者，邪气内博，行于五脏，连横交纵，道远气深，徐行迟缓。
卫气行进，孤单前行，不相吻合，不得皆出，相互搏击，间日发作。
人体卫气，每至风府，腠理开启，邪气趁入，邪卫冲突，入则发病。
邪气入侵，客居头项，循背而下，虚实不同，借机停留，客留风府。
疟之邪气，见缝而入，邪中头项，气至头项，邪中背者，气至腰背。
邪中腰脊，气至腰脊，中于手足，气至手足，邪至其处，气伤其处。
卫气所在，邪气相合，发作生病，风无常府，卫气所发，必开腠理。
邪气生成，应合卫气，入穴之处，即为府邸，府无定府，风无常府。
风邪与疟，相似同类，风独常在，留处常在，疟之发作，时有忙休。
疟随经络，沉以内博，卫气应合，交互发作，时有时无，间日而作。

（三）四时之气，皆可生疟

夏伤大暑，其汗大出，腠理开发，遇夏凄凉，水寒交作，藏于腠理。
深植皮内，秋伤于风，风吹水涌，皮肤封闭，无以涌出，疟病生成。
寒者邪气，归于阴气，风邪之性，归于阳气，先伤于寒，后伤于风。
先寒后热，病以时作，名曰寒疟，先风后寒，先热后寒，名曰温疟。
热而不寒，阴气先绝，阳气独发，少气心烦，肢热欲呕，名曰瘅疟。
余者泻之，亏足补之，今热有余，寒为不足，疟者之寒，有余不足。

（四）疟病发生，重在防患

古有经言，熇熇之热，浑浑之脉，漉漉之汗，皆为病逆，不可轻刺。
疟之始发，阳气并阴，当是之时，阳虚阴盛，体外无气，故先寒栗。
阴气逆极，复出化阳，阳阳复并，悬浮于外，阴虚阳实，先热而渴。
疟气发生，并于阳者，谓之阳胜，并于阴者，谓之阴胜，阴寒阳热。
风寒之气，发作无常，病极复至，病之发生，风雨不当，如火之热。
逢其盛时，身体必毁，疗效不佳，遇其衰时，事半功倍，迎刃而解。
疟病未发，阴未并阳，阳未并阴，因而调之，真气强固，邪气自亡。
疟病已发，阴阳相移，阳气已伤，阴气从之，身体坚实，邪气不入。
病在阳处，热而脉躁，病在阴处，寒而脉静，阴阳至极，阴阳互让。
卫气相离，病可得愈，卫气聚集，内外搏击，阴阳不和，疟病复发。

（五）四时疟病，固表为基

时有间作，二日数日，或渴不渴，间日之人，邪气卫气，客于六腑。
时有相失，不能相得，休息数日，脏腑不合，诱发内患，复而发生。
夏伤于暑，秋必病疟，此应四时，病发形异，反其四时，不与时同。
秋病寒甚，冬病寒微，春病恶风，夏病多汗，四时之象，逆反疟象。
温疟寒疟，而皆安舍，温疟之人，冬中于风，寒气深藏，骨髓之中。
时至春气，阳气大发，邪气不出，因遇大暑，脑髓烁热，肌肉消渴。
腠理发泄，有所用力，邪气与汗，二者皆出，内气外泄，病藏于肾。
阴虚阳盛，阳盛则热，阳衰失固，邪气反入，入则阳虚，阳虚则寒。
肺素有热，气盛于身，厥逆上冲，中气坚实，实不外泄，藏匿中焦。
有所用力，腠理开启，风寒留舍，皮肤之内，分肉之间，若有发作。
扶阳气盛，阳气盛大，不衰则病，气不及阴，热而不寒，谓之瘅疟。
瘅疟之因，源于肺脏，肺为娇脏，气藏于心，外舍分肉，消烁脱肉。

三十六、刺疟

（一）足经疟病，各有成像

足太阳疟，腰背疼痛，头重如山，寒从背起，自下而上，惊扰背项。
先寒后热，颤颤灼灼，汗出热止，循经治疗，刺郄中穴，血出病退。
足少阳疟，身体恍惚，寒不甚冷，热不甚恶，精神不振，略显疲倦。
恶于见人，与人相见，心惕惕然，热甚汗多，刺足少阳，驱除邪气。
足阳明疟，阳明胃经，寒先彻骨，彻骨寒烈，日久身热，热去汗出。
身体怪异，日月火光，见之避让，浑浑噩噩，惊厥之象，刺足阳明。
足太阴疟，郁郁不乐，多喜叹息，不思美食，身多寒热，汗出微轻。
病生呕吐，呕过病退，病在脾胃，脾胃拥塞，三焦不通，堵塞心烦。
足少阴疟，呕吐明显，多有寒热，热多寒少，闭户不出，病危失神。
足厥阴疟，人腰痛疼，小腹胀满，小便不利，凸隆胀气，非为闭癃。
小便频繁，意想恐惧，内气不足，腹中涩涩，惊扰肾脏，刺足厥阴。

（二）脏腑疟病，选经除病

肺疟病人，心胸多寒，寒极发热，热间善惊，如有所见，刺手太阴。
心疟病人，内心烦盛，欲饮清水，寒意颇多，不甚发热，刺手少阴。
肝疟病人，面色苍苍，叹息显著，神不附体，气息奄奄，刺足厥阴。
脾疟病人，身体多寒，腹中疼痛，热肠中鸣，汗出鸣止，刺足太阴。
肾疟病人，洒然寒涩，腰脊痛疼，大便难下，手足畏寒，刺足太阳。
胃疟病人，令人且病，善饥不食，食满腹大，刺足阳明，太阴横脉。
疟发肇始，身体方热，跗上动脉，刺开孔穴，流出其血，以寒克热。
疟发欲寒，刺手阳明，太阴经脉，足阳明经，太阴经脉，贯通网络。
脉满实急，刺在背俞，用选中针，五俞傍刺，适其提醒，刺而出血。
脉小实急，灸胫少阴，刺在指井，脉缓大虚，宜便用药，不宜用针。

（三）治疟多术，首抢战机

凡治疟热，先发起始，最佳时机，饮食倾斜，错过时机，贻误治机。
疟脉不见，刺十指间，激活经络，上下通畅，指间出血，血出病愈。

十二经疟，各发其时，顺应时像，察看病形，判知脉象，明其病状。
先发起始，摄食倾斜，刺之可愈，一刺病止，二刺病退，三刺病愈。
针刺不愈，舌下两脉，刺而出血，如若不愈，刺郄中穴，出血盛经。
配合项刺，下侠脊柱，必可克疟，舌下两脉，廉泉穴位，皆为要穴。
刺疟病人，先问其病，疼痛症状，上下左右，先后顺序，依序刺之。
先发头痛，首刺头巅，联合两额，眉间出血，先项背痛，首刺项背。
先腰脊痛，首刺郄中，出血为止，先手臂痛，刺手少阴，十指之间。
足胫酸痛，刺足阳明，十指出血，四肢联动，上下呼应，通畅经络。
风疟之人，疟发汗出，恶风当吹，刺三阳经，背俞出血，驱除风邪。
胻酸痛甚，按之不可，曰胕髓病，针绝骨骼，出血停止，激活骨骼。
身体小痛，刺至阴脉，诸阴之井，无有出血，间日一刺，直至出血。
疟而不渴，间日而作，刺足太阳，渴而间日，刺足少阳，通畅肾经。
温疟不汗，忽冷忽热，冷热不平，内邪不消，存藏匿身，五十九刺。

三十七、气厥论

（一）寒邪相移，阴居主流

五脏六腑，寒热相移，肾寒移肝，肝肾受累，身体痈肿，少气体虚。
脾寒移肝，身体痈肿，筋脉痉挛，肝寒移心，狂躁不安，膈中拥塞。
心寒移肺，肺脏消渴，饥渴欲饮，饮一溲二，机体消瘦，多脏受累。
肺寒移肾，名曰涌水，涌水之人，水气滞留，存留大肠，若压气球。
肠中水气，疾行快走，如囊裹浆，鸣鸣之音，水生濯濯，水不下利。

（二）热邪相移，阳居主流

脾热移肝，血行不畅，惊厥淤血，肝热移心，心失神明，病情转危。
心热移肺，心肺不和，肺膈消渴，肺热移肾，水气不和，元气亏脱。
肾热移脾，脾失运化，五谷难腐，停滞肠道，精华不生，病情加重。
女子胞热，移于膀胱，癃溺出血，膀胱移热，至于小肠，便秘口糜。
小肠移热，至于大肠，沉重郁结，大肠移热，至于胃内，多食消瘦。
胃热移胆，亦曰食亦，多食不壮，胆热移脑，烦扰鼻道，浊涕不止。
日久不愈，鼻中出血，两目不明，寒热相移，五脏六腑，变幻异彩。

三十八、咳论

（一）五脏有咳，各呈其象

五脏六腑，皆令人咳，非独肺脏，人体皮毛，肺脏主之，合于肺脏。
皮毛受邪，邪气入侵，寒饮入胃，肺脉上传，肺脏受寒，皮毛亏虚。
肺寒发生，邪气客入，内外并合，肺失顺应，咳嗽发作，曰之肺咳。
五脏功能，交替发力，错峰休息，各应其时，非应其时，循环传递。
人与天地，相参相应，五脏有疾，各有治时，感寒受病，初微多咳。
后重腹泻，胸腹疼痛，乘秋之时，肺先受邪，乘春之时，肝先受邪。
乘夏之时，心先受邪，乘至长夏，脾先受邪，逢遇冬季，肾先受邪。
肺咳成象，伤于秋季，气温逐降，咳而喘息，胸中有音，病重唾血。
心咳呈状，咳则心痛，喉中有介，如有梗堵，病情加重，咽肿喉痹。
肝咳性状，咳嗽发生，两胁下痛，甚则不转，若有转变，两胠下满。
脾咳之状，右胁下痛，隐隐牵行，走于肩背，不易多动，动则剧咳。
肾咳映像，元气大失，咳嗽发生，腰背相引，牵拉疼痛，病重咳涎。

（二）久咳不愈，脏腑传递

五脏久咳，脏腑交互，移行六腑，五脏六腑，表里相应，依次传递。
脾胃表里，脾咳不愈，则胃受邪，胃咳之状，咳并呕吐，病重反酸。
肝咳不愈，肝胆表里，胆囊受接，胆咳之状，咳呕胆汁，口内多苦。
肺咳不愈，肺与大肠，二者表里，大肠受接，大肠咳状，咳遗大便。
心咳不愈，小肠受之，互为表里，小肠咳状，咳而失气，多排浊气。
肾咳不愈，肾脏膀胱，二者表里，膀胱受接，膀胱咳状，咳而遗尿。
久咳不愈，三焦受接，三焦咳状，咳并腹满，内不通畅，不欲食饮。
脏腑病变，邪必聚胃，循行肺经，侵扰肺脏，多生痰涕，面部浮肿。
治脏之咳，顺应其性，迎合表里，疏通六腑，浮肿之人，循经而治。

三十九、举痛论

（一）寒气行留，痛发各异

善言天道，有验于人，善言古法，必合于今，善言人道，必验于己。
人之身体，言而可知，视而可见，扪而可得，令验于己，发蒙解惑。
经脉流行，自不停止，环周不休，寒气入经，经脉稽迟，泣涩不行。
客于脉外，血行徐缓，脉弱血少，客于脉中，气不通肠，卒然而痛。
寒气侵袭，客于脉外，肌寒缩蜷，缩蜷脉急，急引小络，卒然而痛。
灸之驱寒，疼痛立止，中重寒邪，痛多日久，寒气攻击，首侵皮毛。
寒气深入，入行经脉，内气相搏，搏争脉满，满则胀痛，不可按压。
寒气稽留，内气通行，脉象充大，气血混乱，损伤腠理，痛甚恶按。
寒气穿行，客留肠胃，膜原之下，血不徐行，停滞淤塞，小络急引。
牵拉小络，故而疼痛，按压之处，血气散开，分散四周，按压痛止。
寒气上行，客留夹背，夹背经脉，深藏皮下，深按不及，按之无益。
寒气走腹，客留冲脉，冲脉起始，起于关元，沿腹直上，直冲头顶。
寒气客留，停滞淤塞，血脉不通，血为气母，气不化生，喘而肢僵。
寒气走背，客于背俞，经脉寒泣，脉泣血虚，血虚失润，无润则痛。
俞注于心，相引而痛，按之气行，气行生热，热气直达，痛则停止。
寒气客留，厥阴之脉，厥阴之脉，联络阴器，牵系于肝，搏击脏器。
寒气客脉，肝脏藏血，血寒脉急，胁肋少腹，脏器位置，隐约疼痛。
厥气停滞，留滞阴股，寒气上行，留存少腹，血泣下引，阴股腹痛。
寒气停滞，客于小肠，膜原之间，系膜络血，停滞寒凝，不得下注。
血泣不注，停滞小络，不入大经，血气稽留，肠道不通，腐物堆积。
寒气布散，客于五脏，厥逆下泄，阴气亏竭，阳气无补，卒然痛亡。
寒气发生，客于肠胃，厥而上逆，痛而呕吐，客于小肠，腹痛后泄。
热气发生，留于小肠，肠中痛疼，瘅热焦渴，便坚不出，痛闭不通。

（二）一气幻变，相生相克

五脏六腑，归于五行，视其五色，黄赤为热，色白为寒，青黑为痛。
百病发生，缘之于气，怒则气上，喜则气缓，悲则气消，恐则气下。

寒则气收，灸则气泄，惊则气乱，劳则气耗，思则气结，一气九变。
怒则气逆，郁结呕血，怒气上行，喜则气和，情志通达，荣卫通利。
悲则心急，肺叶萎焉，上焦不通，荣卫不散，热气在中，故多气消。
恐则精缺，上焦封闭，闭则气还，下焦胀满，气不下行，伤于肾脏。
寒闭腠理，气不通行，气多返回，灸开腠理，荣卫通畅，汗泄气行。
惊恐之余，心无所倚，神无所归，虑无所定，心神不定，神惶气乱。
劳累之时，喘息吁吁，大汗淋漓，内外超负，过其阈值，故而气耗。
思虑过度，心有所想，神有所归，正气留存，固守身体，神气聚结。

四十、腹中论

早晨进食，昏不能化，心腹胀满，名为鼓胀，取鸡内金，外加枳壳。
饮食不节，时而有病，虽病已愈，时而复发，气聚于腹，萦绕不散。
胸胁胀满，妨碍进食，至病发生，先闻臊臭，口出清液，咯痰唾血。
四肢青黑，双目无光，上下出血，时时发生，病名血枯，病危征兆。
年少血枯，有大脱血，醉入房中，气竭伤肝，月事衰少，时有不来。
乌贼藘茹，二物并合，制以成丸，丸若雀卵，大如小豆，饭后五丸。
小腹盛满，上下左右，皆有根源，名曰伏梁，裹大脓血，出胃肠外。
下身归阴，身下脓血，上迫胃脘，冲击中膈，胃脘内痈，久病难治。
腹盛之状，脐上为逆，脐下为从，邪气争夺，脏腑失司，脏系混乱。
髀股之处，皆有肿大，环脐而痛，病名伏梁，病发根源，源发恶气。
内气膨胀，溢于大肠，着于盲肠，盲肠位处，在脐至下，环脐而痛。
不宜移动，动则水逆，若湖中水，风起推水，波浪汹涌，涩涩之病。
热中消暑，不可服食，高粱芳草，矿物石药，石药发瘨，芳草发狂。
富贵达人，多中消暑，今禁高粱，不合其心，芳草石药，病多不愈。
芳草气美，石药气悍，二者气急，疾而坚劲，非缓心和，不可独服。
热气慓悍，药气亦然，二者相遇，内易伤脾，脾土恶木，肝脾受伤。
膺肿颈痛，胸满腹胀，名曰厥逆，灸之瘖哑，砭石则狂，须待气并。
阳气重上，有余于上，灸后体热，阳气入阴，阴阳不和，喉咙瘖哑。
针石之术，伤阳气虚，虚则狂燥，调和阴阳，各归其道，病可痊愈。
病热之人，阳脉之象，三阳博动，一盛少阳，二盛太阳，三盛阳明。
阴阳相遇，阳入于阴，病在头颅，波及腹部，头痛䐜胀，阳入于阴。

四十一、刺腰痛

足太阳经，令人腰痛，引经项脊，下延骶骨，如负重物，刺穴郄中。
太阳膀胱，出血停止，春季腰疼，刺经太阳，不可见血，引经为主。
少阳腰痛，疼痛症状，针刺皮内，循循苒苒，不可仰卧，不可环顾。
刺少阳经，膝外成骨，两端进针，刺下出血，夏季进针，不可无血。
阳明腰痛，不可环顾，顾有见者，多生悲伤，刺阳明经，足三里穴。
阳明胃经，上下出血，秋季进针，不可见血，松解为主，疏通经络。
足少阴经，归于肾经，令人腰痛，痛引脊内，刺少阴经，踝上二寸。
春季刺穴，不可见血，出血太多，阴血匮乏，藏血不丰，复原延期。
厥阴经脉，归于肝经，令人腰痛，腰中紧张，张弓弩弦，急待发出。
刺厥阴经，小腿肌腹，在其外侧，循经定穴，行针进刺，病人善言。
腘窝解脉，令人腰痛，痛行引肩，目䀮䀮然，时有遗尿，尿不自禁。
刺之解脉，定膝筋肉，分肉之间，郄外侧廉，横脉出血，血变而止。
解脉腰痛，痛如引带，悬缠腰间，状如腰折，内心多恐，惕惕不安。
针刺解脉，郄中结络，状如黍米，刺之射血，颜色多黑，见赤而停。
同阴之脉，少阴别络，令人腰痛，痛如小锤，敲击腰部，怫然肿大。
刺同阴脉，外踝之上，绝骨之端，其上三寸，刺而出血，上下通畅。
阳维之脉，奇经八脉，联络阳脉，令人腰痛，痛上怫然，且伴肿大。
刺阳维脉，蓄积气血，脉与太阳，交合一处，去地下行，直达足部。
衡络经脉，亦曰带脉，盘旋腰间，令人腰痛，不可俛仰，仰则恐倒。
举重伤腰，伤衡络脉，恶血停滞，刺郄阳筋，上郄数寸，二寸出血。
会阴之脉，曰之任脉，令人腰痛，痛漯漯然，大汗逼出，汗干欲饮。
饮完欲走，刺足太阳，脉足三里，蹻上郄下，五寸横居，盛者出血。
飞阳之脉，足太阳脉，腹部别络，令人腰痛，痛怫怫然，亦悲亦恐。
刺飞阳脉，踝上五寸，少阴之前，阴维之会，刺穴通经，上下贯通。
昌阳之脉，足少阳经，腹部支脉，令人腰痛，痛引胸中，目䀮䀮然。
病情严重，舌体反折，卷不能言，内踝之上，二寸之处，刺大筋前。
散脉脉象，腰痛而热，热极生烦，腰下有物，如有横木，居在其中。
病重遗溲，刺之散脉，膝前骨肉，二者之间，联络外廉，束脉三痏。
肉里之脉，亦阴维脉，大腿内行，令人腰痛，不可咳嗽，咳多缩筋。

刺肉里脉，太阳脉外，少阳绝骨，外踝之上，曰之一寸，绝骨之后。
腰痛夹脊，痛至头顶，几几浑然，目眩欲僵，刺足太阳，郄中出血。
腰痛且寒，刺足太阳，辅助阳明，腰痛发热，刺足厥阴，疏通经络。
不可仰卧，刺足少阳，中热而喘，刺足少阴，郄中出血，亦委中穴。
腰痛上寒，不可环顾，刺足阳明，腰痛上热，刺足太阳，温热少阴。
大便难下，刺足少阴，少腹胀满，刺足厥阴，不可仰卧，刺足太阳。
引脊内廉，刺足少阴，小腹腰痛，不可仰卧，刺腰尻处，交汇之点。

四十二、风论

（一）风邪并经，四处客留

风邪伤人，或为寒热，或为热中，或为寒中，或为疠风，或为偏枯。
体内蔓延，五脏六腑，其病各异，风藏皮肤，内不得通，外不得泄。
风为邪首，善行多变，腠理开启，洒然寒入，闭则闷热，不可外泄。
风邪致寒，饮食减少，热灼肌肉，身体战栗，不欲饮食，名曰寒热。
风并阳明，阳明胃经，伴行入胃，循脉而上，冲至内眦，体态丰盈。
内热灼烧，热熏目黄，人体消瘦，外泄寒栗，中寒流涕，哭泣流泪。
风并太阳，太阳膀胱，行走脉络，分布发散，肌肉之间，冲争卫气。
经道不利，肌肉愤膜，略有溃疡，卫气凝滞，气不通行，肉麻不仁。
风寒孤行，客留血脉，隐匿其内，久而不去，名曰疠风，亦曰寒热。
疠气徐行，荣气热辅，气不清扬，鼻梁失荣，颜色衰败，皮肤疡溃。

（二）风邪作乱，五花八门

甲乙春日，伤于风邪，谓之肝风，丙丁夏日，伤于风邪，谓之心风。
戊己长夏，伤于风邪，谓之脾风，庚辛秋日，中于风邪，谓之肺风。
壬癸冬日，中于风邪，谓之肾风，四时五行，归属五脏，风行五脏。
风气行进，五脏六腑，对应俞穴，入其门户，脏府之风，谓之偏风。
风气循行，跨越风府，直逼头颅，则为脑风，风入系首，目风眼寒。
饮酒行路，受中风邪，谓之漏风，入房汗出，中伤风邪，则为内风。
沐浴中风，则为首风，风邪入中，肠风泄利，腠理风邪，则为泄风。
风可作乱，百病之长，变化无常，生成他病，治无常方，寻根定气。

（三）脏腑风病，各有呈象

肺风症状，肺主皮毛，多汗恶风，色皏然白，时有咳嗽，常见气短。
一日差异，入幕加甚，诊看眉上，颜色苍白，归于五行，白色应肺。
心风之状，多汗恶风，焦虑失望，多生怒恐，颜色红赤，病甚言缓。
心脏门户，开窍于口，颜色红赤，心主神明，红赤应心，其状迎合。
肝风症状，多汗恶风，多有悲观，颜色微苍，口舌嗌干，多生嗔怒。

时现憎恨，憎怨子女，肝脏主目，诊在目下，肝风侵袭，颜色青涩。
脾风呈象，多汗恶风，身体懈怠，沉坠不振，四肢慵懒，色薄微黄。
混混然兮，不嗜饮食，脾脏开窍，多在鼻上，鼻梁颜色，多泛土黄。
肾风之状，多汗恶风，面部浮肿，脊柱疼痛，不能正立，腰间坠疼。
颜色如炲，排尿不利，黑色应肾，诊在肌肤，颜色黑枯，肾脏藏精。
胃风之状，颈部多汗，恶风吹拂，饮食难下，膈塞不通，壅塞胃内。
腹多胀满，受寒膜胀，食寒不纳，泄利发作，体表特征，形瘦腹大。
首触风邪，身体症状，头面多汗，体表恶风，风吹一日，病情加重。
如有头痛，不可外出，外出受风，继续作乱，入侵脏腑，病则难愈。
饮酒漏风，状多流汗，不可单衣，摄食汗出，内热猛增，全身大汗。
略有喘息，恶风忌吹，衣常濡湿，水气外泄，口干善渴，不可劳事。
沐浴泄风，症状多汗，汗出渍渍，浸湿衣物，水分外撤，口中干渴。
头上胸部，深受风邪，不能劳事，身体不安，多有疼痛，风邪身寒。

四十三、痹论

（一）风寒湿邪，痹病之源

风寒湿邪，三气混至，合而发力，侵袭身体，肌骨关节，疼痛曰痹。
风气盛大，谓之行痹，寒气胜出，谓之痛痹，湿气显著，谓之着痹。
三气合力，生于四时，冬季遭遇，谓之骨痹，春季遭遇，谓之筋痹。
夏季遭遇，谓之脉痹，长夏遭遇，谓之肌痹，秋季遭遇，谓之皮痹。
五脏迎合，久病不愈，留于脏腑，骨痹不愈，复感邪气，邪气入肾。
筋痹不愈，复感邪气，邪气入肝，脉痹不愈，复感邪气，内舍于心。
肌痹不愈，复感邪气，留舍在脾，皮痹不愈，复感邪气，留舍在肺。
痹病之人，四时变幻，各以其时，重感三邪，风寒湿邪，留舍五脏。

（二）五脏痹病，各呈其象

肺主皮毛，且为娇脏，三邪复入，肺痹之人，内心烦满，喘而呕吐。
心痹之人，血脉不畅，内心烦躁，心下鼓胀，暴气上逆，时而喘息。
喉咙干燥，内气上逆，冲击喉口，不时打嗝，厥气上袭，惴惴不安。
肝痹之人，夜卧难寐，多有惊厥，口干多饮，小便频繁，恐多伤肝。
肾痹发生，腹中多胀，臀部脚跟，脊背头部，体位错乱，不知上下。
脾痹之人，四肢懈怠，若有所堕，咳嗽发生，呕吐阴液，上身堵塞。
肠痹之人，饮水丰盛，无以外泄，中气纷争，时发泄利，下焦空虚。
胞痹之人，小腹膀胱，按压疼痛，若沃以汤，小便涩涩，鼻流清涕。
五脏精气，静以藏神，狂躁身亡，饮食加倍，触伤肠胃，运化不力。
痹聚在肺，多生喘息，痹聚在心，多有忧思，痹聚在肾，多有遗溲。
痹聚在肝，身体困竭，痹聚在脾，肌肉无力，诸痹不愈，伤及内脏。

（三）营卫阴阳，回看痹病

痹病发生，入脏病危，留连筋骨，疼痛日久，留皮肤间，病多易治。
三邪聚力，化生淫邪，痹客六腑，饮食居处，伴行三邪，循俞而入。
五脏有俞，六腑有合，循脉之分，各有所发，各取经穴，针刺病愈。
荣者营气，水谷精华，调和五脏，洒陈六腑，乃入血脉，润泽周身。

循脉上下，贯通五脏，联络六腑，五脏和谐，六腑安然，脏腑一体。
卫者卫气，水谷悍气，其性彪悍，环绕周身，金刚罩衣，不能入脉。
循行皮肤，肌肉之间，筋膜肌膜，弥漫缥缈，散于胸腹，环绕不去。
顺应其流，病可愈好，气逆通路，病则发生，三邪之气，逆行为痹。
痹病之人，痛寒气多，有寒凝聚，凝聚不畅，不畅失营，失营疼痛。
不痛不麻，病久入深，荣卫受阻，经络稀疏，皮肤不营，感觉失聪。
体寒之人，阳气缺少，阴气盛多，与病相益，寒者愈寒，病情加重。
体热之人，阳气盛多，阴气缺少，病气盛大，阳遭于阴，痹热疼痛。
多汗体濡，逢湿加重，阳气缺少，阴气盛大，两气相感，汗出身湿。
痹病在骨，病情加重，痹病于脉，血凝不流，病在于筋，屈伸不得。
在肉不麻，在皮则寒，在此五处，彼此错乱，感知丧失，不知痛处。
痹类之病，三邪徐行，逢寒病急，疼痛加重，逢热娇纵，趁势发作。

四十四、痿论

（一）五脏化热，各有痿症

全身上下，肺主皮毛，心主血脉，肝主筋带，脾主肌肉，肾脏主骨。
肺热烈烈，体表皮毛，皮枯毛焦，皮毛虚弱，皮不护肉，四肢痿弱。
心气热灼，血脉不沉，逆袭厥上，上下脉争，脉象虚弱，虚生脉痿。
上下通道，机枢失控，下肢萎靡，僵直难行，不可着地，无以支持。
肝气热蒸，胆泄口苦，筋膜失泽，筋膜干瘪，筋紧痉挛，曰之筋痿。
脾气热腾，胃干口渴，脾主肌肉，肌肉麻木，滞呆笨拙，谓之肉痿。
肾气壮热，腰脊无力，伸举不起，骨骼枯槁，内髓减少，发生骨痿。
五脏肺脏，五脏之首，心脏华盖，有所得失，华盖抖动，曰之肺鸣。
悲哀太甚，脉络绝行，阳气内动，心下溃崩，阴下溲血，传为脉痿。

（二）五脏经脉，不和生痿

世间之事，十之八九，不随心愿，嗔怒伤肝，肝气充盈，无泄瘀滞。
意淫于外，房室过频，筋膜弛纵，劳气过度，伤及筋膜，曰之筋痿。
居处潮湿，侵袭皮毛，肌肉渍渍，若有所留，肌肉麻木，谓之肉痿。
远行劳倦，逢遇大热，口渴不已，阳气内伐，内伐之气，客舍肾脏。
五脏肾脏，为之水脏，水不胜火，骨枯髓亏，足下无力，发生骨痿。
肺热之人，色白毛干，心热之人，色赤脉溢，肝热之人，色苍爪枯。
脾热之人，颜色泛黄，肌肉蠕动，肾热之人，颜色黑萎，牙齿枯槁。
阳明经络，五脏六腑，汇聚之海，主润筋膜，舒筋主骨，开启机关。
冲脉经络，经脉之海，渗灌溪谷，合于阳明，二者协同，盈润诸筋。
阴阳经络，诸筋之会，会于气街，阳明为长，皆属带脉，络于督脉。
阳明亏虚，诸筋纵伸，带脉萎靡，纽带失司，上下不畅，多有足痿。
各补其缺，通行俞穴，调和虚实，和其逆顺，筋脉骨肉，顺应天地。

四十五、厥论

（一）二气交争，寒热厥逆

厥有寒热，阳气衰下，则为寒厥，阴气衰下，则为热厥，寒热交替。
阳气起始，位于双足，五趾表面，热厥化气，循经上传，周游各处。
阴脉行处，集于足下，聚于足心，阳气胜出，足下生热，反之足寒。
寒厥之寒，必从五趾，上至膝盖，阴气发出，五趾之里，集膝上下。
阴寒交合，聚于膝上，阴气盛大，下至五趾，上至膝上，内寒荡漾。
春夏二季，阳气偏多，阴气偏少，秋冬二季，阴气强盛，阳气衰弱。
人体强壮，秋冬夺阳，下阳上争，精气溢下，不能回复，邪气上入。
阳气衰弱，不能渗营，周身经络，阳气日损，阴气独在，手足厥寒。
寒厥驱散，前阴之处，诸筋聚所，太阴阳明，二者会合，以气驱寒。
酒入胃内，络脉盈满，经脉虚弱，脾脏与胃，互为表里，行运津液。
阴气虚弱，阳气偷入，阳气威逼，胃内翻腾，胃不顺畅，精气匮竭。
精气亏竭，四肢失营，运动无力，人若常醉，以饱入房，气聚脾脏。
酒气停滞，脾脏之中，酒气谷气，相互博争，热盛腹中，传遍周身。
酒气盛行，身体慓悍，肾气有衰，阳气独胜，压入手足，四肢热灼。

（二）六经厥逆，脏腑影像

上阳下阴，阴聚在下，阴气盛行，走行于上，其下空虚，下虚腹胀。
阳气盛行，走行于上，下气逆上，邪气逆行，逆行阳乱，阳乱混沌。
太阳经厥，头重身肿，足不能行，阳明经厥，癫疾欲走，腹满不卧。
少阳经厥，暴聋颊肿，胁痛胫疼，太阴经厥，腹满膜胀，后堵食呕。
少阴经厥，口干溺赤，腹满心痛，厥阴经厥，少腹肿痛，泾溲不利。
好卧屈膝，缩阴肿胀，胫骨内热，盛泻虚补，不盛不虚，以经取穴。
十二经络，三阴三阳，遍布手足，经络厥逆，影响脏腑，内外呼应。
足部经络，太阴脾经，太阴厥逆，胫骨痉挛，心痛牵腹，取经治疗。
少阴肾经，肾脏膀胱，二者表里，少阴厥逆，虚满呕变，下泄清便。
厥阴厥逆，腰痛痉挛，前闭虚满，胡言乱语，三阴俱逆，人手足寒。
太阳厥逆，身体僵直，呕血衄血，少阳厥逆，机关不利，腰项呆板。

阳明厥逆，喘咳发生，身体发热，多有惊厥，瘀滞淤血，时有呕血。

手太阴逆，咳嗽虚胀，善呕唾沫，少阴厥逆，心痛引喉，身热发死。

手太阳厥，耳聋哭泣，颈项僵直，不可环顾，腰不仰卧，身体僵硬。

手阳明经，手少阳经，经气厥逆，喉部痹塞，咽部肿痛，颈项强直。

四十六、病能论

胃内脘痛，胃脉之象，脉当沉细，沉细气逆，逆则碰撞，冲击生热。
气逆呈像，冷暖气流，相遇交汇，锋面生成，人迎脉盛，盛则生热。
颈部人迎，胃脉通行，逆而盛热，热聚胃口，不可外泄，胃脘涌胀。
精藏为仓，藏有所伤，精无安存，悬而无沉，身体平卧，不得安宁。
肺为华盖，肺气旺盛，血脉洪大，汹涌澎湃，身体躺睡，不得仰卧。
冬季诊脉，右脉强固，脉象沉紧，顺应四时，左脉浮迟，逆象四时。
左右脉象，对应各肾，在左主病，发病在肾，关联肺脏，当发腰痛。
少阴脉络，贯肾络肺，今得肺脉，肾为肺子，肾脏为病，腰肾疼痛。
颈痈红肿，石治针灸，驱除邪气，针放痈气，石泄痈肿，异曲同工。
病人怒狂，源于阳气，阳气盛行，洪大暴躁，暴而难决，故善发怒。
阳明经脉，多善常动，太阳少阳，多而不动，不动而动，必有大疾。
太阳少阳，阳气旺盛，阴阳交互，搏击胜出，阳气发作，易怒伤肝。
身热欲坠，汗出淋漓，恶风少气，名曰酒风，泽泻白术，三指撮取。
深悟病情，手如神针，摸按脉象，聚者坚实，博动洪大，各有其道。
上经悟道，气通天地，下经悟道，病情变幻，金匮悟道，决热生死。
揆度悟道，切度脉象，奇恒悟道，述说奇病，各有侧重，各有玄妙。
谓之奇病，病之生长，违逆四时，谓之恒者，得以四时，皆需深虑。

四十七、奇病论

妇女身孕，胎儿坠重，行走不便，时至九月，胞之络脉，无以通畅。
胞络联系，系于肾脏，少阴经脉，贯通肾经，系在舌体，故不能言。
十月分娩，胞络通畅，言语表达，无需治疗，自然恢复，亦如常态。
身怀六甲，身体虚弱，无损不足，益之有余，腹中浊物，泄之精出。
胸胁下满，气逆打嗝，二至三岁，时有发生，不妨于食，名曰息积。
食物聚集，三焦不通，不可运化，导引服药，运动辅助，不可灸刺。
人之身体，髀股胫骨，皆有浮肿，环脐疼痛，名曰伏梁，病根在风。
风邪入侵，夹带湿热，进入机体，气溢大肠，客留盲肠，二肠交接。
盲肠居处，位之脐下，环脐而痛，不可走动，走动肠鸣，腹水溺涩。
手腕脉象，尺脉频多，筋拉急紧，腹中内急，大便白黑，此谓疹筋。
人有头痛，数年不愈，寒邪入侵，无以驱寒，不断叠加，内至骨髓。
骨骼内髓，脑为髓海，髓寒逆袭，逆脑头痛，牵齿疼痛，名曰厥逆。
口内甘甜，五气外溢，沿途上行，客留口腔，化生甘甜，名曰脾瘅。
五味入口，首藏于胃，脾主运化，腐熟分解，津液在脾，令人口甘。
肥美食物，世人爱之，肥美多食，肥者生热，内积腹中，甘者中满。
中满上溢，夹带内热，内耗阴液，口干舌燥，转为消渴，治除陈气。
人病口苦，名曰胆瘅，五脏肝脏，谓大将军，肝胆相照，情同手足。
肝脏发怒，怒气冲天，胆汁流注，胆囊之内，胆汁上溢，客留咽喉。
肝怒胆虚，谋虑不决，胆汁苦涩，十二指肠，顺延入胃，口内苦楚。
膀胱隆大，一日十溲，身热如炭，颈胸如格，人迎躁盛，喘息气逆。
太阴脉微，细如发者，病在太阴，胃内盛大，逼压肺脏，病名曰厥。
五有余之，身热如癃，喘息不止，气逆上行，病征多样，五病气余。
二有不足，内气不足，一日事溲，脉象沉细，有余不足，映照反相。
体外病症，得五有余，内部症状，有二不足，身体症状，生命危急。
人之出生，生而癫疾，名为胎病，子在母腹，母有大惊，时有发生。
气运逆行，逆上不下，精气并居，令子不安，惊厥发生，发为癫疾。
病人面庞，浮肿若水，脉象大紧，身无疼痛，形体消瘦，不能摄食。
生病在肾，名为肾风，肾风发作，不能摄食，多发惊厥，惊心气痿。

四十八、大奇论

（一）五脏映像，壅塞投影

肝满肾满，肺满皆实，实则壅塞，肺脏壅塞，时而咳喘，两肋胀满。
肝脏壅塞，容易发怒，两肋胠满，夜卧惊厥，小便不利，妨碍睡眠。
肾脏臃塞，小腹胀满，水液潴留，胫骨水肿，大腿小腿，枯萎破踦。
心主神明，神明紊乱，心脉满大，精神失错，癫痫抽疯，筋骨痉挛。
五脏脉象，肝脉若弦，心脉如钩，脾脉柔弱，肺脉若羽，肾脉如石。
肝脉小急，癫痫抽疯，筋膜痉挛，身受惊骇，肝脉骛暴，脉不应位。
肾脉小急，肝脉小急，心脉小急，不鼓不弹，皆有壅塞，堵塞生瘕。
肾肝同源，肾肝二脉，合沉石水，并浮风水，并小弦惊，并虚为亡。
肾脉肝脉，二脉之象，大急而沉，皆疝作为，心脉滑急，为之心疝。
肺脉沉搏，为之肺疝，三阳脉急，结块成瘕，三阴脉急，化生为疝。
二阴脉急，为之间厥，忽冷忽热，二阳脉急，受到惊吓，魂魄漂移。
脾脉外鼓，沉为痢疾，肝脉小缓，为之痢疾，肾脉小沉，为之痢疾。
心肝二脏，脉小沉涩，同为痢疾，大便含血，身热病重，倍加重视。
胃脉沉涩，胃外鼓胀，心脉坚急，膈失活跃，萎靡偏枯，上下不畅。
男子病左，女子病右，发声正常，舌体自如，转动四方，易早治愈。
男病在右，女病在左，欲说无音，三年痊愈，不满二十，气亏身亡。

（二）脉象奇异，折射病状

脉象强搏，出血成块，身热病重，脉象悬钩，浮为常脉，夏脉之状。
脉象喘急，名曰暴厥，不与人言，脉象数频，使人暴惊，三四日已。
脉象浮合，浮合频频，一息十至，或逾以上，经气不足，病情危重。
脉象薪火，心精夺去，草干而死，脉象散叶，肝气虚弱，叶落而亡。
脉象省客，或来或去，塞而上鼓，肾气不足，悬空枣花，花落而亡。
脉象丸泥，坚强短涩，胃精不足，春末夏初，榆荚飘落，多有身亡。
脉如横木，长而坚硬，胆气不足，秋后谷熟，金旺木败，多有死亡。
脉来紧弦，细小如缕，胞精不足，若多言语，真阴亏损，虚阳外现。
寒霜而降，阳气虚败，危机生命，静而不言，真气内存，可以疗治。

脉如交漆，缠绵不清，左右旁至，阴阳偏败，脉象起始，三十日亡。
脉如泉水，上涌而浮，鼓动肌肉，太阳膀胱，精气不足，呼吸气短。
脉如腐土，虚大无力，重按则无，脾精不足，面见黑色，土败水侮。
脉象悬雍，上大下小，浮取揣摩，愈觉其大，按之益大，筋骨相离。
十二俞络，精气不足，十二俞络，属足太阳，膀胱经络，阴盛阳绝。
脉象偃刀，偃刀之人，浮之小急，切坚大急，五脏满热，交互不和。
寒热交融，并于肾脏，先天元气，耗费殆尽，坐立不安，难过立春。
脉象丸滑，双手十指，不可伸直，不直手者，按之不得，大肠气虚。
脉象多变，内心善恐，不欲坐卧，行立常听，小肠气虚，最忌过秋。

四十九、脉解

（一）正月太阳，阴盛阳弱

太阳经络，腰部肿胀，臀部疼痛，一年四季，十二月份，太阳正月。
四时正月，地支为寅，大地解冻，地气初升，正月阳气，太阳回暖。
正月阳气，悬浮在上，阴气强盛，阳未胜出，次第其后，阴强阳弱。
天人相应，上身为阳，下身为阴，身体异变，为之腰椎，正月疼痛。
冬寒未尽，病人偏虚，下肢阴寒，行走颠簸，步履蹒跚，偏虚为跛。
地温升高，热中生阳，阳气盛大，沿背强上，上下交争，搏击冲突。
强上而争，阳气活跃，万物茂盛，惊扰九窍，冲击双耳，时有耳鸣。
阳气独行，霸行在上，阴气从下，阴不消阳，下虚上实，故狂癫疾。
阳气漂浮，萦绕头顶，若隐若现，惊扰鼓膜，震击规管，若有耳聋。
阴阳交争，阳气转变，由盛变衰，交争之气，汇聚喉胸，声音沙哑。
阴阳争霸，伤及五脏，肾脏亏虚，内夺精华，舌不能言，四肢呆滞。

（二）九月少阳，阳萎阴盛

时至九月，阳气殆尽，阴气旺盛，少阳经盛，心胁疼痛，发病其表。
阴气藏物，物藏不动，身躯重铅，平躺卧下，辗转反侧，无以完成。
九月天气，万物皆衰，草木毕落，阴气上汇，阳气下聚，行多跳跃。
阳明经络，五月旺盛，月建在午，阳已盛极，阴气加之，洒洒振寒。

（三）五月阳明，阴阳争霸

五月盛阳，阳气沉降，一阴气上，与阳始争，阳明经滞，胫骨肿大。
阴气下行，积液汇聚，随之上行，客于脏腑，时有咳喘，喘而吐水。
水滞脏腑，水归为阴，阴气中悬，胸中气少，汹涌冲击，胸痛少气。
阴阳相博，水火不容，肝胆受邪，优柔寡断，木音则惕，厌恶热闹。
阴阳交争，阳尽阴盛，内心抑郁，闷闷不乐，孤独自己，闭户不出。
阴阳复争，阳裹身外，体表升温，狂热之时，乘风高歌，弃衣而行。
阳明交争，并于头部，头部孙脉，布局繁多，头疼腹肿，鼻孔出血。

（四）太阴十一，阴气至极

十一月天，万物气象，皆为深藏，太阴经络，走行此月，发病多胀。
阴盛上走，交博阳明，阳明络心，心神不安，悲伤之情，多有叹息。
摄食肥美，难以消化，食物盛满，胃气不足，上逆欲出，时有呕吐。
十二月天，阴气始衰，阳气徐出，阴阳过度，逐次有序，得后快衰。

（五）十月少阴，阴气胜出

十月天气，阴气凛冽，万物阳气，皆有所伤，少阴肾经，阳虚腰痛。
阳气在上，阴气在下，阳气飘浮，无所依从，咳呕发生，上气喘息。
秋气始至，微霜始下，方杀万物，阴阳内夺，万物无主，惶惶不安。
阴阳不定，六神无主，如坐针毡，坐立不安，目不汇聚，飘忽不定。
肝失固守，邪气入侵，阳气消耗，气虚多怒，肝气不畅，名曰煎厥。
秋气万物，忧忧幸存，阴精不生，偶遇阳气，阴阳相博，恐果好劣。
胃气不足，嗅觉失敏，恶闻食臭，秋气内夺，面黑土地，故变于色。
阳气未盛，上行脉满，阳不摄阴，哈欠喷嚏，血管裂缝，见鼻出血。

（六）三月厥阴，看阳是阴

三月天气，阳中有阴，邪在中部，厥阴经病，妇人少腹，腹肿外凸。
三月回暖，万物振奋，荣华万物，伤及腰脊，疼痛发生，不可仰卧。
胸中之气，阴气旺盛，脉胀不通，填充膺胸，壅塞胀满，曰㿗癃疝。
病情恶化，内热着燃，阴阳相博，聚集喉口，中热口干，炙炙欲饮。

五十、刺要论

病有虚实，刺有深浅，各至其理，无过其道，过之内伤，不及生壅。
臃肿之处，邪气易入，深浅不及，反酿大错，内动五脏，后生大病。
病情发生，毫毛腠理，或在皮肤，或在肌肉，或在血脉，或在经筋。
或在骨骼，或在骨髓，病在皮肤，毫毛腠理，刺无伤皮，以防邪入。
肺主皮毛，伤皮动肺，损肺秋病，温疟发生，泣泣寒栗，秋不得安。
刺皮避肉，肉伤惊脾，长夏归脾，夏至之后，病发腹胀，烦不喜食。
刺肉通经，无伤血脉，伤脉动心，心主神明，夏季发病，心痛脉枯。
刺脉行血，无伤筋膜，伤筋动肝，春发肝病，身体发热，筋弛肉松。
刺筋松解，无伤骨骼，骨伤动肾，冬发肾病，四肢肿胀，腰背酸痛。
刺骨之道，无伤骨髓，伤髓牵骨，销铄胫骨，胫骨酸沉，四肢解离。

五十一、刺齐论

针刺骨骼，不可伤筋，针刺筋膜，不伤肌肉，针刺肌肉，不可伤脉。
针刺血脉，不伤皮肤，针刺皮肤，不伤肌肉，针刺肌肉，不伤筋膜。
针刺经筋，不伤骨骼，针到之处，不偏不斜，不深不浅，恰到好处。
刺骨之针，针至筋膜，徐进及骨，刺筋之针，针至肌肉，前行及筋。
针刺肌肉，针至血脉，持续及肉，针刺血脉，针过皮下，徐行入脉。
病在表皮，针入皮中，无伤肌肉，病在肌肉，刺入肌肉，不伤筋膜。
病在筋膜，刺入筋膜，不触骨骼，依病所在，各有所取，各有侧重。

五十二、刺禁论

（一）机体枢要，针刺审慎

五脏六腑，脏腑真气，各有行径，走行枢要，各有要害，关乎性命。
脏有要害，不可不察，肝气生左，肺气肃右，心表阳气，肾治阴气。
脾为之使，胃为之市，鬲肓之上，中有心肺，七节之旁，中有心包。
从顺有福，逆之咎错，明脏枢要，审察其处，针入针出，关乎性命。
刺中心脏，气虚叹息，一日而死，刺中肝脏，多言多语，五日而死。
刺中肾脏，时有喷嚏，六日而死，刺中肺脏，不时咳嗽，三日而死。
刺中脾脏，吞咽不止，十日而死，刺中胆囊，呕吐不断，一日半死。
针刺脚被，上中大脉，血出不止，性命危亦，刺面入髓，诱发目盲。
针刺头部，入脑立亡，针刺舌下，入脉太深，血出不止，发音失声。
针刺足下，血不外泄，容易肿大，郄中大脉，针刺倒扑，颜面脱色。
针刺下腹，气街中脉，血不流出，水肿乱跳，刺脊入髓，身体卷曲。
针刺乳房，上中乳房，肿胀腐蚀，针刺手面，鱼腹内陷，为之肿大。
刺缺盆穴，刺中内陷，内气外泄，气不护身，令人喘息，时有咳逆。

（二）针刺禁忌，恰到其处

大醉之人，不可刺针，刺则气乱，大怒之人，不可刺针，刺则气逆。
大劳之人，新饱之人，大饥之人，大渴之人，大惊之人，不可刺针。
针刺阴股，刺中大脉，血出不止，危及生命，针刺上官，内漏为聋。
膝盖髌骨，误刺出液，行走颠簸，手太阴经，误刺多血，危及生命。
针刺足部，少阴经脉，出血内虚，舌难吐言，刺陷中肺，喘逆仰息。
针刺肘中，肌肉内陷，气行结聚，不可屈伸，针刺小腿，内陷为肿。
针刺阴股，其下三寸，内陷遗溺，针刺腋下，胁间内陷，多发咳嗽。
针刺少腹，触及膀胱，膀胱破裂，尿液溢出，填塞腹腔，少腹胀满。
针刺眶上，内陷中脉，漏气多盲，针刺关节，内液渗出，不得屈伸。

五十三、刺志论

气实形实，气虚形虚，谷盛气盛，谷虚气虚，脉实血实，脉虚血虚。
气行相随，谷气相合，血脉相配，身体常态，反此之道，谓之病态。
气盛身寒，气虚身热，谷入丰盛，而气反少，谷不摄入，而气偏多。
脉盛血少，脉少血多，皆反常态，偏离其道，阴阳失衡，身体有恙。
气盛身寒，得之伤寒，气虚身热，得之伤暑，谷多气少，得之脱血。
谷少气多，邪在胃肺，脉小血多，饮水中热，脉大血少，脉有风气。
谓之实象，摄气可入，谓之虚者，气溢外出，气实者热，气虚者寒。

五十四、针解

（一）虚实多变，补泻有方

针刺虚处，然则为实，针下有热，气实乃热，虚实相反，实处有热。
针刺满处，然则为泄，针下为寒，气虚乃寒，满泄相悖，虚处气寒。
淤塞拥堵，针刺除壅，血色暗深，邪气旺盛，泄之虚邪，出针勿按。
徐徐出针，迅速按压，化生实补，快速出针，徐徐按压，化生虚泄。
言实与虚，寒温二气，存留多少，若无若有，飘忽不定，病不可知。
察后与先，知病先后，为虚与实，勿失治法，若得若失，偏离治法。
虚实之要，补泻之时，与气开阖，九针最妙，各有所长，针尽其用。
针刺实处，求其泄实，停留针刺，阴气隆至，达其目的，乃拔出针。
针刺虚处，求其实补，阳气隆至，针下生热，化生实热，乃拔去针。

（二）察言观色，首重精神

经气已至，慎守勿失，勿多变更，深浅在志，志虑虚实，知病内外。
近远如一，深浅候等，如临深渊，不敢堕下，手握虎绳，欲知强壮。
神志萎靡，气血亏虚，无润脏腑，静观病人，左右无视，目中无神。
目为神窍，正其神明，端正双目，知彼精神，气易通行，神气合一。
谓足三里，膝下三寸，所谓跗上，举膝易见，谓巨虚穴，胫骨独陷。

（三）人应天地，九针成道

九针之道，上应天地，四时阴阳，一天二地，三人四时，五音六律。
七星八风，神州九野，身形应之，针各所宜，周身各处，故曰九针。
皮应在天，肉应于地，脉应在人，筋应于时，声应合音，一一相应。
身体阴阳，合气应律，齿面双目，应在七星，出入之气，应八面风。
人有九窍，周身经络，三百之余，加六十五，经络应合，构建成网。
一针应皮，二针应肉，三针应脉，四针应筋，五针应骨，各有着点。
六针刺下，调和阴阳，七针益精，八针除风，九针施用，通遍九窍。
人体关节，对应疏解，除却邪气，丰盈津液，各有所主，强固身心。
身心意志，应和八风，人气应天，发齿耳目，五声应和，五音六律。

阴阳血脉，应合大地，大地九野，人体九窍，肝脏主目，目属九窍。

五十五、长刺节论

病在头部，头部疾痛，选针进刺，刺至头骨，无伤肌肉，病可祛除。
阴刺之法，一旁四处，阳刺之法，正方内一，傍内四穴，阴治寒热。
专处深刺，针刺大脏，刺背背俞，刺之迫脏，脏体会意，遥相呼应。
腹中寒热，驱除停止，针刺之要，发针易浅，出血而止，激发脏器。
疗治腐肿，刺在腐肉，察视痛快，大小颜色，决刺深浅，进针方向。
腐肿较大，刺大出血，痛疬较小，小者深刺，端正针尖，垂直进针。
病在少腹，内有壅塞，拥塞小腹，刺皮以下，导通经络，至停少腹。
脊柱两旁，四椎之间，刺两髂髎，季胁肋间，导腹经络，中气热下。
寒气侵袭，病在少腹，腹重疼痛，大病小便，不得通畅，病名曰疝。
针刺少腹，两股之间，刺髂骨间，刺点较多，疏散寒气，尽早除病。
病发筋膜，筋膜痉挛，牵拉关节，关节疼痛，不可行走，名曰筋痹。
针刺筋上，刺分肉间，松解韧带，不可触骨，韧带舒展，筋痹止停。
伤于寒湿，病在肌肤，肌肤尽痛，名曰肌痹，伤于寒湿，刺在分肉。
多处用针，针刺易深，激发内热，不伤筋骨，伤筋生痛，身热病止。
寒气入骨，病在骨骼，骨骼沉重，不可上举，骨髓酸痛，名曰骨痹。
刺在深骨，行于分肉，不伤血脉，不伤肌肉，骨骼发热，发病停止。
发病在脉，诸阳之脉，病发阳脉，且寒且热，分寒分热，名之曰狂。
阴阳不和，阴中求阳，刺在虚脉，虚脉生热，以热克寒，阴阳平和。
病之初发，每月一发，四五月发，一岁一发，不予治疗，名曰癫病。
风病发作，忽寒忽热，热则汗出，一日数次，先刺诸脉，理分络脉。
汗出之后，忽寒忽热，三日一刺，连续针刺，百日过后，病可愈好。
大风侵扰，病生骨骼，骨节沉重，身重无力，须眉堕落，名曰大风。
针刺肌肉，汗出百日，刺在骨髓，汗出百日，凡二百日，生眉止针。

五十六、皮部论

（一）皮有分部，经络织网

皮有分部，脉有经纪，筋有结络，骨有度量，生病各异，各有其性。
皮脉筋骨，别其分部，左右上下，阴阳所在，病之始终，前后有因。
皮部之象，经脉纲纪，诸经皆然，三阳三阴，皮肤分部，各有呈象。
阳明之阳，名曰害蜚，门之门扇，上下同法，视其皮部，浮有络脉。
色青疼痛，多黑则痹，黄赤则热，多白则寒，五色皆见，寒热之象。
脉络旺盛，客入于经，阳者主外，阴者主内，阴阳互生，相克相生。
少阳之阳，名曰枢持，上下同法，视其皮部，中有浮络，少阳之络。
络脉旺盛，客入于经，阳者主内，阴者主出，以渗于内，诸经皆然。
太阳之阳，名曰关枢，上下同法，有浮络者，太阳之络，络盛于经。
少阴之阴，名曰枢儒，上下同法，视其皮部，有浮络者，少阴之络。
络盛于经，注入经脉，阳部入经，其络出者，阴内入骨，入住骨髓。
心主之阴，名曰害肩，上下同法，有浮络者，心主之络，络盛入经。
太阴之阴，名曰关蛰，上下同法，浮有络脉，太阴之络，络盛于经。

（二）邪侵脏腑，依次推进

十二经脉，脉象征兆，皮为外部，六邪入侵，百病之始，先入皮毛。
邪侵皮毛，腠理开启，掉阖之间，客留络脉，留而不去，传入经脉。
留而不去，传入于腑，廪于肠胃，由外及内，由表入里，依次推进。
邪之肇始，始入皮毛，战战兢兢，毫毛竖立，开合腠理，入于络脉。
络脉盛大，颜色乃变，客入经脉，趁虚陷下，沿经前行，多有变化。
留于筋骨，寒邪留滞，筋挛骨痛，热多筋弛，骨消肉烁，䐃破毛败。
身体皮表，脉之部落，邪客于皮，腠理开启，开则邪入，客于络脉。
络脉盈满，注于经脉，经脉盛满，舍于腑脏，皮有分部，不合大病。

五十七、经络论

络脉在外，五色各异，络脉常变，经有常色，各有对应，折射体表。
心脏赤色，肺脏白色。肝脏青色，脾脏黄色，肾脏黑色，应其经脉。
阴络之色，应合其经，阳络之色，变化无常，随应四时，变化而行。
寒多凝泣，凝泣青黑，热多灼泽，灼热黄赤，此皆常色，顺应寒热。
五色皆有，寒热交融，侵袭脏腑，脏腑不和，内生变化，折射五色。

五十八、气穴论

（一）经络走行，气穴排序

气穴数量，三百之余，六十有五，以应一岁，未知其所，尽言其处。
圣人易语，言世真数，发蒙解惑，溢志尽道，令解其意，藏之传世。
背与心脏，相控而痛，天突十椎，上纪三穴，上纪胃脘，下纪关元。
背胸之邪，系之阴阳，身体左右，此处发病，前后痛涩，智胁疼痛。
不得休息，难以安卧，上气气短，偏身疼痛，脉象实满，斜出会阴。
联络胸肋，支配心脏，贯通隔膜，上肩天突，斜滑下肩，交十椎下。
脏俞穴数，五十数穴，腑俞穴数，七十二穴，热俞穴数，五十九穴。
水俞穴数，五十七穴，头上五行，每行有五，五五相乘，二十五穴。
中间两旁，各自有五，凡有十穴，大椎其上，两旁各一，此处二穴。
目瞳子穴，浮白二穴，两髀厌分，中有二穴，犊鼻二穴，耳中二穴。
眉本二穴，完骨二穴，颈项中央，存留一穴，枕骨二穴，上关二穴。
大迎二穴，下关二穴，天柱二穴，巨虚上下，有之四穴，曲牙二穴。
天突一穴，天府二穴，天牖二穴，扶突二穴，天窗二穴，肩井二穴。
关元一穴，委阳二穴，肩贞二穴，瘖门一穴，脐部一穴，胸俞十二。
背俞二穴，膺俞十二，分肉二穴，踝上横处，有之二穴，阴阳跷穴。
水俞诸分，热俞气穴，寒热俞穴，两骸厌中，有之二穴，逼寒生热。
大禁穴位，二十有五，天府之下，有之五寸，三六五穴，针刺通行。
气穴之处，针游留居，三六五穴，以应一岁，以溢奇邪，通连荣卫。

（二）荣卫走行，气穴客栈

荣卫稽留，卫散荣溢，气竭血浊，气不帅血，在外发热，内为少气。
疾泻无怠，以通荣卫，见而泻之，无问所会，气穴行气，气行推血。
肉之众聚，谓之曰谷，肉之小聚，谓之曰溪，分肉之间，溪谷之会。
以行荣卫，以会大气，邪溢气壅，脉热肉败，荣卫不行，必将化脓。
积寒留舍，内销骨髓，外破大腐，关节腠理，必将腐败，荣卫无居。
肉缩卷筋，肋肘不伸，内为骨痹，外为不麻，命曰不足，寒留溪谷。
溪谷之会，三六五穴，亦应一岁，小痹淫溢，循脉往来，微针所及。

孙络之脉，别于经者，血盛当泻，三六五脉，并注于络，注十二经。

五十九、气府论

足太阳脉，脉气所发，七十八穴，眉头陷中，各有一穴，上行发际。
发际正中，至于前顶，神庭上星，卤会三穴，环绕而下，头皮五行。
每行五穴，计二十五，项中大筋，两旁各一，风府两旁，各有一穴。
夹背以下，至尻尾处，二十一节，十五椎骨，各有一穴，顺次排列。
五脏俞穴，左右一穴，六腑之俞，对应一穴，穿越臀部，沿行下肢。
腘窝委中，下方徐行，至足小指，沿途旁边，各有六俞，完成通路。
足少阳脉，经气所发，六十二穴，头角各二，目上发际，内侧各五。
耳前角上，各有一穴，耳前角下，各有一穴，锐发之下，各有一穴。
客主人处，各有一穴，耳后陷中，各有一穴，下关各一，顺次下延。
耳下牙车，后各一穴，缺盆各一，腋下三寸，胁下至胆，八肋各一。
髀枢中旁，左右一穴，膝盖以下，足趾小指，各有六俞，上下连通。
足阳明脉，经气所发，自上而下，六十八穴，额颅发际，旁各三穴。
颧骨骨空，各有一穴，大迎骨空，各有一穴，人迎各一，下行缺盆。
缺盆外骨，各有一穴，膺中骨间，各有一穴，侠鸠尾外，下方顺连。
乳下三寸，侠胃脘处，各有五穴，侠脐横开，三寸距离，各有三穴。
脐下二寸，侠之各三，气街动脉，各有一穴，伏菟穴上，各有一穴。
足三里下，中指内间，各有八俞，左右穴位，所在孔穴，完成连接。
手太阳脉，经气始发，三十六穴，双目内眦，各有一穴，目外各一。
颧骨下方，各有一穴，耳郭之上，各有一穴，耳中之处，各有一穴。
巨骨穴处，左右一穴，曲腋之上，各一骨穴，柱骨陷中，各有一穴。
天窗穴上，四寸之处，各有一穴，肩解骨处，各有一穴，随之下行。
肩解之下，三穴下处，各有一穴，肘窝以下，至手小指，各有六俞。
手阳明脉，经气始发，二十二穴，鼻孔外廉，各有一穴，项上各二。
大迎骨空，各有一穴，柱骨之会，左右各一，髃骨之会，左右各一。
肘窝以下，至手大指，入住次指，各有六俞，自鼻下行，悬行食指。
手少阳脉，气之始发，自上而下，三十二穴，颧骨下方，各有一穴。
眉后各一，耳前各一，下完骨后，各有一穴，足太阳前，各有一穴。
侠扶突处，各有一穴，肩贞之处，各有一穴，顺延行进，沿臂而下。
肩贞之下，三寸分间，各有一穴，肘窝之下，小指次指，各有六俞。

督脉经气，发出之始，自上而下，二十八穴，项中央处，有二穴位。
发际后中，有八穴位，面中之处，有三穴位，行至大椎，绵延下行。
大椎以下，尻尾及旁，十五穴位，至骶骨下，二十一节，沿椎布穴。
任脉经气，起始之处，行至末端，二十八穴，喉中央处，有二穴位。
膺中骨陷，各有一穴，鸠尾穴下，三寸之距，上脘脐中，计有五寸。
脐中横骨，计六寸半，计有距离，十四寸半，每寸一穴，计十四穴。
曲骨下行，前后阴处，会阴穴居，目下各一，下唇有一，龂交有一。
冲脉气发，自始至终，所之发者，二十二穴，侠鸠尾外，旁开半寸。
至于脐部，一寸一穴，侠脐下旁，各有五分，至于横骨，一寸一穴。
足少阴经，肾经脉气，舌下二穴，肝足厥阴，毛际左右，各有一穴。
阴跷阳跷，左右一穴，四肢手足，赤白肉分，鱼际之处，脉气所发。

六十、骨空论

（一）风邪入侵，趁虚即入

风邪外入，令人振寒，汗出头痛，身重恶寒，治在风府，调其阴阳。
不足则补，有余则泻，大风疾呼，颈项疼痛，刺在风府，风府上椎。
大风汗出，灸之痛叹，背部胸椎，腰椎旁边，三寸之处，按嘻嘻穴。
憎恶风邪，风吹当迎，入住头部，干扰神经，大呼痛叹，双手附和。
憎风之人，风刺眉头，失枕在肩，横骨之间，双臂下垂，灸脊中央。
胸肋脉络，通行受阻，引发小腹，出现痛胀，针刺之后，疼痛叹息。
腰部疼痛，不可转摇，向下进行，牵连阴部，刺八髎穴，以上通下。
鼠瘘寒热，针刺寒府，寒府之处，附趾膝部，骨缝深处，激活纽带。
针刺膝盖，其上外处，弯腰鞠躬，针刺足心，调整足底，下跪承重。

（二）任冲督脉，发病各异

任脉走行，起始之处，中极穴下，曲骨穴处，毛际以上，循行腹里。
上行关元，走过神阙，抵达咽喉，直至下巴，循面而行，入住双目。
冲脉走行，起于气街，并少阴经，绕脐上行，行至胸中，游走而散。
男子任脉，循行阴茎，下至会阴，等同女性，沿行少腹，直行而上。
贯通脐部，走行中央，上贯心脏，入注喉内，上颐环唇，入系两目。
任脉为病，男子内结，化生七疝，厥疝腹疝，寒疝气疝，盘胕狼疝。
任脉生病，少腹之上，冲心而痛，不得前后，上下不安，为之冲疝。
任脉发病，女子带下，瘕聚淤血，冲脉为病，逆气横行，里急频发。
气血不畅，上下不同，女子不孕，癃凸痔病，遗尿嗌干，内气亏虚。
督脉为病，脊柱强直，强拉反张，督脉起行，起于少腹，下骨中央。
女子入系，廷孔之处，孔溺孔端，络循阴器，合于会阴，绕会阴后。
别绕臀部，至于少阴，与巨阳络，合少阴上，股内后廉，贯脊属肾。
连并经络，太阳经脉，起于内眦，上额之上，交于巅上，入联络脑。
别出项下，循肩而走，行进膊内，沿脊而行，抵达腰中，循经络肾。
督脉生病，治在骨上，以骨通筋，以筋络肉，以肉松皮，内外一体。

（三）关节相连，膝为要地

缺盆中央，上气有音，治喉中央，病上冲喉，治其渐渐，大迎穴道。
膝伸不屈，治其肌腱，松解肌肉，坐而膝痛，治其关节，打通关节。
膝盖之处，立而发热，治在骨缝，膝盖疼痛，痛及拇指，治在腘窝。
坐而膝痛，如有隐物，治其关节，膝盖疼痛，不可屈伸，治其背内。
连接小腿，若有所折，治阳明经，中俞髎穴，治疗扭伤，少阴巨阳。
淫乐无度，累积胫骨，胫骨酸困，不能久立，治少阳穴，外上五寸。
盆骨之下，谓之股骨，髋骨为轴，膝解骸关，侠膝高骨，谓之连骸。
骸下为辅，辅上为腘，腘上为关，头之横骨，为之曰枕，联系下肢。

（四）水病俞穴，空穴遍布

水病俞穴，五十有七，尻上五行，每行有五，五五之乘，二十有五。
伏菟之上，有之两行，左右各一，每行有五，踝上各一，每行六穴。
髓空之处，脑后三分，颅际锐骨，在之其下，齿骨之空，在其根内。
一项后中，复骨之下，脊骨上空，在风府上，脊骨下空，尻骨下空。
多处髓空，面部鼻夹，口下骨空，在于两肩，肩胛背面，肩胛两空。
臂骨之空，在之臂阳，肘窝直上，略有四寸，两骨之空，空在之间。
股骨上空，在之股阳，膝上沿行，略有四寸，胫骨骨空，辅骨上端。
股际骨空，阴毛脉下，尻骨之空，髀骨之后，相去四寸，亏空之处。
扁骨质密，金石结构，内藏阴精，渗入腠理，无有髓孔，髓无之空。

（五）灸治驱邪，自有妙处

灸寒热法，先灸颈项，大椎穴穴，以年壮数，次灸尾脊，年为壮数。
视其背俞，陷者灸之，举臂肩上，陷者灸之，两侧季胁，灸之之间。
外踝之上，绝骨之端，灸之驱邪，足部小指，次指之间，灸之除邪。
腨下陷脉，外踝之后，缺盆之骨，骨上切迹，坚痛筋者，灸之除疾。
膺中陷骨，灸之之间，掌束骨下，灸之除邪，脐下关元，三寸灸治。
阴毛动脉，灸之活血，膝下三寸，灸肉分间，头顶之巅，灸之壮阳。
足之阳明，跗上动脉，灸之通径，牙齿之外，颌骨之处，灸之三壮。
当灸之处，二十九处，伤食灸之，视其经脉，过于阳者，数刺并药。

六十一、水热穴论

（一）肾脏归水，易受风邪

五脏肾脏，足少阴经，至阴脏器，五脏肺脏，太阴经脉，皆为阴脉。
少阴经脉，冬季脉象，本源在肾，其末在肺，二者有病，皆可积水。
五脏肾脏，胃为关口，关门不利，水泄不通，聚水成积，由内至外。
上下溢出，潴留皮肤，为之浮肿，浮肿之人，聚水生病，久久不散。
肾脏归水，地气上升，肾脏蒸腾，而生水液，故曰至阴，阴聚成形。
勇而疲惫，肾劳汗出，肾脏出汗，逢于风吹，风水作祟，内外不安。
体内惊扰，不入脏腑，其外惊扰，不越皮肤，客于玄府，行于皮里。
水不外泄，生成浮肿，本源于肾，名曰风水，谓之玄府，汗液清空。

（二）四时之变，巧除水热

肾俞穴数，五十七穴，积阴所聚，水之出入，尻上五行，行五肾俞。
水病性征，下为浮肿，大腹翩翩，上为喘呼，不得安卧，标本俱病。
肺为喘呼，肾为水肿，肺为气逆，不得静卧，肺肾俱病，水气潴留。
伏菟之上，各有二行，每行五穴，谓之肾街，三阴之交，结于脚部。
踝上纵行，各有一行，每行六穴，肾脉下行，行走足背，直达太冲。
五十七穴，皆为脏络，其性阴络，水易客留，疏散积水，重在此处。
春季回暖，草木苏醒，肝气始生，肝气急促，风走疾行，侵袭肝气。
经脉常深，气少气虚，不能入深，取之络脉，分肉之间，驱除病疾。
夏季火盛，心气始长，脉瘦气弱，阳气留溢，热熏腠理，腠理分层。
邪居亦浅，盛经阳脉，内至于经，取刺盛经，分隔腠理，肤盛祛病。
秋季萧瑟，寒气肃杀，五行归金，肺将收杀，金将制火，阳气在收。
阴气初胜，湿气触体，阴气未盛，未能深入，取之俞穴，以泻阴邪。
冬季天寒，五行归水，肾脏方闭，阳经衰少，阴气坚盛，太阳伏沉。
阳脉乃去，井穴以下，荥穴以上，壮实阳气，冬取井荥，春不鼽衄。
头上五行，每行五穴，越诸阳热，大杼膺俞，缺盆背俞，泻胸中热。
气街三里，巨虚之穴，上下廉穴，此之八穴，针刺八穴，泻胃中热。
云门髃骨，委中髓空，此之八穴，针刺八穴，泻四肢热，舒展四肢。

五脏俞穴，旁各有五，此之十穴，泻五脏热，五十九穴，皆热左右。

六十二、调经论

（一）形在之表，神藏于内

刺法有言，余则泻之，不足补之，有余有五，不足有五，各有其说。
人之神彩，有余不足，人之内气，有余不足，人之血液，有余不足。
人之形健，有余不足，人之志力，有余不足，此之十者，内气不等。
人有精气，津液气血，上下四肢，外通九窍，人体五脏，十六之部。
人体关节，三六十五，百病之生，皆有虚实，有余有五，不足有五。
百病起因，生于五脏，心脏藏神，肺脏藏气，肾脏藏血，脾脏藏肉。
肾脏藏志，汇聚成形，志意连通，内连骨髓，分化身形，化生五脏。
五脏通道，走行经髓，以行气血，血气不和，百病化生，固守经髓。
心脏藏神，化生七情，藏神有余，含笑不休，藏神不足，内生悲伤。

（二）血气走行，有序为本

血气有序，五脏安定，邪客于形，挥洒毫毛，未入经络，曰神之微。
藏神有余，泻其小络，内存之血，出血勿斥，无中大经，神气乃平。
藏神不足，视其虚络，按压可至，刺而滑利，无出其血，无泄其气。
血气内存，通路畅行，贯通经脉，经络交织，神气固守，神气乃平。
按摩勿释，进针勿深，移气不足，补其不足，泻其有余，神气得复。
内气有余，喘咳上气，内气不足，喘息少气，血气未并，五脏安定。
按摩勿释，出针视之，我将深之，适人必革，精气自伏，内气固守。
邪气散乱，无所休息，气泄腠理，相逢真气，真邪相争，必有生乱。

（三）血液虚实，气运相随

血液作乱，血液有余，血盛易怒，血液不足，血亏气虚，容易心恐。
血气未并，五脏安定，孙络水溢，经有留血，血液瘀滞，阻塞通道。
血之有余，泻其盛经，刺其出血，血之不足，视其虚经，内针脉中。
久留而视，脉之大动，拔出其针，无令血泄，血泻气虚，气虚身衰。
视其血络，刺出其血，无令恶血，入注于经，侵袭脏腑，以成其疾。

（四）形志有性，自有盈亏

形有之余，出现腹胀，泾溲不利，形有不足，四肢不健，不可为用。
形存有余，泻其阳经，行存不足，补其阳络，调和阴阳，阴阳合和。
取分肉间，无中其经，无伤其络，锁定邪气，恢复卫气，还原其形。
志气有余，腹胀泄利，不足寒厥，气血有序，五脏安定，骨节灵动。
志气有余，泻然谷血，志气不足，补其复溜，无中其经，邪乃驱除。

（五）气血行运，相互依托

气血相并，阴阳相倾，气乱于卫，血逆于经，血气离居，一实一虚。
血并于阴，气并于阳，故为惊狂，血并于阳，气并于阴，谓之热中。
血并于上，气并于下，心烦善怒，血并于下，气并于上，乱而喜忘。
血并于阴，气并于阳，血气离居，阴阳相依，二者互托，不可分离。
血气二象，喜温恶寒，寒则涩泣，不能流动，温则消散，熔解而去。
气不前行，无统血液，为之血虚，血不丰盈，无化为气，为之气虚。
有者为实，无者为虚，气并无血，血并无气，血气相失，故为虚亏。

（六）内外异变，阴阳虚实

络与孙脉，俱属于经，血与气并，齐走并行，则为实焉，实则易伤。
血与之气，并走于上，则为大厥，厥则暴死，气复反生，不返则亡。
夫阴与阳，皆有俞会，阳注于阴，阴满之外，阴阳匀平，以充其形。
九候若一，命曰平人，邪气化生，或生于阴，或生于阳，皆可化生。
生于阳者，风雨寒暑，生于阴者，饮食居处，得之阴阳，阴阳喜怒。
风雨伤人，先客皮肤，传入孙脉，孙脉充塞，传入络脉，顺次传递。
络脉盛满，入大经脉，血气与邪，并客交加，腠理之间，血脉坚大。
坚大曰实，谓之实象，水邪内积，外坚充满，不可按压，按之则痛。
寒湿伤人，皮肤不收，肌肉紧急，营血凝结，卫气漏缺，故曰之虚。
寒湿内积，虚者呈象，按压皮肤，气足温煦，略有快然，无有疼痛。
喜怒不节，阴气上逆，上逆下虚，下虚之处，阳气乘入，故曰实矣。
喜则气下，悲则气消，消脉虚空，饮食阴寒，寒气实满，血凝气去。
经典有言，阳虚外寒，阴虚内热，阳盛外热，阴盛内寒，预知其然。
阳气发生，入住上焦，阳气化暖，温润皮肤，分肉之间，调和气血。

（七）寒气留存，多有交争

寒气在外，上焦不通，上焦不畅，寒气独留，留存于外，故而寒栗。
阴虚内热，有所劳倦，形气衰少，谷气不盛，上焦不行，下脘不通。
胃气热盛，上下不畅，热气熏蒸，游荡胸中，无以外泄，故生内热。
上焦不通，皮肤致密，腠理闭塞，玄府不通，卫气不泄，阳盛外热。
厥气上逆，寒气集聚，留存胸中，无以外泻，不泻内留，驱散温气。
寒气独留，血液凝泣，脉不通畅，脉盛以涩，阴者盛大，胸中寒涩。

（八）虚实补泻，用针慎重

阴与阳并，血气以并，病生形成，针刺之时，营卫经脉，入微深思。
四时之气，多有高下，取之经隧，取血于营，取气于卫，辨明虚实。
血气以并，病形以成，阴阳相倾，补泻之机，巧妙衡定，趁势抓机。
泻其实者，气盛内针，针气俱内，以开其门，如利其户，打通枢纽。
针气俱出，精气不伤，邪气乃下，外门不闭，出而迅疾，驱散邪疾。
摇大阔道，如利通路，是谓大泻，必切而出，大气乃屈，务必慎重。
持针勿置，以定其意，候呼内针，气出针入，针空四塞，精无去从。
方至实处，疾而出针，气入针出，热不得还，闭塞其门，邪气布散。
精气乃存，动气时候，近气不失，远气乃来，远近呼应，是谓追之。

（九）病生多样，对症施治

虚实有十，生于五脏，五脏五脉，十二经脉，皆生其病，独言五脏。
十二经脉，皆有联络，三六十五，所有关节，关节有病，必连经脉。
人体五脏，匹配六腑，为之表里，经络支节，各生虚实，其病所居。
随而调之，生病在脉，调之在血，病生在血，调之在络，彼此呼应。
病生在气，调之在卫，病生在肉，调之分肉，病生在筋，调之在筋。
病生在骨，调之在骨，皮肉筋骨，气血津液，各有其性，迎合其性。
皮下紧急，动针劫刺，病生在骨，焠针药熨，病不知痛，两跷为上。
身形有痛，九候莫病，则缪刺之，痛在于左，右经生病，针刺在右。

六十三、缪刺论

（一）邪入躯体，缪刺有方

邪客于形，先舍皮毛，留而不去，入舍孙脉，留而不去，入侵络脉。
络脉不去，入舍经脉，内连五脏，散于肠胃，阴阳俱感，乃伤五脏。
邪从皮毛，逐次徐入，及于五脏，散布胃肠，疾病治疗，治在经脉。
邪客皮毛，客舍孙络，稽留不去，闭塞不通，不得入经，溢流大络。
大络邪盛，化生奇病，邪客大络，大络纵横，左注于右，右注于左。
上下左右，与经相连，布于周身，病无常处，不入经俞，命曰缪刺。

（二）十二经络，邪客选经

邪客经脉，左盛右病，右盛左病，亦有移易，左病未已，右脉先病。
左右互换，病必巨刺，必中其经，非在络脉，络脉病疾，痛经缪处。
邪客入侵，于足少阴，少阴肾经，胸中不适，卒中心痛，胸中暴胀。
胸肋充塞，无积之症，针刺然骨，穴前出血，如若食顷，倾空止病。
若病不已，左则取右，右侧取左，新发病者，此法缪刺，连续五日。
邪客入侵，于手少阳，少阳三焦，令人喉痹，舌体卷曲，口干心烦。
臂外侧缘，发生疼痛，手之上举，不及头顶，刺手中指，次指甲上。
行去指端，韭叶宽处，各一穴位，壮者立已，老者延迟，缓后病止。
少阳缪刺，左则取右，右则取左，此之新病，如病发生，数日病止。
邪客入住，足厥阴络，卒发疝气，暴痛发作，针刺穴处，在足大指。
大指爪甲，其上之处，与肉交汇，各有一穴，男子病止，女子稍缓。
足厥阴经，谓之肝经，起点足部，大指之端，左侧取右，右侧取左。
邪客入侵，于足太阳，太阳膀胱，头项肩痛，刺足小指，爪甲之上。
肉交左右，各有一穴，刺后病止，如若不已，刺之外踝，踝下三穴。
足太阳经，膀胱经络，起源足部，左侧取右，右侧取左，稍缓病止。
邪客入侵，入手阳明，阳明大肠，气满胸中，喘息肋痛，胸中内热。
针刺手指，食指末端，爪甲之上，指甲其后，韭叶宽度，各有一穴。
手阳明经，起始穴位，食指商阳，左则取右，右则取左，稍缓止病。

（三）邪入周身，针刺有别

邪客入侵，臂掌之间，不可屈伸，刺其踝后，先以按压，疼痛乃刺。
以月为数，月生初一，刺穴一次，二日二次，月圆十五，刺十五次。
过了月圆，待十六日，刺十四次，依次递减，内气变化，追随圆缺。
邪客入侵，于足阳跷，侵入脉络，双目疼痛，始于内眦，散布开来。
刺在足部，外踝之下，半寸之处，各有耳穴，左则刺右，右则刺左。
刺后行走，行之十里，上下贯通，气血通畅，内邪徐出，病可制止。
人有坠伤，恶血留内，腹中满胀，大便小便，失禁不畅，先饮利药。
坠伤病重，上伤厥阴，伤在脉络，下伤少阴，经络紊乱，上下不安。
刺在足部，内踝之下，骨之前面，刺其血脉，足跗动脉，针刺出血。
若刺不已，刺足大指，拇指内侧，大敦穴位，疏通肝经，见血即可。
伤筋动骨，肝为主体，左侧刺右，右侧刺左，悲惊不乐，刺在右方。
邪客入侵，于手阳明，入侵脉络，令人耳聋，时不闻音，针刺在手。
刺手食指，爪甲之上，韭叶之距，各有一穴，入针进刺，刺后立闻。
如若不已，刺在中指，爪甲之上，与肉交界，激活经络，刺后闻声。
不时闻声，不可针刺，耳中生风，亦数复刺，左侧刺右，右侧刺左。
肢体疼痛，四肢麻木，走行无常，分肉之间，发生疼痛，痛而刺泄。
针刺数次，以月圆缺，呼应吻合，用之针刺，随气盛衰，以为刺数。
针过日数，多刺脱气，不及日数，邪气不泄，左侧刺右，右侧刺左。
如果不已，复刺如法，初一一次，二日二次，循序渐进，随日增多。
时至十五，刺十五刺，待十六日，刺十四次，依次递减，逐渐减刺。
邪客入住，于足阳明，注入经脉，阳明胃经，令人鼽衄，上齿寒泣。
刺足中指，爪甲之上，与肉交界，各有一穴，左侧刺右，右侧刺左。
邪客入住，于足少阳，少阳胆经，入住脉络，胁痛不休，咳而汗出。
刺足小指，爪甲之上，与肉交界，上刺一针，肋痛停休，汗出立止。
咳嗽病人，温衣饮食，一日止病，左侧刺右，右侧刺左，病立有止。
邪客入住，于足少阴，嗌嗝疼痛，不可进食，无故善怒，气走贲门。
针刺足下，中央之脉，各刺三次，六刺病止，左侧刺右，右侧刺左。
嗌嗝中肿，不能摄食，唾时欲吐，不出唾吐，刺然骨前，出血立已。
足少阴脉，少阴肾经，穴位起始，足底涌泉，左侧刺右，右侧刺左。
邪客入住，于足太阴，太阴脾经，令人腰痛，少腹空空，不可仰息。
刺之腰尻，二者之间，两股之上，腰俞所在，以月圆缺，循之针刺。
初一一次，二日二次，循序渐进，随日增多，时至十五，刺十五刺。

待十六日，刺十四次，依次递减，逐渐少之，左侧刺右，右侧刺左。
邪客入住，于足太阳，膀胱经络，身体拘挛，背部紧拉，胸肋疼痛。
针刺从项，顺延脊椎，夹脊下行，疾按疼痛，刺旁三次，病自停止。
邪客入住，于足少阳，留于肝胆，大腿臀部，不可上举，刺在大腿。
刺以毫针，寒久留针，初一一次，二日二次，循序渐进，随日增多。
时至十五，刺十五刺，待十六日，刺十四次，依次递减，逐渐少之。

（四）欲行针刺，察视周全

治诸经疾，沿经刺之，过者不病，则缪刺之，耳聋之人，刺手阳明。
病不抑止，刺其通脉，出耳前者，齿肿腐臭，刺手阳明，不已齿中。
邪客入住，五脏之间，其病发生，脉引而痛，时来时止，忽隐忽现。
视其生病，缪刺之处，手足爪上，视其血脉，出其瘀血，间日一刺。
缪传引上，唇寒齿痛，视其手背，脉血运行，沿脉循经，刺之通畅。
足阳明经，中指爪甲，上刺一次，手之食指，爪甲之上，各刺一次。
邪客入住，手足少阴，手足太阴，足阳明络，五络汇聚，在之双耳。
聚会耳中，上络左角，五络俱竭，经脉皆动，形无感知，其状若尸。
刺之足部，大指内侧，爪甲之上，上端之处，韭叶宽度，大敦之穴。
再刺足心，后刺足部，中指爪甲，上各一次，刺手大指，内侧穴位。
上端之处，韭叶宽度，后刺手心，少阴锐骨，其处末端，各刺一次。
如若不已，竹管吹动，头部两耳，鬓发左角，发上一寸，饮酒一杯。
凡刺之数，先视经脉，切而从之，审其虚实，从而调之，深思病处。
缪刺有法，虚实不调，有痛发生，刺之经脉，经不发病，察视左右。
审视皮部，血脉经络，走行之处，尽取其中，对称用针，左右平衡。

六十四、四时刺逆从论

（一）阴阳交争，六经多变

阴阳二气，此消彼伏，融于天地，应合身体，阴阳变化，三阳三阴。
六经排序，太阳阳明，少阳太阴，少阴厥阴，二气变化，各有呈象。
厥阴风木，归于肝脏，少阴君火，归于心脏，少阳相火，归于右肾。
太阴湿土，归于脾脏，阳明燥金，归于肺脏，太阳寒水，归于肾脏。
五行相生，肝木生火，心火生脾，脾土生金，肺金生水，肾水生木。
五行相生，四时有变，五行元素，有盛有衰，对应脏腑，错乱生病。
阴气将尽，谓之厥阴，厥阴有余，病生阴痹，畏寒疼痛，四肢麻木。
厥阴不足，阳气盛发，病生热痹，四肢热痛，厥阴滑腻，腹股沟疝。
厥阴涩涩，微弱不振，小腹积气，无以外泄，上下左右，鸣鸣作响。
少阴有余，病发皮肤，皮肤肿痛，伴有红疹，少阴不足，病生肺痹。
肺痹之症，烦满咳呕，胸背疼痛，肺滑风疝，少阴涩涩，病积溲血。
太阴有余，病生肉痹，肌肉疼痛，四肢麻木，胸中寒滞，无以疏散。
太阴不足，病生脾痹，运化不力，滑脾风疝，濇则病积，心腹胀满。
阳明有余，病生脉痹，脉搏洪大，时有身热，阳明不足，发生心痹。
心痹症状，心悸心痛，胸部痛生，滑心风疝，阳明涩涩，病积善惊。
太阳有余，病生骨痹，筋疲骨疼，身沉体重，无以支撑，行走无力。
太阳不足，病生肾痹，骨骼萎靡，不可行走，腰背疼痛，四肢浮肿。
太阳滑腻，病肾风疝，太阳涩涩，内病累积，时善癫疾，精神狂乱。
少阳有余，病生筋痹，韧带痉挛，收缩舒展，心不由己，胸胁气满。
少阴不足，病生肝痹，头疼口渴，睡眠多梦，多尿腹胀，腰痛肋痛。
少阴滑腻，病肝风疝，少阴微弱，病已久积，时有筋急，双目疼痛。

（二）四时气变，慎重针刺

究其根源，皆为气源，气源之异，在之四时，四时之变，入住体内。
气之入住，春气经脉，夏气孙络，长夏肌肉，秋气皮肤，冬气骨髓。
五脏归属，肝归春季，心归夏季，脾归长夏，肺归秋季，肾脏归冬。
春季回暖，天气始开，地气始泄，冻解冰释，水行经通，人气在脉。

110

夏季生热，经满气溢，入注孙络，受之血行，皮肤充实，精神色润。
长夏之时，经络皆盛，内溢肌中，秋者气收，腠理闭塞，皮肤引急。
冬季之时，加盖封藏，隐匿蛰伏，血气在中，内附骨髓，通于五脏。
邪气化生，常随四时，附着气血，乘虚客入，变化多样，无以胜数。
万变之中，必从经气，僻除其邪，阴阳相克，除其淫邪，乱气不生。
春刺络脉，血气外溢，令人少气，春刺肌肉，血气环逆，令人气上。
春刺筋骨，血气内着，令人腹胀，春季针刺，评定虚实，把握阴阳。
夏刺经脉，血气乃竭，令人懈怠，夏刺肌肉，血气内却，令人善恐。
夏刺筋骨，血气上逆，令人善怒，夏季归心，化生七情，把握时机。
秋刺经脉，血气上逆，令人善忘，秋刺络脉，气不外行，令人懒卧。
秋刺筋骨，血气内散，令人寒栗，秋季寒涩，气血收敛，阴阳相依。
冬刺经脉，血气皆脱，双目不明，冬刺络脉，内气外泄，留为大痹。
冬刺肌肉，阳气竭绝，令人善忘，冬季酷寒，阳气萎靡，固本扶阳。
四时刺者，大逆之病，不可不从，若有反刺，化生乱气，淫邪生病。
针刺之道，不知四时，归经变化，病之所生，以从为逆，正气内乱。
正气混乱，与精相薄，必审九候，正气不乱，精气不转，固守其内。
针刺五脏，刺中心脏，收缩舒张，搏动不力，疼痛叹息，一日而亡。
刺中肝脏，胡言乱语，五日而亡，刺中肺脏，咳喘不息，三日而亡。
刺中肾脏，喷嚏哈欠，六日而死，刺中脾脏，打嗝吞咽，十日而死。
刺中伤人，中伤五脏，生命危亦，依其脏器，候之变化，预知其亡。

六十五、标本病传论

（一）病象各异，对标对本

病有标本，刺有逆从，凡刺之方，必别阴阳，前后相应，逆从得施。
有其在标，求之于标，有其在本，求之于本，标本相应，对标对本。
有其在本，而求于标，有其在标，而求于本，标本相移，治无定法。
定其成效，有取标得，有取本得，有逆取得，有从取得，术为道用。
知逆与从，正行无问，知标与本，万举万当，不知标本，谓之妄行。
阴阳逆从，标本之道，象小而大，其言可知，百病之害，抓住主流。
象少而多，脉浅而博，言一知百，以浅知深，察近知远，以表知里。
言标与本，易而勿及，治反为逆，治得为从，首重阴阳，逆顺明辨。
先发生病，而后病逆，治在其本，先生逆变，后发生病，治其在本。
寒邪先发，后生病疾，治其在本，先发生病，后生寒热，治其在本。
热邪先发，后生病者，治其在本，先生热邪，而后中满，治其在标。
先有生病，而后泄利，治其在本，先生泄利，而后他病，治其在本。
腹泻发生，脾胃空虚，内气虚亏，伤其后气，必先调理，治其他病。
先生发病，后生中满，上下不通，治其在标，先生中满，烦心治本。
腹内客气，潴留体内，大小二便，不利治标，小便大便，利治其本。
疾病发生，病发严重，标本兼治，抓住根本，先治其本，后治其标。
疾病日久，内气不足，标本兼治，先治其标，首去枝叶，后治其本。
谨察轻重，调和心态，病情轻者，标本兼治，病情重者，标本分治。
先有症状，大小二便，通畅不利，后生疾病，病已深重，治其根本。

（二）病发传经，借经发力

疾病传经，心病发生，先痛在心，一日先咳，三日之后，两胁支痛。
五日闭塞，心气不通，身痛体重，三日不已，病重身危，冬亡半夜。
肺病咳喘，三日之后，胁支满痛，若一日后，身重体痛，五日内胀。
十日不已，命悬一线，病情危急，冬日日落，夏日日出，送人归西。
肝病发生，头目眩晕，两胁胀满，三日之后，体重身痛，五日而胀。
三日之后，腰脊腹痛，胫骨酸困，十日不已，冬亡日落，夏亡早食。

脾病发生，身痛体重，一日而胀，二日之后，腰腹脊痛，胫骨酸困。
三日之后，背筋痛疼，小便闭锁，十日不已，冬亡申时，夏亡寅时。
肾病发生，少腹腰脊，疼痛髋酸，三日之后，背部筋痛，小便堵塞。
三日腹胀，三日之后，两胁胀痛，三日不已，冬亡天亮，夏亡黄昏。
胃病胀满，五日之后，腹腰脊痛，胯骨酸沉，三日之后，背筋痛疼。
小便不畅，五日身重，六日不已，病危身亡，冬后半夜，夏亡午后。
膀胱生病，小便闭塞，五日腹胀，腰脊疼痛，胫骨酸困，一日腹胀，
一日体痛，二日不已，生命垂危，冬亡半夜，之后鸡鸣，夏亡下午。
诸病发生，依次相传，皆有亡期，不可针刺，间隔一脏，可以针刺。

六十六、天元纪大论

（一）五行变化，迎合天地

天有五行，御管五位，化生寒暑，燥湿与风，人有五脏，化生五气。
化生喜怒，忧思恐惧，五运相袭，各有主季，终期之日，周而复始。
阴阳互根，变幻化生，生成五行，五色五味，五气五情，五行运动。
五行之变，天地之道，万物纲纪，变化父母，生杀本始，神明之府。
物生谓化，物极谓变，阴阳不测，谓之曰神，神用无方，谓之曰圣。
变化为用，天地人兮，在天为玄，在人为道，在地为化，化生五味。
道生之智，玄生之神，神之在天，化生为风，在之于地，变之为木。
在天为热，在地为火，在天为湿，在地为土，在天为燥，在地为金。
在天为寒，在地为水，在天为气，在地成形，形气相感，化生万物。
然天地者，万物上下，左右相存，阴阳之道，水火相存，阴阳征兆。
金木二物，生成终始，气有多少，形有盛衰，上下相召，损益昭彰。

（二）五运六气，阴阳消长

五气运行，各终期日，非独主时，太虚寥廓，肇基化元，万物资始。
五运终天，布气真灵，总统坤元，九星悬朗，七曜周旋，对称平衡。
曰阴曰阳，曰柔曰刚，幽显既位，寒暑弛张，生生化化，品物咸章。
阴阳二气，多少相移，三阴三阳，形有盛衰，五行之治，太过不及。
万物起始，有余而往，不足随之，不足而往，有余从之，知其迎随。
气可预期，应天变化，为之天符，承岁之行，为之岁直，三合为治。
寒暑燥湿，风火六者，天之阴阳，三阴三阳，变化转变，上奉之成。
木火土金，水此五行，地之阴阳，生长化生，变化更替，下应收藏。
天之道基，阳生阴长，地之道基，阳杀阴藏，天有阴阳，地有阴阳。
木火土金，水此五者，地之阴阳，生长收藏，阳中有阴，阴中有阳。
天地变化，欲知阴阳，应天之气，动而不息，五岁右迁，周而复始。
应地之气，静而守位，六期环会，五运六气，交互变化，天地之道。
动静相召，上下相临，阴阳相错，你中有我，我中有你，因变而生。

（三）天地计数，推演气运

天之计数，以六为节，地之计数，以五为制，周天气象，六期一备。
终地纪时，五岁一周，君火以明，相火以位，五六相合，错综乘变。
七百二十，气为一纪，凡三十岁，一千四百，四十之气，有六十岁。
夫子之言，上终天气，下毕地纪，可谓悉达，上以治民，下以治身。
百姓昭著，上下和亲，德泽下流，子孙无忧，传之后世，无有终时。
至数之机，迫迮以微，其来可见，其往可追，敬之者昌，慢之者亡。
无道行私，必得天殃，谨奉天道，请言真要，人之多算，天道一算。
善言始者，必会于终，善言近者，必知其远，是至数极，而道不惑。
推而次之，令有条理，简而不匮，久而不绝，易用难忘，为之纲纪。
昭乎哉问，明乎哉道，鼓之应桴，响之应声，甲己之岁，土运统之。
乙庚之岁，金运统之，丙辛之岁，水运统之，丁壬之岁，木运统之。
戊癸之岁，火运统之，天干地支，组合排序，五行迎合，潜藏其中。
子午之岁，上见少阴，丑未之岁，上见太阴，寅申之岁，上见少阳。
卯酉之岁，上见阳明，辰戌之岁，上见太阳，巳亥之岁，上见厥阴。
少阴谓标，厥阴谓终，厥阴之上，风气主之，少阴之上，热气主之。
太阴之上，湿气主之，少阳之上，相火主之，阳明之上，燥气主之。
太阳之上，寒气主之，三阴三阳，循环往来，所谓本也，是谓六元。

六十七、五运行大论

（一）天地运行，不离阴阳

黄帝明堂，始正天纲，临观八极，考建五常，天地动静，神明为纪。
阴阳升降，寒暑彰兆，五运之数，正之五气，各主岁运，首甲定运。
五行天干，土主甲己，金主乙庚，水主丙辛，木主丁壬，火主戊癸。
子午之上，少阴主之，丑未之上，太阴主之，寅申之上，少阳主之。
卯酉之上，阳明主之，辰戌之上，太阳主之，巳亥之上，厥阴主之。
天地阴阳，谓之明道，人中阴阳，以数推数，不合阴阳，二者有异。
然而所合，数之可得，阴阳类推，数之可十，推之可百，依次顺延。
数之可千，推之可万，天地阴阳，不以数推，以象预测，以象明悟。
丹天之气，经于牛女，戊分对应，黅天之气，经于心尾，己分对应。
苍天之气，经于危室，柳鬼对应，素天之气，经于亢氐，昂毕对应。
玄天之气，经于张翼，娄胃对应，戊己居位，奎壁角轸，天地门户。
五气六运，候之所始，道之所生，不可不通，化生万物，遵循道理。

（二）六气行令，四方相随

天覆地载，万物上下，左右有别，阴阳有道，上下左右，权衡对称。
谓之上下，岁之上下，见之阴阳，左右相移，阴阳变幻，隐含其中。
厥阴风木，少阴君火，太阴湿土，少阳相火，阳明燥金，太阳寒水。
厥阴行令，左为少阴，右为太阳，少阴运行，左为太阴，右为厥阴。
太阴行令，左为少阳，右为少阴，少阳运行，左为阳明，右为太阴。
阳明行令，左为太阳，右为少阳，太阳运行，左为厥阴，右为阳明。
厥阴在上，厥阴肝木，少阳在下，少阳相火，左侧阳明，右侧太阴。
少阴在上，少阴君火，阳明在下，阳明燥金，左侧太阳，右侧少阳。
太阴在上，太阴湿土，太阳在下，太阳寒水，左侧厥阴，右侧阳明。
少阳在上，少阳相火，厥阴在下，厥阴肝木，左侧少阴，右侧太阳。
阳明在上，阳明燥金，少阴在下，少阴相火，左侧太阴，右侧厥阴。
太阳在上，太阳寒水，太阴在下，太阴湿土，左侧少阳，右侧少阴。
面南而立，命其方位，上下相遘，寒暑相临，气得则和，不得则病。

以下临上，不当其位，上者右行，下者左行，左右周天，循环往复。

（三）天地变动，大道至简

天地动静，五行迁复，上候而已，不能遍明，交替变化，藏匿其中。
变化运用，天有垂象，地应成形，七曜纬虚，五行丽地，万物迎合。
大地辽阔，承载万物，生成形类，虚者成象，应和对应，天之精气。
形精变动，犹如树木，根本枝叶，仰观其象，虽有其远，或可预知。
地为人下，太虚之中，大气举升，燥以之干，暑以之蒸，风以之动。
湿以之润，寒以之坚，火以之温，各有其性，造化万物，万物有形。
风寒在下，燥热在上，湿气在中，火游其间，寒暑六气，虚而化生。
燥胜地干，暑胜地热，风胜地动，湿胜地泥，寒胜地裂，火胜地固。
天地之气，胜复之作，不形于诊，天地之变，无以脉诊，在之逆顺。
随气所在，期于左右，从气则和，逆气则病，若有玄妙，大道至简。
不当其位，迭移错位，皆可发病，失守其位，气失通道，病人危机。
尺寸反位，脏腑失司，阴阳无序，交合其中，混乱至极，命已危亦。
先立其年，以知其气，左右应见，审视其微，可言逆顺，断定生死。

（四）五行推演，妙趣无穷

东方生风，风生有木，木生有酸，生酸归肝，肝生主筋，木生心火。
在天为玄，在人为道，在地为化，化生五味，五味五色，五色五气。
道生之智，玄生之神，化生之气，天地人兮，自有其道，有名无名。
神之变化，在天为风，在地为木，在体为筋，在气为柔，五脏为肝。
其性为暄，其德为和，其用为动，其色为苍，其化为荣，其虫为毛，
其政为散，其令宣发，其变摧拉，其灾为陨，其味为酸，其志为怒。
怒则伤肝，悲则胜怒，风多伤肝，燥可胜风，过酸伤筋，辛味胜酸。
南方生热，热生有火，火生有苦，生苦归心，心生主血，火生脾土。
五行之火，在天为热，在地为火，在体为脉，在气为息，五脏为心。
其性为暑，其德为显，其用为躁，其色为赤，其化为茂，其虫为羽，
其政为明，其令郁蒸，其变炎烁，其灾燔焫，其味为苦，其志为喜。
过喜伤心，恐可胜喜，热则伤气，寒则胜热，过苦伤血，咸味胜苦。
中央生湿，湿生之土，土生有甘，甘生之脾，脾生主肉，土生肺金。
五行之土，在天为湿，在地为土，在体为肉，在气为充，五脏为脾。
其性静兼，其德为濡，其用为化，其色为黄，其化为盈，其虫为倮，
其政为谧，其令云雨，其变动注，其灾淫溃，其味为甘，其志为思。

思虑伤脾，怒可胜思，湿易伤肉，风可胜湿，过甘伤脾，酸味胜甘。
西方生燥，燥生有金，金生之辛，辛生归肺，肺生皮毛，金生肾水。
五行之金，在天为燥，在地为金，体为皮毛，在气为成，五脏为肺。
其性为凉，其德为清，其用为固，其色为白，其化为敛，其虫为介。
其政为劲，其令雾露，其变肃杀，其灾苍落，其味为辛，其志为忧。
忧则伤肺，喜则胜忧，热伤皮毛，寒则胜热，辛伤皮毛，苦则胜辛。
北方生寒，寒生有水，水生之咸，咸生之肾，肾生骨髓，水生肝木。
五行之水，在天为寒，在地为水，在体为骨，在气为坚，五脏为肾。
其性为凛，其德为寒，其用为脏，其色为黑，其化为肃，其虫为鳞。
其政为静，其令霰雪，其变凝冽，其灾冰雹，其味为咸，其志为恐。
恐则伤肾，思则胜恐，寒则伤血，燥则胜寒，过咸伤血，甘则胜咸。
五气更立，各有所先，非在其位，化生淫邪，正当其位，化生正气。
正气相得，病发轻微，不得则甚，正气有余，己自胜出，淫邪不胜。
正气不及，己所不胜，淫邪乘入，己所胜轻，淫邪发生，占用其分。

六十八、六微旨大论

（一）六气变化，前后表里

天之道行，远大博深，气运秩序，自然气象，盛衰变化，六六之节。
六气司天，在之地泉，各有其位，左右间气，太阳主治，居于中间。
太阳右间，厥阴主治，厥阴右间，少阴主治，少阴右间，太阴主治。
太阴右间，少阳主治，向南而定，六气定标，标立定气，气定乾坤。
太阳寒水，厥阴风木，少阴心火，太阴脾土，阳明燥金，少阳相火。
自然气象，变化顺序，盛衰时间，日影移动，南面正立，观察刻度。
少阴司天，火气主治，厥阴少阴，相互表里，厥阴之气，为中见气。
阳明司天，燥气主治，太阴阳明，相互表里，太阴之气，为中见气。
太阳司天，寒气主治，少阴太阳，相互表里，少阴之气，为中见气。
厥阴司天，风气主治，少阳厥阴，相互表里，少阳之气，为中见气。
少阴司天，热气主治，太阳少阴，相互表里，太阳之气，中见之气。
太阴司天，湿气主治，阳明太阴，相互表里，阳明之气，中见之气。
本元之气，本气之下，中见之气，中见之下，谓气之标，与标不同。

（二）六气行进，顺逆有变

六气时至，顺应时序，气之亦至，相互迎合，彼此呼应，时气一体。
时至气至，和平之年，时至气迟，应至之气，有所不及，谓之缺步。
时未至时，而气已至，至气有余，和平中庸，中庸有常，偏离无常。
时气之间，相映为顺，时气之间，不相为逆，逆之发生，反常变化。
反常之变，或之不足，或之有余，应和万物，皆为无常，化生疾病。
万物相随，六气感应，生长繁衍，人体六气，里表相应，脉象呼应。
正当春分，其之右边，君火主治，在之其位，君火右边，退行象变。
再退一步，相火主治，再退一步，土气主治，再退一步，金气主治。
再退一步，水气主治，退行一步，木气主治，再退一步，君火主治。
六气之间，各有相克，相克之气，承于其下，彼此牵制，唯其平衡。
水能制火，相火下面，水气承之，木能制土，土气承之，彼此相克。
土位下面，风气承之，阴能制阳，君火下面，阴精承之，阴阳平衡。

119

六气亢盛，时要为害，相承之气，可以制约，递相制约，才可有常。

（三）五运六气，阴阳潜随

四时之气，气盛必衰，衰者必盛，亢盛为害，生化紊乱，必生大病。
不当其位，谓之邪气，恰当其位，谓之正气，邪气猖狂，正气和顺。
木运之气，遇到卯年，火运午年，土运之气，辰戌丑未，金运酉年，
水运之气，遇到子年，中运之气，与年方位，五行之气，彼此相同。
谓之岁会，运气行进，和平之年，五行之气，恰到其处，阴阳平衡。
中运之气，五行之气，彼此相会，土运之年，遇到太阴，太阴司天。
火运之年，遇到少阳，少阳司天，金运之年，遇到阳明，阳明司天。
木运之年，遇到厥阴，厥阴司天，水运之年，遇到太阳，太阳司天。
中运司天，二者相会，天符执法，岁会行令，太一天符，好比贵人。
邪气入侵，操控执法，发病快速，疾而危重，运走行令，缓慢持久。
邪气惊扰，中于贵人，发病急剧，多有亡身，邪中三者，各有其象。
君位客气，居于臣位，主气在上，为之曰顺，顺者发病，慢而且轻。
臣位客气，居于君位，主气之上，曰之为逆，逆者发病，快而且急。
六十为度，每年六步，二十四步，归之四年，积年刻度，余数百刻。
一气位置，有始有终，一气之中，初气中气，天气地气，二者不同。
天气起始，天干之甲，地气之始，地支之子，甲子交和，曰之岁立。

（四）六气行进，各有时度

洞察六气，六气变化，天地交合，交气发生，按其节点，推演而来。
时与六气，六气变化，节点为时，四时变幻，二十四节，依次排开。
甲子初气，天时刻数，开始漏水，下一刻数，八十七刻，外加五分。
二之气兮，开始运行，八十七刻，零之六分，终止时间，七十五刻。
三之气行，开始之际，七十六刻，终止运行，六十二刻，之外五分。
四之气运，肇兴开始，六十二刻，余之六分，终止之际，于五十刻。
五之气行，开始运行，五十一刻，终止之际，三十七刻，之外五分。
六之气运，行进肇始，三十七刻，余之六分，终止时刻，二十五刻。
次之六步，已丑之年，初之一气，二十六刻，十二刻五，二者之间。
二之气运，肇始之际，十二刻六，终于漏水，持续延续，下至一百。
三之气行，开始之际，在之一刻，终止之时，八十七刻，外余五分。
四之气运，开始之初，八十七刻，之外六分，终止之时，七十五刻。
五之气运，开始之际，七十六刻，终止之时，六十二刻，外加五分。

六之气行，开始之际，六十二刻，外加六分，终止之时，于五十刻。
再次六步，丙寅之年，初之一气，始五十一，三十七刻，余五分终。
二之气运，开始之际，三十七刻，外加六分，终止之时，二十五刻。
三之气行，开始之际，二十六刻，终止之时，于十二刻，之外五分。
四之气运，开断肇始，十二刻六，终止漏水，顺延徐下，于一百刻。
五之气运，开始之际，于之一刻，终止之时，八十七刻，外加五分。
六之气行，开始之际，八十七刻，外加六分，终止之时，七十五刻。
末之六步，丁卯之年，初之一气，七十六刻，六十二刻，余五分终。
二之气行，开始之际，六十二刻，外余六分，终止之时，于五十刻。
三之气行，开始之时，五十一刻，终止之末，三十七刻，之外五分。
四之气行，开始之时，三十七刻，外加六分，终止时刻，二十五刻。
五之气运，开始之初，二十六刻，终止之际，于十二刻，外加五分。
六之气行，开始之时，十二刻六，终于漏水，下至延续，于一百刻。
四个六步，天时终始，有之刻数，依次相推，便戊辰年，周而复始。
太阳运行，第一周时，天时开始，之于一刻，第二周时，二十六刻。
太阳运行，第三周时，五十一刻，第四周时，天时开始，七十六刻。
第五周时，天时开始，新开一刻，天气四周，一大循环，曰之一纪。
寅午戌系，此之三年，岁时六气，彼此会同，卯未亥系，岁六会同。
辰申子系，此之三年，岁六会同，巳酉丑兮，周流不息，终而复始。

（五）天地变化，升降沉浮

天气变化，推演六气，寻其本元，地气变化，六气五行，配位正和。
天体之间，人居其中，身体变化，在之天地，天地交合，推求气交。
天气发生，居于上位，地气发生，居于下位，上下交互，二者气交。
天枢以上，天气主之，天枢以下，地气主之，气交之处，人气顺从。
初气始末，占一气中，三十度零，中气始末，占一气中，三十度零。
天气地气，用事时间，初气所为，地气主事，中气所为，天气主事。
气之升降，天气地气，交互效法，如若阴阳，阴阳交互，化生万物。
地气上升，升到极点，未有空间，依次下降，下降之道，天气行运。
天气下降，降至极点，未留余地，变为上升，上升运行，地气能效。
天气下降，其气运行，流荡于地，地气上升，气为膨胀，蒸腾于天。
天气地气，互相招引，上升下降，相互为因，叠加变化，不断发生。
寒气湿气，二者相遇，燥气热气，彼此相接，风气火气，交合相逢。

（六）静止相对，运动绝对

六气发生，太过之时，谓之胜气，胜极而复，谓之复气，不断发作。
六气正常，生化性能，助推正气，异常变化，化生邪气，逆变生疾。
物体新生，从化而来，攀爬极点，由变而成，变与之化，互相斗争。
源于斗争，内生动力，缓慢迅速，进退迟速，有之转化，成败随行。
迟速进退，六气变化，有化有变，盛衰变化，成败互因，潜藏万物。
成败互因，枢纽要处，在之运动，运动之态，生生不息，不断变化。
不生不化，相对稳定，万物之中，内部存有，不息之机，名曰神机。
物体外形，赖于气化，由此存立，名曰气立，功能废止，神机毁灭。
升降停息，气立危亡，有无出入，发生成长，壮实衰亡，无有变化。
无有升降，发生成长，变化敛藏，皆无存焉，升降出入，万物之本。
物体存无，生化之器，形体不存，升降出入，随之消匿，生机停止。
万物若存，出入升降，必然存在，大小不同，远近区别，贵在有常。

六十九、气交变大论

（一）五运更替，岁运变化

五运更替，上应天期，阴阳往复，寒暑迎随，真邪相薄，内外分离。
六经波荡，五气倾移，太过不及，专胜兼并，言其肇始，而有常名。
不教贤人，谓之失道，传非其人，慢泄天宝，无德之人，不足至道。
然有众人，哀其不终，谓之圣人，保于无穷，流于无极，静修天道。
明德修缮，上知天文，下知地理，中知人事，可以长久，此谓之道。
本气居位，位之天位，天文之识，位之地者，地理之悉，天地变化。
通于人气，人应变化，人事之变，外应天地，内和脏腑，内外相应。
运气太过，先天而至，运气不及，后天而入，治化之道，而人应之。

（二）岁运太过，各有呈象

岁木太过，风气流行，脾土受邪，民病飧泄，食减体重，烦冤肠鸣。
腹内塞满，上应岁星，发病甚烈，忽忽善怒，眩冒癫疾，神昏癫狂。
化气不畅，生气独治，云物飞动，草木不宁，甚而摇落，损及枝叶。
病生之时，反攻胸胁，痛而吐甚，冲阳绝死，上和星辰，应太白星。
岁火太过，炎暑流行，肺金受邪，病多热疟，少气咳喘，血液溢泄。
血液注下，嗌燥耳聋，腹中多热，肩背烫热，上顺星辰，应荧惑星。
发病甚烈，胸中痛疼，胸胁胀满，膺背肩胛，间中隐痛，两臂内痛。
身热骨痛，为之浸淫，收气不行，长气独明，雨水霜寒，发作天地。
少阴少阳，火势燔烁，水泉干涸，物焦槁病，谵妄狂越，咳喘息鸣。
病发恶化，血下溢泄，甚而不已，太渊脉绝，危在旦夕，应荧惑星。
岁土太过，雨湿流行，肾水受邪，病生腹痛，清厥寒意，闷闷不乐。
体重烦冤，上应镇星，病发久甚，肌肉萎缩，足痿不收，行走趔趄。
脚下疼痛，饮发病疾，中满食减，四肢难举，伤在肾脏，折射筋骨。
变生得位，藏气内伏，化气独治，泉涌河衍，涸泽生鱼，风雨大至。
土坝崩溃，鳞虫着陆，腹内满胀，溏泄肠鸣，反下甚绝，上应岁星。
岁金太过，燥气流行，肝木受邪，两胁之下，少腹疼痛，目赤痛眦。
溃疡发生，耳无所闻，肃杀甚烈，体重烦冤，胸痛引背，两胁胀痛。

满痛之余，引发少腹，应太白星，发病之甚，喘咳逆气，肩背疼痛。
尻阴股部，大腿小腿，其下双足，皆可发病，上合星辰，应荧惑星。
收气峻下，气生下行，肃杀之气，草木收敛，苍干凋零，花果陨落。
病反暴痛，胁下不适，不可反侧，咳逆血溢，太冲绝者，应太白星。
岁水太过，寒气流行，邪害心火，身热烦心，躁动心悸，心肾不交。
阴厥上下，中间生寒，谵妄心痛，寒气早至，上合星辰，应在辰星。
病生甚烈，腹中大满，胫骨肿胀，喘咳发生，寝汗外出，憎风恶寒。
大雨时至，埃雾发生，朦郁混混，上应镇星，雨和冰雪，霜不时降。
湿气变化，交合万物，病反腹满，肠鸣溏泄，食而不化，渴而妄冒。
神门脉绝，病生危急，上应星辰，应惑辰星，岁之太过，搏击他脏。

（三）岁运不及，异象丛生

岁木不及，燥乃大盛，生长失应，草木晚荣，肃杀刚烈，万物失防。
硬木受刑，碎裂如辟，本应发生，柔嫩苍翠，枝叶萎枯，应金星明。
胸中清寒，两胁疼痛，少腹痛疼，肠鸣溏泄，凉雨时至，应太白星。
谷物青苍，上临阳明，生长失政，草木再荣，化气乃急，太白镇星。
复来之际，炎暑流火，湿性干燥，柔脆草木，焦槁萎靡，其上损毁。
地上植物，下部根基，再生枝叶，开花结实，均可再现，略显生机。
寒热异变，多生病疾，疮疡痱胗，痈痤多发，荧惑太白，谷类外坚。
稻谷无获，脾土受邪，火气后起，心气继下，为之亢盛，火气克金。
金气乃抑，谷物生熟，疾病发生，咳嗽鼻塞，在天上应，金星火星。
火运不及，寒气旺盛，夏天万物，生长之气，不可外现，万物缺荣。
阴寒凝滞，行气过盛，阳气不生，繁荣生机，遭受摧折，应水星光。
疾病发生，胸中疼痛，解部胀满，两胁疼痛，上胸背部，肩胛之间。
两臂内侧，或有疼痛，抑郁眩晕，头目不清，心痛心悸，突然失音。
胸腹肿大，胁下腰背，相互牵引，牵拉而痛，病生恶化，四肢踡屈。
身体沉僵，不能伸展，髋骨大腿，二者之间，转子失灵，不能自如。
天上星辰，火星失明，水星光明，赤色谷类，时序干扰，不能成熟。
火被水抑，火起之际，火中生土，土气来复，埃尘郁冒，大雨倾盆。
水气受抑，大便频频，时时溏泄，腹中胀满，饮食不下，腹中寒冷。
腹内鸣响，大便泄泻，其势如注，腹中疼痛，若失神魂，其内难安。
两足受累，急剧之际，拘谨痉挛，萎缩肌肉，倍觉麻木，不得行走。
天上星辰，土星光明，水星失明，黑色谷物，生长推迟，不能成熟。
土运不及，风气流行，土气失司，生化无力，风气旺盛，草木繁茂。

生化无能，万物生长，其内亏缺，秀而不实，天上应星，木星光明。
疾病发生，消化不良，泄泻不止，上吐下泻，霍乱流行，身体沉重。
腹中疼痛，筋骨动摇，肌肉收缩，多有酸疼，常有发怒，伤在肝木。
寒水之气，失制而旺，盛行地上，虫类活动，提早伏藏，躲避寒水。
人之生病，寒泄中满，在天之星，木星光明，土星失色，黄谷迟熟。
木邪抑土，土气受限，无以盛行，土中生金，秋收之气，施政行令。
严肃峻烈，肃杀之气，坚固树木，难逃其损，枝叶凋谢，飘零而下。
人之生病，胸胁之处，急剧疼痛，波及少腹，呼吸气弱，多有叹息。
味甘色黄，此类之物，多被蛀食，邪气上行，客于脾上，食少无味。
金气胜木，青色谷类，受到损害，天上应之，金星光亮，木星减明。
如遇厥阴，司天行令，相火在地，流水不冻，冬眠小虫，重获生机。
土运不及，在地相火，助力发音，寒水之气，不得独旺，土得火助。
木气行令，不能克土，金气沉默，人体健康，在天之上，应之木星。
金运不及，火气木气，相应旺盛，长夏之气，专行胜出，万物茂盛。
干燥烁热，在天之上，火星光明，肩背闷重，鼻塞流涕，喷嚏便血。
秋收之气，不能时至，在天上应，金星失明，火星光明，白谷迟熟。
火邪抑金，反而生水，寒雨之气，突然袭来，冰雹霜雪，顺势而降。
杀害万物，阴气厥逆，格拒之外，阳气反行，行走上部，趁势头部。
头后之部，疼痛发生，病势连及，头顶发热，水星光明，火星失明。
在之谷类，应为红色，谷类迟熟，人多病生，口腔生疮，甚至心痛。
水运不及，湿土之气，因之大盛，水不治火，火气反旺，盛行天地。
天气炎热，雨下频频，万物生化，迅速蔓延，在天上应，土星光明。
疾病发生，多患腹胀，身体困重，大便溏泄，阴湿疮疡，脓水稀薄。
腰股疼痛，下肢关节，活动不利，烦闷抑郁，两脚萎弱，时有厥冷。
脚底疼痛，发病甚者，足背浮肿，穷其缘由，冬藏之气，不得行运。
肾气失序，内不平衡，在天上应，土星光明，水星失明，黑黍迟熟。
太阴司天，寒水在泉，寒气发作，时时侵袭，虫类感知，冬眠早伏。
积水成冰，阳气伏藏，天气多寒，多患厥寒，下半腹满，出现浮肿。
在天上应，土星光明，火星失明，谷类相应，黄色之稻，成熟迟缓。
土邪抑水，反生风木，大风暴发，草类偃伏，树木凋零，生长萎靡。
生命面色，时时多变，筋骨拘急，隐隐疼痛，活动不利，肌肉抽掣。
两眼昏花，视觉不明，或其失常，物体视之，若有分裂，肌肉风疹。
邪气入侵，胸膈之中，心腹疼痛，木气太过，土气受伤，谷类无收。
在天上应，木星光明，土星失明，不及之时，五行错位，奇异多变。

（四）岁运不及，五气错变

木运不及，春有发芽，抽条变化，秋有雾露，清凉司政，各有其性。
春有惨凄，残寒之胜，夏有炎暑，燔烁之复，彼此交互，错峰而变。
灾害发生，位居东方，五脏应肝，病内客舍，居留胠胁，外在关节。
火运不及，夏有炳明，光显外化，冬有严肃，霜寒施政，彼此交替。
夏有惨凄，凝冽之胜，不时气变，埃昏大雨，倾泻来复，天气异变。
灾害发生，位居南方，应合心脏，病内客舍，居留膺胁，外在经络。
土运不及，辰戌丑未，尘埃如云，润泽之化，春有暖阳，发芽抽条。
月发振拉，腾飘之变，秋有肃杀，霖霆复来，长夏与秋，彼此失序。
灾害发生，位居中央，五脏在脾，病内舍留，居住心腹，肌肉四肢。
金运不及，夏有光显，郁蒸之令，冬有严凝，整肃之应，遥相呼应。
夏有炎烁，燔燎之变，秋有冰雹，霜雪来复，气之行进，对冲叠加。
灾害发生，位居西方，五脏在肺，病内留舍，膺胁肩背，外在皮毛。
水运不及，天地四方，湍润埃云，和风生发，不时有应，行令四方。
四方尘埃，骤注突变，飞洒走石，狂风暴雨，摧残折断，时有来复。
灾害发生，位居北方，五脏肾脏，腰脊骨髓，病生在外，小腿膝部。
五运之政，犹重权衡，高者抑之，下者举之，化者应之，变者复之。
生长化成，收藏之理，气之常态，失常之变，天地四塞，上下不应。
天地动静，神明为纪，阴阳往复，寒暑彰兆，彼此相随，交错呼应。
五气之变，四时之应，气之动乱，触遇而作，发无常会，卒然灾合。

（五）五气动变，各有形性

气之动变，固然之中，不常发生，德化政令，灾变行运，其候不同。
东方生风，风气生木，其德柔和，其化生荣，其政舒启，其令为风。
其变振发，其灾散落，五色为青，五脏为肝，五味为酸，一一相应。
南方生热，热中生火，其德彰显，其化蕃茂，其政明曜，其令热盛。
其变销烁，其灾燔炳，应之夏季，五脏为心，五色赤红，彼此呼应。
中央生湿，湿生土气，其德溽蒸，其化丰备，其政安静，其令为湿。
其变骤注，其灾霖溃，应之长夏，对应脾脏，主司运化，胃为表里。
西方生燥，燥生之金，其德清洁，其化紧敛，其政劲切，其令干燥。
其变肃杀，其灾苍陨，应于秋季，寒冷肃杀，多伤在肺，肺主皮毛。
北方生寒，寒生水分，其德凄沧，其化清谧，其政凝肃，其令酷寒。
其变溧冽，其灾冰雪，霜雹叠加，应在冬季，五脏肾脏，主宰骨髓。

以察其动，有德有化，有政有令，有变有灾，而物生之，而人应之。
岁候有变，不及太过，上应五星，德化政令，灾难变易，非常而有。
承天而行，故无妄动，无不应验，卒然而变，气之交变，其不应焉。
应常之变，不应卒变，各从其气，气化运行，顺应其变，此乃亦道。

（六）天地纲纪，有道有德

道以留久，逆守不前，是谓省下，以道而去，去而速来，曲而过之。
久留环行，或离或附，是谓议灾，气运变化，应近则小，应远则大。
芒之大也，倍常之一，其化甚大，大常二倍，变化为灾，灾害即至。
小常之一，其化减少，小常之二，是谓临视，省下之过，慎重审查。
德者福之，二者相依，过者伐之，灾害发生，洞察五运，顺应四时。
以象之见，预其有变，高远则小，下近则大，大则喜怒，小祸福远。
岁运太过，运星北越，运气相得，各行以道，畏星失色，而兼其母。
岁运不及，天地变化，色兼不胜，不明其理，莫知其妙，内生恐惧。
闵闵之当，孰者为良，妄行猜测，不知其妙，不明其道，徒然畏惧。
各从其化，时至盛衰，凌犯逆顺，留守多少，形见善恶，宿属胜负。
徵应吉凶，有喜有怒，有忧有丧，有泽有燥，此象之常，必谨察看。
象见高下，其应一也，人亦应之，德化政令，动静损益，不能相加。
胜复盛衰，不能相多，往来小大，不能相过，用之升降，不能相无。
德化之道，气之祥和，尽归于德，政令之气，变易发生，为之纲纪。
灾难发生，伤害之始，气相胜者，和而无病，不相者病，重感病甚。
精光之论，大圣之业，宣明大道，通于无穷，究于无极，穷极变通。
善言天者，必应于人，善言古者，必验于今，善言气者，必彰于物。
善言应者，天地行令，同之气化，善言变化，以变通变，通之神明。
乃择良兆，藏之灵室，每旦读之，曰气交变，非之斋戒，不敢慎传。

七十、五常政大论

（一）五行映像，有常无常

宇宙寥廓，五运循环，生生不息，衰盛不同，损益相从，平气何来。
木曰敷和，在之于春，温和之气，万物复苏，欣欣向荣，一派生机。
火曰升明，在之于夏，日照充足，温度升高，万物繁茂，枝繁叶茂。
土曰备化，七月七日，八月六日，长夏之时，发育至臻，形体具备。
金曰审平，归于秋季，秋风涩涩，万物收敛，宁静平和，万物结实。
水曰静顺，归于冬季，天气寒冷，万物匿藏，寂静和顺，收藏蛰伏。
若之不及，木曰委和，阳气不足，回暖无力，万物萎靡，复苏迟缓。
火曰伏明，日照缺乏，万物暗淡，土曰卑监，生化不盛，微弱瘦小。
金曰从革，内不强悍，质松不韧，水曰涸流，孔隙泄露，万物干枯。
何谓太过，木曰发生，日照丰富，回暖迅速，催生发芽，提前生长。
火曰赫曦，火气烈焰，热灼不安，土曰敦阜，气过其形，形不摄气。
金曰坚成，寒气横秋，万物刚直，水曰流行，寒气肆虐，收藏无备。

（二）五行推数，包罗万象

木为敷和，木之德性，周行寰宇，阳气舒展，阴气散布，五行和谐。
木气端直，其性随顺，取类万物，若木曲直，自由伸展，从容悠然。
生化活力，万物繁荣，类属草木，存在征象，为之蔓延，其外发散。
其后温和，表现为风，应人五脏，在之肝脏，肝惧清凉，肝脏主目。
五谷为麻，水果为李，充实内核，四季在春，五行五虫，对应毛虫。
应畜为犬，应色为苍，养身在筋，如若发病，里急胀满，两肋壅塞。
五味归酸，五音为角，聚类物体，中坚之物，五行成数，其数为八。
火之升明，正阳之气，施德周遍，恰逢时节，五行调整，阴阳均衡。
火气升高，其性急速，燔灼欲燃，繁荣茂盛，光明显耀，五行归火。
炎暑气候，万物生热，五脏为心，心畏寒冷，开窍于舌，心主其舌。
五谷麦子，水果为杏，充实丝络，四季应夏，五虫羽虫，六畜应马。
五色为赤，其养在血，发病抽搐，五味喜苦，其音为徵，心主血脉。
土谓备化，天地之气，和协调顺，德施留布，泽润四方，五行融荣。

土气和平，其性和顺，随高就低，生化之力，丰满成熟，五行属土。
湿热交蒸，主现为湿，平和安静，五脏应脾，顺应湿热，健脾益肾。
脾脏畏风，开窍于口，五谷为稷，果类为枣，充实果肉，应在长夏。
五虫裸虫，六畜应牛，五色为黄，其养在肉，若有发病，痞塞胀满。
五味应甘，五音归宫，类比物体，若如肌肤，五行生数，其数为五。
金谓审平，秋风萧瑟，万物内收，沉淀积累，对外不争，五行畅和。
金气清洁，其性刚强，成熟散落，其化之功，坚敛结实，五行归金。
力轻严肃，气候清凉，外界干燥，五脏应肺，肺脏火热，开窍于鼻。
滋养肺脏，五谷为稻，果类为梨，充实在壳，四季应秋，防护在秋。
昆虫介虫，六畜应鸡，五色为白，秋养皮毛，若有发病，发病多咳。
五味应辛，五音为商，万物发生，外坚其表，五行成数，其数为九。
水之静顺，德性平顺，治而善下，外气沉降，隐匿纳藏，五行整合。
水气明净，其性下注，生化之力，若之灌溉，外收内凝，五行归水。
气候严寒，阴寒凝结，表为其寒，五脏肾脏，肾怕寒湿，开窍二阴。
五谷为豆，果类为栗，充实汁液，四季应冬，五虫为鳞，六畜应猪。
五色黑色，养在骨髓，如若生病，发病为厥，症状恶寒，易走极端。
五味应咸，五音为羽，若视万物，濡营津液，五行成数，其数为六。
生长收藏，自有其道，万物生时，不可杀伤，万物长时，不可削罚。
化时不抑，收时不害，藏时不揭，顺应其道，大道五行，化作平气。

（三）五运不及，乱象丛生

木运不及，委和胜生，生长之气，政不通顺，生化之气，分散飘扬。
生长之气，不平不稳，不合时节，天气错乱，万物无措，收令乃早。
风云兴起，凉雨时降，草木荣茂，推移迟缓，苍干凋落，秀而不实。
充实皮肉，内气收敛，动作拘束，屈伸不便，痉挛无力，易生惊骇。
万物相应，五脏肝脏，果类枣李，充实核壳，五谷稷稻，五味酸辛。
五色白苍，六畜犬鸡，昆虫毛介，天气雾露，声音角商，若有移位。
五脏肝脏，应五行木，木之不省，发生病变，惊动筋骨，心生恐惧。
木运不足，肺脏归金，以金补木，声音角色，少角判商，二者相同，
若逢厥阴，木司天气，得天之助，成为平气，上角正角，二者相同。
若逢阳明，燥金司天，木运更衰，顺从金气，上商正商，成金平气。
邪气伤肝，肝气不畅，四肢萎弱，痈肿发生，化生疮疡，毒虫寄生。
正当太湿，脾土司天，因土不畏，土气用事，上宫正宫，二者相同。
委和之季，起初之象，一片肃杀，随之火热，火热蒸腾，气温回升。

灾害发生，应于东方，金气克木，逼迫之下，火气冲行，前来报复。
火气来复，多生飞虫，淫秽蛆虫，雊木郁火，复发盛怒，若如雷霆。
火运不及，伏明之纪，谓之胜长，长气不宣，藏气布散，收气失控。
生长之气，本以发散，收藏之气，辅助生长，收气反客，化生失衡。
寒清之气，频繁降临，暑热之气，难以胜出，薄弱无力，阻抑生长。
承载万物，在之大地，大地化生，和煦之气，敦促营运，润生万物。
火气不盛，内热亏缺，生而不长，结实瘦小，及至生化，早入衰老。
阳气屈伏，蛰虫早藏，火气郁结，性情发作，行为粗暴，隐现多变。
对应五脏，应在心脏，若病发生，胸口疼痛，两肋淤塞，闷闷火燥。
应在万物，果类栗桃，充实络汁，五谷豆稻，五味苦咸，在色玄丹。
畜为马猪，其虫羽鳞，气候发生，冰雪霜寒，对应声音，应之徵羽。
心主神明，若有发病，触及心脏，生病昏惑，悲哀易忘，心神不安。
火运不足，以水化解，水火相处，求值平气，少徵少羽，二者相同。
若逢阳明，燥金司天，金不畏火，金气用事，上商正商，成金平气。
火运日衰，阴凝惨淡，寒风凛冽，暴雨淋漓，灾害南方，邪气伤心。
土气复来，暴雨下注，雷霆震惊，乌云蔽日，阴雨连绵，燥湿夹邪。
土气不足，卑监之纪，谓之减化，土运化气，不得时令，生长推迟。
生长之气，余悠未尽，雨不及时，收敛之气，徐徐平入，天气变幻。
风寒兴起，草木荣美，仓促结实，秀而不实，籽不饱满，多成空粃。
外气虚散，土运不足，过于定静，五脏对应，应在脾脏，脾脏归土。
人体发病，脾运不健，水气不行，多发疡涌，脓多溃烂，时有痈肿。
万物相应，果类李栗，充实汁核，五谷豆麻，五味酸甘，五色苍黄，
六畜牛犬，五虫倮毛，木胜生风，狂风疾呼，盛怒之势，摧折枝茎。
应在声音，其在宫角，卑监发病，运化不及，留置不下，内满否塞。
若逢太阴，湿土主司，土运不及，得天之助，上宫正宫，可成平气。
若逢厥阴，木风司天，土运更衰，顺从木气，上角正角，成木平气。
土之不足，邪气伤脾，消化不良，其内泄泻，伤及脾胃，搏击肠道。
土衰木胜，风势强劲，飘扬摧折，草木干枯，枯萎凋落，灾害中宫。
土为中宫，通于四方，金秋之气，惊扰来复，破门入户，主弱折伤。
秋气清凉，惊扰之势，如若虎狼，生胀之气，抑制击垮，无以还手。
金运不及，从革折收，收气萎靡，向后推迟，生长气象，仍在长扬。
生长化生，合而相得，外金内火，二者相争，火气胜出，繁盛为象。
五脏应肺，人体肺气，气性张扬，作用躁急，行进铮铿，迸发出喉。
内热外寒，寒热交锋，冲击气管，牵连肺脏，咳嗽气喘，时有发生。

万物相应，庶类以蕃，果类李杏，充实壳络，谷类麻麦，五味苦辛。
五色白丹，畜为鸡羊，昆虫介羽，万物变化，应之四时，五行相随。
秋季归金，金虚火盛，发光灼热，声色商徵，天地气象，声色相配。
如若发病，金气不运，以火化生，喷嚏咳嗽，闭塞流涕，天燥流血。
肺主呼吸，开口于鼻，鼻部病变，时有发生，少商少徵，二者相同。
若逢阳明，燥金司天，金运不及，得天之助，上商正商，变为平气。
若逢厥阴，风木司天，金运不及，木不畏金，木气用事，木至平气。
邪气入侵，入住肺脏，金衰火旺，火势熊熊，随见冰霜，灾害西方。
金秋乃尽，水气来复，鳞虫伏藏，猪鼠阴沉，寒气冬藏，提早大寒。
水运不及，涸流反阳，顾名思义，收藏之气，或缺强悍，封藏不力。
生化行气，依旧昌盛，宣行通畅，布达四方，蛰虫不藏，四处跳跃。
土壤润泽，草木条茂，荣秀盛满，若看万物，秋意未尽，一派秋韵。
水应五脏，应在肾脏，气不通畅，停滞潴留，暗中渗泄，干燥枯槁。
万物相应，果类枣杏，内充汁肉，谷类黍稷，五味甘咸，五色黔玄。
畜为彘牛，虫为鳞倮，声色羽宫，水运力弱，土气主司，浑浑噩噩。
土气司天，水运更衰，顺从土气，土气主事，涸流逢遇，上位正宫。
邪气伤肾，水运不力，土气替代，病见肠道，大小之便，不畅闭塞。
水运不及，尘埃昏蔽，骤然下雨，岁气反行，大风振动，摧折倒拔。
灾害发生，应于北方，木气来复，又见毛虫，善于变动，不主闭藏。
五气运行，运气不及，胜与不胜，不速之客，趁虚而入，衰弱行令。
外入邪气，不应四时，不招自来，暴虐无德，子来报复，反害自己。
凡施暴虐，轻微所受，报复亦轻，厉害暴政，报复亦重，何不道乎。

（四）木运太过，肝为主轴

木运太过，发生启陈，土壤疏松，营养丰厚，草木葱茏，阳气胜和。
阳气布化，上下四方，阴气随从，生气淳厚，化生万物，欣欣向荣。
生化之功，强力助推，变化发生，绵延不断，万物改变，气清秀美。
化生气象，一派生机，悠然展开，舒展自如，散布四方，蔓延开来。
在人机体，肝脏归木，四季为春，肝气过旺，眩晕癫疾，头晕目胀。
万物逢春，风和日暖，悄无声息，徐徐潜入，奢靡华丽，推陈出新。
春季木气，狂风暴起，木风大怒，所到之处，摧折枝干，连根拔起。
万物相应，谷类麻稻，六畜鸡犬，果类李桃，色青黄白，味酸甘辛，
四季应春，昆虫毛介，万物成形，强固中外，木气太过，万物随变。
人体经络，在人足部，厥阴少阳，内脏肝胆，肝气过旺，过怒伤肝。

木运太过，为之太角，五行转移，金气司天，太角上商，二者相同。
若逢上徵，火气司天，木运太过，木可生火，火性上逆，惊扰脏腑。
木气过冲，木旺克土，肝脏脾脏，二者不和，病发气逆，上吐下泻。
木气太过，失去有常，金之收气，往来复去，金秋寒涩，令劲凄凄。
肃杀之气，气候清凉，草木凋零，若为众人，邪气侵袭，伤在肝脏。

（五）火运太过，心为主轴

火运过及，赫曦蕃茂，阴气内收，依次递减，阳气发散，布散在外。
酷热炎暑，火热上升，施令大地，万物昌盛，快速繁衍，积极生长。
烈焰燃烧，热气膨胀，炎烈沸腾，化生有力，助长之势，彰显声色。
万物相应，谷类麦豆，畜类羊彘，果类杏栗，色赤白玄，味苦辛咸。
四季呈象，应在夏季，十二经络，在之手部，少阴太阳，厥阴少阳。
五脏相应，在之心肺，昆虫羽鳞，人体之中，脉络津液，与之对应。
人体病变，心气内实，发病为笑，伤于暑热，疟疾疮疡，发狂目赤。
火运太过，火运太过，若逢太阳，寒水司天，水能胜火，适得其平。
水运既平，金不受克，收敛信号，得以正常，水气司天，水受火制。
受制之时，人之发病，体内阻滞，火运太过，火气司天，一派新象。
二火相合，金气受伤，逢之上徵，收气迟缓，不合时令，万象变化。
火运行令，过于暴烈，水之藏气，复来之际，水火相撞，狭路相逢。
以致彼时，阴凝惨淡，雨水霜雹，转为寒冷，若见病变，邪伤心脏。
脾土太过，敦阜广化，厚德浑厚，清静尔雅，万物顺应，生机勃勃。
生长迅速，充盈籽粒，土性至阴，阴则成形，物化成形，内部充成。

（六）土运太过，脾为主轴

土运太过，大雨时有，湿气蒸腾，烟埃朦郁，笼罩山丘，燥气退避。
气之运化，丰盈慢慢，笼罩寰宇，外显之象，周密祥备，平静和合。
湿气积聚，其性柔润，润泽大地，万物生长，借机追赶，长夏繁茂。
土运变化，惊动天地，暴雨骤至，雷霆震动，山崩堤溃，洪水横流。
万物相应，谷类稷麻，畜类牛犬，果类枣李，黄黑青色，五味咸酸。
自然虫类，裸虫毛虫，应征显象，为之长夏，迎合土运，随运而变。
人体经脉，在之足部，太阴阳明，其应五脏，内脏脾胃，依次相应。
脾脏土运，人体而言，对应肌肉，植物而言，在之果核，若有异变。
若有病变，伤及脾胃，腹中胀满，上下不畅，四肢沉重，举动不便。
土运太过，木气复来，大风起兮，迅疾而来，所见疾病，邪伤脾脏。

（七）金运太过，肺为主轴

肺金太过，坚成收引，金秋之季，秋高气爽，空气清洁，天空蔚蓝。
地气追随，清净明朗，阳气跟随，阳明燥金，助推充实，万物成熟。
金运太过，秋收之气，旺盛布散，长夏化气，未之收尽，顺从收气。
收气胜出，提早收成，气为削伐，严厉肃杀，尖锐锋利，其力刚颈。
人体之内，金气变动，强烈震荡，折伤疮疡，皮肤发病，秋多皮癣。
金气正常，性能呈现，雾露凉风，太过异常，肃杀凋零，景象凄凉。
万物相应，谷类稻黍，畜类鸡马，果类桃杏，白青丹色，辛酸苦味。
四季时象，在之秋天，虫类对应，介虫羽虫，生成万物，在之皮壳。
人体经络，在于手部，太阴阳明，金气太过，五脏对应，肺脏大肠。
机体化生，在筋与络，发生病变，多为气喘，喘而有声，呼吸困难。
金运太过，而逢火气，火气司天，火能克金，上徵正商，适得其平。
金气抑制，木气起扬，不受克制，肝肺不和，发生病变，多为咳嗽。
金运太过，剧变暴虐，树木残酷，不能发荣，草类柔脆，干枯焦头。
火气复来，炎热流行，蔓草烧灼，渐至枯槁，人生病变，邪伤肺脏。

（八）水运太过，肾为主轴

肾水太过，流衍封藏，寒气执掌，天地之间，严寒阴凝，隐匿闭藏。
火气生长，不得外漏，酷寒凛冽，其气坚凝，流动灌注，沉着安静。
水之活动，或为漂浮，或为下泻，或为灌溉，或为外溢，其性属阴。
性能做功，阴凝惨淡，寒冷雾气，气候变化，冰雪霜雹，寒冬之象。
万物相应，谷类豆稷，畜类猪牛，果类栗枣，黑红黄色，显露在外。
化生五味，咸苦甘味，四季对应，在之冬天，万物应水，各有其措。
水运太过，冬来亦早，化生虫类，鳞虫倮虫，物体生成，汁液肌肉。
十二经脉，人体相应，在之足部，少阴太阳，应于内脏，肾心二脏。
水气司天，水运甚过，二水叠加，火气更衰，冰上加霜，火气沉渊。
水行太过，土气来复，化气生力，地气上升，大雨时降，湿邪入侵。
人生病变，邪伤肾脏，内湿不撤，停留淤塞，皮肤肿胀，水意丝丝。
五行太过，阴阳失衡，权力太过，正常性能，变为无常，横施暴虐。
虽我所胜，后果难测，必有胜我，前来报复，政令平和，恢复正常。

（九）地势高下，阴阳异变

天地有别，各有或缺，天之不足，在位西北，北方寒冷，西方清凉。

地之不满，在位东南，南方炙热，东方温暖，四面八方，各有匮缺。
阴阳之气，高下藏理，太过不及，二者差异，融合四时，波及寿夭。
东南方位，归性为阳，阳气运行，其精降下，南方炙热，东方温暖。
西北方向，归属于阴，阴气运行，其精奉上，北方寒冷，西方清凉。
地有高下，气有温凉，高处气寒，下者气热，地势气温，相辅相成。
西北寒凉，多生胀病，东南温热，多生溃疡，下法消胀，汗法愈疮。
地势高低，气温变化，皮肤毛孔，开阖之间，不及太过，六邪入侵。
阴精丰满，阳气固守，命自长寿，阴精匮乏，阳气外邪，命易早夭。
西北方位，天气寒凉，应合身体，外寒内热，散去外寒，除去内热。
东南方位，天气温暖，阳气外邪，易生内寒，收敛阳气，以暖驱寒。
寒凉地方，多生内热，用药寒凉，温湿地方，多生内寒，治以温热。
强固内守，必同其气，可使平气，假者反法，同病异治，异曲同工。
九州之气，化生寿夭，各有不同，高下之理，地势使然，阴阳而治。
地势高处，阴气统治，长熟迟缓，地势低下，阳气统治，长熟提前。
海拔高处，人多长寿，海拔低处，人多气夭，小差小异，大差大异。
凡治疾病，天道地理，阴阳更胜，气形先后，人命寿夭，生化周期。
不可不知，明察其位，知人形气，形神变幻，阴阳位序，交互变化。

（十）一年四时，六气奇变

一岁之间，身体发病，脏气不应，或有或无，天气行令，气有所从。
少阳相火，胜出时期，火气下沉，下临于地，地下燥气，起而用事。
地上草木，受气生灾，火热烧灼，火气太过，金秋燥气，消耗变革。
人体肺脏，上从天气，上下二气，肺脏归金，金火不容，易生病变。
身体发病，咳嗽喷嚏，鼻涕衄血，鼻塞不利，口内生疮，寒热浮肿。
少阳司天，厥阴再起，风气盛行，风行大地，尘沙飞扬，火借风力。
诱发病变，胸口疼痛，胃内脘痛，三焦厥逆，胸膈不通，变化疾快。
阳明司天，盛发时节，燥气下临，行畅大地，五脏肝脏，不相和谐。
身体肝脏，气上从天，天地二气，彼此冲突，惊扰肝脏，化生木风。
五行生克，木可克土，木气起用，受累脾土，受邪侵扰，二脏不安。
肝主筋目，人体发病，胁痛疼痛，目赤眩晕，摇动战栗，筋萎不立。
自然呈象，草木枯萎，砍伐破坏，凄沧清冷，一片萧条，萎靡不堪。
阳明司天，少阴君火，暴热时至，地气变化，暑热蒸腾，绵延强盛。
应合人体，阳气内郁，积而发病，小便无常，寒热往来，疟疾心痛。
回环四时，火气流行，发生冬季，草木枯槁，气候不寒，水不结冰。

天地之间，蛰虫高飞，嬉戏户外，蛰伏藏匿，置若不现，天地奇异。
太阳司天，盛行季节，寒水之气，下临于地，气流行移，行运于地。
天地之间，人居其中，五脏心脏，气从天气，火气耀扬，来势汹汹。
火热盛气，起而用事，心肺相连，必然累及，触伤二脏，机能失控。
寒冷凛然，非时而至，寒气太过，水结成冰，火气迫至，二气交锋。
人体发病，心热烦闷，咽喉干燥，常有口渴，鼻涕喷嚏，易生悲哀。
时有呵欠，热气寒气，狂妄报复，寒霜无常，复伤神气，善忘心痛。
太阳司天，太阴湿土，土能制水，土气滋润，水流丰盛，二者交互。
交互之中，寒湿客气，化生驾临，太阳寒气，太阴湿气，三气共存。
万物存在，因缘寒湿，发生变化，应合身体，水饮内蓄，腹中胀满。
不能饮食，皮肤麻痹，肌肉不仁，筋脉不利，甚有浮肿，背部生痈。
厥阴司天，风木之气，下临于地，五脏脾脏，气上从天，土气兴起。
土气隆盛，太湿土气，起而用事，土从木化，受其克制，功用亦变。
肝木脾土，二者不和，身体沉重，肌肉枯萎，饮食减少，口败无味。
风气行盛，宇宙之间，云气万物，随应动摇，人体病变，目眩耳鸣。
厥阴司天，少阳相火，风火相扇，火借风力，火气横行，地气暑热。
应合人体，身体大热，消烁津液，蒸腾外散，血水下流，灌注下肢。
气候温热，蛰虫不藏，飞舞在外，流水不冻，无以成冰，发病急速。
少阴君火，司天之时，火热盛气，下临大地，人身肺脏，上从天气。
燥金之气，起而用事，肺金受累，发病呈象，呼吸系统，鼻肺气管。
气喘呕吐，寒热喷嚏，鼻涕衄血，鼻塞不通，呼吸不畅，炎症在肺。
暑热流行，病发疮疡，高温暑热，如燃火焰，熔化金石，其状灼灼。
少阴司天，阳明燥气，地气干燥，寒凉清净，肃气常至，病在胸肋。
太阴司天，湿气下临，行运大地，肺脏之气，上从天气，彼此抵触。
寒水凉气，起而用事，遇之火气，必然受损，交锋争夺，必有损伤。
人体发病，胸中不爽，阳气大衰，阴气痿下，振奋无力，失去功用。
发病之际，土正旺时，狭路相逢，腰臀疼痛，转动不便，或生厥逆。
太阴司天，太阳寒水，地气凝涩，闭藏不出，大寒便至，蛰虫早伏。
呈现气象，寒气太过，土地冻裂，冰冻坚硬，应合于人，其状多样。
病发之际，小腹疼痛，妨害饮食，水气上乘，入侵肺金，上下不安。
寒水外化，少腹痛止，水气增多，口味觉咸，水气行畅，方可减退。

（十一）天地行气，繁衍根基

万物生长，皆有周期，一年之内，或有胎孕，或有不育，治而不全。

六气五行，动物之间，相胜制约，六气运行，匹配五行，生育强盛。
如若相逆，生育衰退，谓之曰道，自然规律，万物生化，皆有其道。
逢遇厥阴，风木司天，毛虫归木，安静等候，不孕不育，亦不耗损。
少阳相火，五行之中，羽虫归火，附和地气，天地相配，得以生育，
火能克金，五行之中，介虫属金，悖逆之下，介虫不生，静候佳时。
天地转换，厥阴在泉，下注地气，毛虫归木，从顺地气，则多生育。
因木克土，五行之中，倮虫归土，土气不盛，倮虫受损，羽虫不育。
少阴君火，司掌天气，羽虫归火，有天无地，羽虫不育，亦不耗损。
少阴司天，阳明燥金，介虫归金，同地之气，得以生育，繁衍后代。
金克木运，木气不盛，五行之中，毛虫归木，毛虫安详，不孕不生。
少阴君火，下注地气，五行之中，羽虫归火，同应地气，多有生育。
火克金运，介虫归金，形气背道，遭受损耗，抑制内生，不得生育。
太阴湿土，司管天气，倮虫归土，从顺同气，倮虫不育，亦不耗损。
太阴司天，太阳寒水，地下行令，鳞虫归水，同地之气，鳞虫多育。
水克火运，五行之中，羽虫归火，水火不容，制约火生，羽虫不长。
太阴湿土，倮虫形性，五行归土，同其地气，生机充盈，多有生育。
土克水运，五行之中，鳞虫归水，生长受限，发育迟缓，不育不生。
少阳相火，司管天气，羽虫归火，同应天气，羽虫不育，亦不耗损。
少阳司天，厥阴风木，行令地泉，毛虫归木，同地之气，故多生育。
木克土运，鳞虫不生，少阳在地，羽虫归火，同其气运，则多生育。
火克金运，介虫归金，与火向背，遭受损耗，介虫静待，不孕不育。
阳明燥金，司管天气，介虫归金，同天之气，介虫安静，不生不育。
阳明司天，少阴君火，在之泉地，羽虫归火，同地之气，多生多育。
火克金运，介虫归金，不得生成，阳明在地，介虫归金，则多生育。
金克木运，五行之中，毛虫归木，木有损耗，毛虫不生，静待其时。
太阳寒水，司管天气，鳞虫归水，同天气化，鳞虫安静，不孕不育。
太阳司天，太阴湿土，行令地泉，倮虫归土，同地之气，故多生育。
太阳在泉，五行之中，鳞虫归水，通其地气，顺和天地，则多生育。
水克火运，羽虫归火，其内损耗，羽虫安静，发育迟缓，不孕不育。
五运六气，六气所主，司管在天，五运在泉，相互制约，岁运潜藏。
秉承五行，在泉行气，我所胜者，万物而立，有所生化，不断绵延。
司天行气，制约岁气，胜过我者，形成其色，汇聚六气，制约五行。
地泉气令，形成外形，五虫繁盛，个体衰微，随合天地，六气五运。
胎孕不育，二者有别，生化状况，各有差异，运气常度，在之中根。

中根之外，亦有六气，五行施化，万物生化，五气五味，五色五类。

（十二）根生万物，天地二气

根于中者，谓之神机，主宰掌管，生化作用，神之离去，化生停止。
根于外者，谓之气立，六气在外，六气不存，生化运行，随之断绝。
六运潜行，各有制约，各有相胜，各有相生，各有相成，交融其中。
人立天地，微乎其微，岁运六气，复合其内，不知其变，妄谈生化。
万物肇始，受气生化，气散有形，敷布繁殖，气根其中，象形分化。
五谷资生，生化有别，厚薄有异，成熟收成，有少有多，始末各异。
五谷繁衍，生化运行，非天之气，不可以生，非地之气，不可以长。
寒热燥湿，气化作用，各有不同，触及万物，从顺逆反，变化不息。
少阳相火，发生地泉，寒毒之物，不生不长，火能克金，辛辣归金。
味辛之物，被克不生，所主之味，苦酸二味，谷类五色，青色火红。
阳明燥金，主宰地气，湿毒之物，不生不长，金木不和，酸味归木。
味酸属木，风木被克，所主之味，辛苦甘味，谷类五色，火红素色。
太阳寒水，主司地泉，热毒之物，不生不长，水火相克，苦味归火。
苦味之物，不孕不生，所主之味，淡咸二味，五色谷类，土黄黑色。
厥阴风木，主宰地气，消毒之物，不生不存，甘味生命，不生不存。
所主之味，酸苦二味，谷类五色，青红二色，归于五脏，肝脏心脏。
厥阴在下，少阳司天，上阳下阴，木火相合，气化专一，其味纯正。
少阴君火，气运地泉，寒毒之物，不生不存，味辛之物，不生不存。
所主之味，辛苦甘味，五色谷类，白色火红，五脏归属，肺脏心脏。
太阴湿土，主宰地气，燥毒之物，不生不增，咸味气热，不生不存。
所主之味，甘咸二味，谷类五色，土黄黑色，归属五脏，脾脏肾脏。
太阴在下，土居中央，气化淳厚，足以制水，咸味生成，得以内守。
气性专精，土能生金，辛味归金，得以化生，脾脏肺脏，母子关系。

（十三）治病调气，扶正为本

天地之气，充盈寰宇，人居其中，受纳二气，不及不足，补法顺气。
二气太过，病生有余，反其道行，逆行其气，寒热盛衰，据此用术。
上下内外，治病之道，采用之术，探求病因，察看其状，辨别阴阳。
体强身壮，耐受性味，厚味药物，体弱不强，鲜少耐受，味薄药物。
病气相反，发病在上，治其在下，病下治上，病在中央，治其四旁。
治疗热病，则用寒药，用温服法，治寒之病，则用热药，用凉服法。

治之温病，则用凉药，用冷服法，治清冷病，则用温药，用热服法。
下消之术，通畅积滞，削减之法，攻坚去积，用上吐法，治上部实。
补法治虚，泻法治实，久病新病，辨明虚实，巧用其术，术为道用。
病有新陈，方有大小，药物有毒，或之无毒，服用之时，自有其道。
大毒之药，病有十分，已去六分，不可再服，凡药有毒，况乎大毒。
一般毒药，病有十分，病去七分，不可再服，小毒药物，去病八分。
若药无毒，病去九分，不可再服，谷类肉类，果类蔬菜，调养即可。
邪去正复，病已痊愈，用药过度，伤其正气，邪气未尽，仍如上法。
用药之时，上通天文，下知地理，中通人事，天人相应，不可违背。
实证用补，其效重实，虚症误下，使其重虚，人易早折，危害生命。
误补有余，邪气更盛，误泄甚烈，伤人正气，断送性命，万不可做。
久病之人，气机通顺，身体瘦弱，正气不强，不得康复，不可大意。
天地气化，天地之道，非人所及，四时运行，自有规律，不可违反。
经络畅通，血气和顺，恢复正气，与之常人，注意保养，协调阴阳。
收心精修，等待天时，谨慎守护，内藏真气，不得消耗，形神一体。
人与天地，与之相应，顺应四时，运行规律，善于调养，协调阴阳。

七十一、六元正纪大论

（一）六气运行，贵在察悟

六气运行，正常异常，生化变化，正气邪气，彼此交争，体内生变。
邪气胜出，化生疾病，甘苦辛咸，酸淡诸气，随之变性，唆使从邪。
五运主岁，主岁运气，司天行气，相顺相逆，相生相制，复杂多变。
司天在泉，行气为基，通天纲纪，从地性理，协调运气，调和化生。
上下合德，互遵伦道，天地升降，不失其宜，五运宣行，政通清明。
调至正味，五味运化，化生精华，精华润泽，恰到其处，归于正道。
天地二气，归一总纲，天地纲纪，变化渊源，大道深邃，明察彻悟。
干支属类，一般顺序，确立纪年，主岁运气，各步行气，五运值年。
寒暑燥湿，风火六气，司天在泉，自然之道，洞悉规律，调养身体。
阴阳二气，屈伸有道，浅近易知，民之不惑，加以推演，预判未知。

（二）寒水行令，主客气变

一年四时，气候有变，天地行气，交争互变，五运六气，融合排序。
春主风木，夏主烈火，长夏湿土，金秋燥金，冬主寒水，次第排开。
厥阴风木，少阴君火，少阳相火，太阴湿土，阳明燥金，太阳寒水。
六气排序，应合五运，五运化生，根植四时，气运强弱，主客相移。
太阳寒水，值年施政，辰年戌年，壬辰之年，壬戌之年，施政主岁。
寒水司天，太阴湿土，在地行令，丁壬木运，壬为阳年，运在太角。
木运行气，谓之曰风，正常气化，风声鸣鸣，启动升发，万物开启。
异常变化，大风震撼，摧毁折拔，攻击头项，头目眩晕，视物不明。
主运之气，客运之气，分为五步，初运太角，二运少徵，三运太宫。
四运少商，终运太羽，主运客运，彼此相同，起于太角，终于太羽。
戊辰戊戌，至此二年，运火虽过，寒水司天，力克运火，二者平气。
太阳寒水，司管在天，太阴湿土，主政在泉，戊癸火运，戊为阳年。
运为太徵，火运行气，化生为热，正常气化，外行之气，温暑郁热。
反常气变，火炎沸腾，致生疾病，热邪郁滞，客运气行，分之五步。
初运太徵，二运少宫，三运太商，四运少羽，终运太角，依次排序。

主运五步，初运少角，二运太徵，三运少宫，四运太商，终运少羽。
甲辰之年，甲戌之年，值此二年，既为岁会，又同天符，主客表里。
太阳寒水，司管天气，太阴湿土，主管地泉，甲己土运，甲为阳年。
运为太宫，土运行气，多生阴雨，正常气运，柔软厚重，润泽四方。
反常变化，骤雨发作，震撼惊骇，致病呈象，内湿蓄积，湿邪下重。
客运五步，初运太宫，二运少商，三运太羽，四运少角，终运太徵。
主运五步，初运太角，二运少徵，三运太宫，四运少商，终运太羽。
太阳寒水，司管天气，太阴湿土，主政地泉，己庚金运，庚为阳年。
运为太商，金运之气，肃杀清凉，正常气化，雾露萧戌，由热转寒。
反常变化，肃杀凋零，所致疾病，津液干燥，胸背满闷，多在肺脏。
客运五步，初运太商，二运少羽，三运太角，四运少徵，终运太宫。
主运五步，初运少角，二运太徵，三运少宫，四运太商，终运少羽。
丙辰之年，丙戌之年，值此二年，均为天符，主运客运，和谐同振。
太阳寒水，司管在天，太阴湿土，主政地泉，丙辛水运，丙为阳年。
运为太羽，水运行气，寒冷冰封，正常气运，寒风凛冽，凝剑凄惨。
反常变化，冰雪霜雹，大寒盛行，入侵肌表，留滞筋肉，关节空隙。
客运五步，初运太羽，二运少角，三运太徵，四运少宫，终运太商。
主运五步，初运太角，二运少徵，三运太宫，四运少商，终运太羽。
凡此辰戌，太阳司天，主政行气，气运太过，先天时序，不期而至。
太阳寒水，司管天气，气性寒厉，太阴湿土，司管地泉，其气沉静。
寒水上升，临视太空，阳气之行，不得施令，水土二气，彼此相合。
二气融合，天地融通，相呼相应，上应晨星，镇星之光，光射较强。
应在谷类，应于五色，黑色黄色，司天之政，寒冷严厉，在泉徐缓。
寒水行政，盛行驰张，阳气萎靡，不得伸张，湖泽之中，多呈寒象。
阳热不见，升腾沉陷，火气欲发，等待其时，方能舒展，展现阳气。
主气少阳，居为三气，火气过胜，应时之雨，水泄穷尽，不降二气。
四气并行，在泉用事，雨水极止，云散天开，气复太阴，主令施政。
云会北极，雨府居处，湿气布化，润泽万物，太阳寒气，布于高空。
少阴雷火，蠢动在下，寒湿之气，持续上生，气交争夺，气交则变。
身体受累，多患寒湿，肌肉痿弱，两足痿软，大便泄泻，血液外溢。

（三）厥阴少阳，六气行令

初之气运，主气运行，厥阴风木，客气运行，少阳相火，司管天地。
上年行气，地气迁移，退位让出，温气盛行，草木繁荣，于时较早。

易患疫疠，温热疾病，袭来流星，发作身热，头痛呕吐，肌肤疮疡。
二之气运，主气运行，少阴君火，客气主地，阳明燥金，凉气盛行。
阳气萎靡，不得舒发，倍感凄惨，草木遇寒，生长受限，无以生发。
火气受抑，内热蓄积，蔓延膨胀，气郁不舒，腹中胀满，寒气肇始。
三之气行，主气运行，少阳相火，客气运行，太阳寒水，司天行令。
寒气大作，雨水猛降，易患寒病，发病于外，热反藏内，痈疽发生。
下利如注，心热烦闷，热郁内藏，易伤心神，若不急治，病多危重。
四之气行，主气运行，太阴湿土，客气行运，厥阴风木，风湿二气。
二气交争，气交之际，湿得风气，化生为雨，万物盛长，发育成熟。
易患疾病，大热少气，肌肉痿弱，两足痿软，消化异常，下利赤白。
五之气行，主气行运，阳明燥金，客气行运，少阴君火，阳气重振。
施化政令，草木借机，舒展盛长，育化成熟，身感舒畅，多无病疾。
终之气行，主气运行，太阳寒水，客气运行，太阴湿土，地气施令。
湿气盛行，阴寒冷气，凝集寰宇，尘埃昏暗，笼罩八方，一片凄惨。
寒风骤至，土气不胜，脾无长养，妊娠少妇，胎儿发育，危及化生。
太阳寒水，司天之年，火气郁滞，迟迟不行，宜食苦味，泻除内火。
以燥克湿，以温克寒，折减寒水，资助火气，调和阴阳，防其太过。
岁气之时，多食谷类，保全真气，迂回贼风，避免虚邪，安定正气。
运与气行，寒湿相并，内气微弱，黄芪补气，以气补血，气血双修。
寒气主令，寒性药品，避开寒气，热气主令，热性药品，避开热气。
主令之时，凉性药品，避开凉气，主令之时，温性药品，避开温气。
饮食调养，亦遵其道，气候反常，变化多样，不拘一格，以变应变。

（四）燥金行令，主客气变

六气行运，阳明燥金，施政行令，卯年酉年，丁卯丁酉，值此之年。
阳明燥金，司天行令，少阴君火，在泉运行，丁壬木运，丁为阴年。
木运少角，木运不及，欲克燥金，清气胜气，胜气之后，火热来复。
木运不及，司天燥金，交争胜出，金兼木化，反得其政，金运平气。
丁卯之年，丁酉之年，运气为风，胜气为清，复气为热，交互往复。
客运五步，初运少角，二运太徵，三运少宫，四运太商，终运少羽。
癸卯癸酉，主运五步，同步客运，二者相同，起于少角，终于少羽。
燥金司天，少阴君火，在泉运行，戊癸火运，癸为阴年，故应少徵。
火运不及，五行克水，寒气胜气，胜气之后，土生雨气，来复交错。
火运不及，无力克金，司天金气，得政行令，故同金运，金运平气。

凡此二年，运气为热，胜气为寒，复气为雨，三气交织，流行天地。

客运五步，初运少徵，二运太宫，三运少商，四运太羽，终运少角。

主运五步，初运太角，二运少徵，三运太宫，四运少商，终运太羽。

已卯已酉，燥金司天，少阴君火，在泉运行，甲已土运，已为阴年。

运为少宫，土运不及，五行克木，风气胜气，胜气之后，金凉来复。

凡此二年，主客交争，胜复气同，运气为雨，胜气为风，复气为凉。

客运五步，初运少宫，二运太商，三运少羽，四运太角，终运少徵。

主运五步，初运少角，二运太徵，三运少宫，四运太商，终运少羽。

已卯已酉，燥金司天，君火在泉，已庚金运，已为阴年，运为少商。

金运不及，则克我火，热气胜气，胜气之后，生我之水，寒气来复。

金运不及，司天金气，得到相助，天地运气，金运平气，施政行令。

已卯已酉，凡此二年，运气为凉，胜气为热，复气为寒，交替其中。

客运五步，初运少商，二运太羽，三运少角，四运太徵，终运少宫。

主运五步，初运太角，二运少徵，三运太宫，四运少商，终运太羽。

辛卯辛酉，燥金司天，君火在泉，丙辛水运，辛为阴年，故运少羽。

水运不及，则克我土，雨气胜气，胜气之后，我生之木，风气来复。

辛卯辛酉，胜负之气，均为相同，运气为寒，胜气为鱼，复气为风。

客运五步，初运少羽，二运太角，三运少徵，四运太宫，终运少商。

主运五步，初运少角，二运太徵，三运少宫，四运少商，终运少羽。

卯酉之年，阳明燥金，司天行令，气运不及，后天时至，往来回复。

天地之间，阳明燥金，气行急切，少阴君火，在泉运行，气性盛明，

金气不及，火气乘势，阳气专令，炎暑盛行，万物干燥，表皮坚硬。

金气不及，木无所谓，和风运行，风气燥气，兼并流行，气交之内。

阳气盛多，阴气微少，阳气盛极，物极必反，阳气衰后，阴气来复。

主客二气，太阴太阳，主令之时，云归雨府，湿气敷布，燥气变润。

六气变幻，应在谷类，五色白赤，谷物生长，间气太过，过早成熟。

金气不及，火气胜气，损伤秋虫，水气来复，折损火类，属火羽虫。

金气火气，二气相合，以为功德，上应太白，荧惑二星，星光强烈。

司天行令，急切猝暴，在泉行气，蛰虫活动，不欲归藏，流水无冰。

身体疾病，易患咳嗽，咽喉肿塞，寒热到来，发作急暴，振动寒溧。

燥金行气，至早急切，属木毛虫，催伤乃死，泉热后至，介虫灾殃。

胜气复气，发作急暴，扰乱不定，司天清气，在泉热气，气交于内。

（五）厥阴太阴，六气行令

初之气生，主气行运，厥阴风木，客气行运，太阴湿土，主客相遇。

上年气运，在地行令，迁移退位，阳明司天，燥金主事，主政行令。
阴气运行，整合凝集，天气肃历，水乃结冰，寒水气化，腾腾天空。
民生病疾，内热胀满，满目浮肿，多有睡意，鼻塞衄血，喷嚏呵欠。
反胃呕吐，小便赤黄，发病重急，小便淋沥，内部通畅，小腹隐痛。
二气行运，主气行令，少阴君火，客气流行，少阳相火，二火用事。
阳气散布，阳光和煦，深感舒适，万物或热，启动分化，生长繁荣。
若有疫疠，大行时至，人若患病，易生猝暴，危及生命，倍加深思。
三气行令，主气运行，少阳相火，客气运行，阳明燥金，在地施政。
客气散布，凉气大行，客气燥干，主气生热，相互交合，融合一处。
燥气急行，湿气复来，化生润泽，燥湿交加，侵袭人体，患寒热病。
四之气运，主气行令，太阴湿土，客气行运，太阳寒水，二者交合。
水土气化，寒雨下降，化生湿邪，侵入人体，多生病疾，表象多样。
人体失衡，猝然仆倒，振动战栗，神明失聪，谵言妄语，气虚气弱。
咽喉干燥，胸部心痛，痈肿疮疡，疟疾寒冷，肢体萎软，大便带血。
五之气行，主气行令，阳明燥金，客气运行，厥阴风木，二气共存。
秋行春令，草木生长，又获繁荣，人之身体，相对平和，少生病疾。
终之气运，主气行令，太阳寒水，客气运行，少阴君火，在地行运。
阳气上升，气多湿暖，蛰虫出穴，游走于外，流水潺潺，无有冻冰。
民之身体，多有康健，平安平和，阳气盛烈，温度上升，易发温病。
阳明司天，执岁之年，三餐进食，迎合岁气，选取谷类，以安正气。
巧用间气，取其谷类，去除邪气，阳明岁年，咸苦辛味，获其药性。
融入生活，汗之清稀，散之邪气，削减淫邪，抑制生化，维持稳态。
寒热轻重，决方多少，根据天地，行运气令，相生相克，灵活应对。
中运之气，地中热气，二者相同，司天凉气，相同之品，宜多选取。
中运之气，司天凉气，二者相同，地之热气，相同之品，多以选用。
寒气主令，选用凉药，避开其时，温气主令，用之温药，应避之时。
饮食调养，遵照此法，触类相通，反常之变，不拘一格，阴阳为基。

（六）相火行令，主客气变

少阳相火，施政行令，寅年申年，壬寅壬申，值此二年，同为天府。
少阳相火，司天行令，厥阴风木，行气在地，丁壬木运，壬为阳年。
运为太角，木运行气，风气鼓动，正常化气，风声袅袅，生理开启。
反常气变，大风振作，摧毁折断，风靡大地，潇潇瑟瑟，惊动侵扰。
风化为邪，触及皮肤，入侵体内，头目眩晕，两胁支撑，神魂惊骇。

客运气行，分走五步，初运太角，木气太过，二运少徵，火气不足。

三运太宫，土气太过，四运少商，燥金不及，终运太羽，寒水太过。

主运客运，二气相同，参伍正化，起始太角，终于太羽，二气吻合。

戊寅戊申，天符岁年，司天行气，行地之气，二者气性，彼此相同。

少阳相火，司天行令，厥阴风木，在地盛行，戊癸火运，戊为阳年。

运为太徵，气运活跃，呈现暑热，正常气化，行运施令，火盛热郁。

反常气变，火炎沸腾，致病热郁，迫血妄行，血液溢泄，心胸疼痛。

客运行气，分走五步，初运太徵，火气过剩，二气少宫，湿土不足。

三运太商，燥金太过，四运少羽，寒水不足，终运太角，风木太过。

主运五步，行气施令，初运少角，风木不足，二运太徵，火热太过。

三运少宫，脾土不足，四运太商，燥金太过，终运少羽，寒水不足。

甲寅甲申，值此二年，少阳相火，司天行令，厥阴风木，在地盛行。

甲己土运，甲为阳年，运为太宫，土运行气，行运流动，化为阴雨。

正常气化，柔软厚重，润泽万物，反常气变，风飘雨骤，震撼惊骇。

诱发疾病，内湿集聚，不可外撤，身体沉重，体表浮肿，水饮脾满。

客运行气，分走五步，初运太宫，湿土过旺，二运少商，燥金不足。

三运太羽，寒水太过，四运少角，风木不及，终运太徵，火气旺盛。

主运之气，行令五步，初运太角，风木旺盛，二运少徵，火气不足。

三运太宫，湿土过旺，四运少商，燥金不及，终运太羽，寒水太过。

庚寅庚申，值此二年，少阳相火，司天行令，厥阴风木，在地盛行。

已庚金运，庚为阳年，运为太商，金运太过，司天相火，盛行相克。

二气相遇，金运平气，金运行气，气性寒凉，正常气化，雾露清冷。

反常变化，肃杀凋零，致病发作，侵扰肩背，逼入胸中，多生咳喘。

客运行气，分走五步，初运太商，燥金太过，二运少羽，寒水不足。

三运太角，风木过旺，四运少徵，火气不足，终运太宫，湿土过旺。

主运行气，亦分五步，初运少角，风木不足，二运太徵，火气过旺。

三运少宫，湿土不及，四运太商，燥金过旺，终运少羽，寒水不足。

丙寅丙申，值此二年，少阳相火，司天行令，厥阴风木，在地盛行。

丙辛水运，丙为阳年，运为太羽，水运行气，水为载体，化生为寒。

正常气化，凝敛凄惨，寒风凛冽，反常气变，冰雪霜雹，病寒浮肿。

客运行气，分走五步，初运太羽，寒水太过，二运少角，风木不足。

三运太徵，火气过旺，四运少宫，湿土不及，终运太商，燥金过盛。

主运行气，分为五步，初运太角，风木过旺，二运少徵，火气不足。

三运太宫，湿土过旺，四运少商，燥金不足，终运太羽，寒水过旺。

寅申之年，少阳司天，施政行令，行气太过，先天时至，提前入住。
司天气运，得其正位，厥阴风木，在地行令，二气交争，扰动不宁。
大风突起，草木倒卧，飞沙走石，少阳阳火，行气流行，风靡天空。
岁半之前，君火相火，太阴湿土，行令之时，阴气流行，阳气布化。
雨乃发生，应时而降，少阳相火，厥阴风木，木火相生，同为功德。
上应星宿，荧惑岁星，二星之光，发散强烈，应在谷类，赤色青色。
司天施政，严酷有力，在泉行令，受之扰动，司天在泉，二气交争。
相参敷布，云雾沸腾，流动不定，太阴湿土，气交生寒，凉雨并起。
民生病疾，患寒于内，外部疮疡，内为泄泻，腹内胀满，郁郁寡欢。
寒热二气，反复发作，疟疾泄泻，耳聋目瞑，呕吐气郁，胀肿色变。
遇此境况，调和而顺，不与抗争，巧妙疏导，因势趋利，助推行运。

（七）厥阴少阴，六气行令

初之气行，主气行令，厥阴风木，客气行令，少阴君火，徐徐到来。
上年少阴，在地行运，迁移退位，风气盛时，充斥寰宇，动摇不宁。
主客二气，木火相生，寒气退去，气温升高，草木生长，迅疾繁荣。
偶有气变，寒气时至，交争之下，势单力薄，消匿而去，无有杀伐。
温热病生，发病征象，气郁逆上，血液外溢，双目赤肿，咳嗽气逆。
头重沉痛，血崩溢出，胁部胀满，温热化邪，皮肤腠理，侵袭生疮。
二之气运，主气施政，少阴君火，客气行令，太阴湿土，二气相遇。
火气力弱，湿土气盛，郁遏火气，火气内存，无以外驰，积而不散。
白色云埃，四方升起，云气汇聚，归于雨府，风气弱小，不胜湿土。
湿气徐升，雨水降下，民生病疾，内热集聚，逆上而行，热郁上部。
咳嗽气逆，呕吐发作，疮疡生内，胸咽不利，头痛身热，昏愦脓疮。
三之气运，主气行令，少阳相火，客气运行，少阳相火，主客气同。
司天之气，施布政令，炎暑时至，少阳相火，上临在天，火气甚过。
天地暴热，雨水穷尽，多无降下，民患热病，发于体内，惊扰身心。
耳聋目瞑，血液外溢，生疮化脓，咳嗽呕吐，鼻塞衄血，口渴咽干。
喷嚏呵欠，喉中痒疼，双目赤肿，内热不去，集聚爆发，危及生命。
四之气行，主气行令，太阴湿土，客气运行，阳明燥金，阳明主令。
阳明行气，凉气徐入，炎暑气运，时而复来，白露降下，平和无殃。
五之气运，主气行令，阳明燥金，客气行运，太阳寒水，二气交遇。
阳气乃去，寒气时至，阳气敛藏，气门乃闭，树木遇寒，提早凋零。
民应其变，应避寒邪，通晓六气，深悟其道，居处周密，避其锋芒。

145

终之气运，主气行令，太阳寒水，客气施政，厥阴风木，二气相遇，
在地行气，位居正位，风气乃至，雾气流行，暖意时至，万物生机。
人之身体，气机外泄，阳气外泄，不能禁固，心痛在胸，多有咳嗽。
概而言之，少阳司天，遇此岁年，中运司天，二气太过，抑制强势。
不胜之气，助推提升，升起活力，折减消弱，致郁胜气，二气平和。
本岁之年，咸辛酸味，亦多食用，渗泄水渍，发散邪气，调和身心。
推演天气，寒热变化，调治其中，抑制太过，消减邪气，顺应身体。
中运之年，太角风木，太徵火气，行令之时，岁气风热，二者不同。
不同有别，失其平衡，抑强扶弱，以寒克热，寒热有度，恢复常态。
太宫湿土，太商燥金，太羽寒水，岁气风热，二者不同，彼此交遇。
寒凉食品，少用慎用，热气盛行，化热药品，避其锋芒，刚柔并济。
热气主令，药物用温，避开温性，主令之时，用寒药品，避寒主令。
用凉药品，避开凉气，主令之时，饮食调养，活学活用，触类旁通。
气候反常，变化飘忽，不拘一格，因地制宜，因时制宜，融会贯通。

（八）湿土行令，主客气变

太阴湿土，丑年未年，施政行令，丁丑丁未，值此二年，司天行令。
太阳寒水，在地盛行，丁壬木运，丁为阴年，运为少角，少角风木。
木运不及，力不从心，无以克金，阳明燥金，清气胜出，盛行天地。
清气过后，火热来复，值此二年，胜负二气，二者相同，施政行令。
木运不及，风木气弱，无力克土，司天之气，得政行令，土运平气。
值此二年，运气为风，鼓动空气，胜气为清，清寒涩涩，复气为热。
客运行气，分走五步，初运少角，风木不盛，二运太徵，火气过旺。
三运少宫，湿土不及，四运太商，燥金太过，终运少羽，寒水不足。
客运主运，二气相同，气得参伍，二气行运，起始少角，终于少羽。
癸丑癸未，值此二年，太阴湿土，司天行令，太阳寒水，在地盛行。
戊癸火运，癸为阴年，运为少徵，火运不及，胜火寒水，盛行而出。
胜气过后，雨气来复，值此二年，胜负二气，二者相同，行运施令。
值此二年，运气为热，胜气为寒，寒气流行，复气为雨，浇灌大地。
客运行气，分走五步，初运少徵，火气不足，二运太宫，湿土过旺。
三运少商，燥金不及，四运太羽，寒水太过，终运少角，风木不足。
主运行气，分走五步，初运太角，风木过旺，二运少徵，火气不及。
三运太宫，湿土过旺，四运少商，燥金不及，终运太羽，寒水太过。
已丑已未，值此二年，归类分属，太已天符，太阴湿土，司天行令。

太阳寒水，在地盛行，甲已土运，已为阴年，运为少宫，土运不及。
木克土气，风气胜出，胜气终末，燥金来复，清气行令，施政行运。
值此二年，胜复二气，二者相同，土运虽弱，得天之土，土运平气。
凡此二年，行运之气，化生为雨，胜气为风，复气为清，复来清寒。
客运行气，分走五步，初运少宫，土运不及，二运太商，燥金过旺。
三运少羽，寒水不及，四运太角，风木过旺，终运少徵，火气不足。
主运气运，亦分五步，初运少角，风木不及，二运太徵，火气过旺。
三运少宫，土运不及，四运太商，燥金过盛，终运少羽，寒水不及。
乙丑乙未，值此二年，太阴湿土，司天行令，太阳寒水，在地盛行。
已庚金运，已为阴年，运为少商，金运不及，克金行气，火热胜气，
胜气终末，寒气复来，值此二年，胜负二气，二气相同，施政行令。
凡此二年，行运之气，化生凉爽，胜气为热，复来气运，为之寒冷。
客运行令，分走五步，初运少商，燥金不及，二运太羽，寒水太过。
三运少角，风木不足，四运太徵，火气太过，终运少宫，土运不及。
主运气运，亦分五步，初运太角，风木过旺，二运少徵，火气不及。
三运太宫，土运过旺，四运少商，燥金不及，终运太羽，寒水太过。
辛丑辛未，值此二年，俱同岁会，太阴湿土，司天行令，盛行在天。
太阳寒水，在地行气，丙辛水运，辛为阴年，故运少羽，水运不及。
克水气运，谓之土运，雨气胜出，胜气终末，化生木运，风气来复。
值此二年，胜负二气，二气相同，水运不及，司天土气，胜出行令。
土兼水化，土运平气，凡此二年，运气为寒，胜气为土，复气为风。
客运行气，分走五步，初运少羽，寒水不及，二运太角，风木过旺。
三运少徵，火气不足，四运太宫，土气过旺，终运少商，燥金不足。
主运行运，划分五步，初运少角，风木不及，二运太徵，火气过旺，
三运少宫，土运不足，四运太商，燥金过旺，终运少羽，寒水不及。
丑未之年，太阴湿土，司天行政，运气不及，滞后时至，二气交互。
太阳寒水，在地行令，二气皆阴，阴专行令，阳气退避，时有大风。
风靡兴起，司天运气，沉降于地，在地气令，上腾于天，天地气变。
八荒九野，雾气昏暗，白色云埃，四方升起，云奔南极，至于雨府。
太阴湿土，太阳寒水，二气主令，寒雨萧瑟，万物成熟，夏末秋初。
民患病疾，多有寒湿，腹部胀满，全身肿胀，体表浮肿，痞满气逆。
寒气厥逆，筋脉拘急，湿气寒气，二气交合，比肩同力，盛行天地。
尘埃化生，黄黑天气，充斥寰宇，上应星辰，镇晨二星，发光强烈。
司天行气，行令严肃，在地气运，寂静沉着，应在谷类，黄色黑色。

司天行气，阴气凝集，盛行天上，在地行气，寒气积聚，走行于下。
寒水气运，胜于火气，阴寒行气，化生冰雹，阳光散射，不得施令。
应合谷物，太过岁年，应在高地，不及之年，应在低凹，甚过应晚。
气运变化，养生之道，必应天地，间谷间气，太过行气，得以成熟。

（九）太阴厥阴，六气行令

太阴六气，初之气行，主气行运，厥阴风木，客气行令，厥阴风木。
上年气运，在地行运，迁移退位，主客二气，二者相同，春气化正。
风气徐来，和煦布化，万物繁荣，春风得意，身体平和，理畅舒适。
湿气行运，风气所迫，降雨较迟，五脏之中，春季应肝，民多患病。
血液外溢，筋络拘急，牵拉强直，关节不利，身体沉重，筋脉痿软。
二气行运，主气行令，少阴君火，客气施政，少阳君火，主客相同。
火气化生，得之正位，万物因火，生化旺盛，民生温热，疫疠同行。
湿热二气，二者交迫，雨水时降，温病疫疠，同时行运，远近相同。
三之气行，主气行令，少阳相火，客气运行，太阴湿土，主客交互。
司天之气，布化行令，湿气乃降，地气上升，雨水常降，寒气复来。
四之气行，主气行令，太阴湿土，客气行令，少阳相火，主客相遇。
相火加临，主气之上，湿热合化，地气上升，天气否隔，二者不通。
早晚之间，寒风吹来，热气寒气，二者交迫，烟雾凝集，草木之上。
湿化气运，不得流动，白露阴布，树叶变黄，寒气渐强，彰显秋令。
五之气运，主气行令，阳明燥金，客气行令，阳明燥金，主客相同。
凄惨寒凉，凉气发令，寒露降下，霜乃早降，草木萎黄，树叶凋落。
寒气逼入，触及肌肤，波及腠理，养生调理，居处周密，防患秋病。
终之气行，主气行令，太阳寒水，客气运行，太阳寒水，主客相同。
寒气大起，湿气疾化，霜乃聚积，阴气凝结，水结坚冰，阳光微弱。
寒邪强入，民之患病，关节僵直，活动不灵，腰部臀部，多生疼痛。
太阴湿土，司天岁年，致郁邪气，消减弱化，不胜之气，助增其势。
生化之源，补益匮缺，调和平态，食用谷类，保全真气，调养精气。
太阴本年，宜用苦味，以燥去湿，以温去寒，发病甚烈，下泻去湿。
内湿不泄，湿气外溢，肌肉溃烂，皮肤破裂，水血交融，皮肤多病。
岁运岁气，二者相同，其性为寒，热性食药，多用调和，疏导湿气。
凉性药品，避开凉气，施政行令，寒性药品，避开寒气，主政行令。
热性药品，避开热气，主政行令，温性药品，饮食调养，迎合其道。

（十）少阴执年，主客气运

少阴君火，施政行令，子年午年，壬子壬午，值此二年，盛行在天。

少阴君火，司天行令，阳明燥金，行气在地，丁壬木运，壬为阳年。

运为太角，风木过旺，木运行令，风气鼓动，正常气运，风声潇潇。

反常行变，大风震撼，摧毁折拔，疾病发生，多在胁下，支撑胀满。

客气运行，分走五步，初运太角，风木过旺，二运少徵，火气不足。

三运太宫，湿土过旺，四运少商，燥金不及，终运太羽，寒水过盛。

主运行气，客运相同，起于太角，风木过盛，终于太羽，寒水过旺。

戊子之年，天符岁年，戊午之年，太一天符，值此二年，少阴阳明。

少阴君火，司天行令，阳明燥金，在地行气，戊癸火运，戊为阳年。

运为太徵，火气太过，炙热酷暑，正常气运，温暖光曜，郁热蒸腾。

反常行变，炎火沸腾，民生疾病，多为上逆，热聚上身，血液外溢。

客运行令，分走五步，初运太徵，火气过旺，二运少宫，湿土不及。

三运太商，燥金过旺，四运少羽，寒水不足，终运太角，风木过旺。

主运行气，亦分五步，初运少角，风木不及，二运太徵，火气过旺。

三运少宫，湿土不及，四运太商，燥金过程，终运少羽，寒水不足。

甲子甲午，值此二年，少阴君火，司天行令，阳明燥金，在地行气。

甲己土运，甲为阳年，运为太宫，土运过盛，土运行气，化生阴雨。

正常气运，柔软厚重，润泽四方，反常气变，狂风骤雨，震撼惊骇。

民生病疾，湿气内积，聚集体内，无以外泄，腹中胀满，肢体沉重。

客气行运，分走五步，初运太宫，湿土过旺，二运少商，燥金不及。

三运太羽，寒水过盛，四运少角，风木不足，终运太徵，火气过旺。

主运行令，分走五步，初运太角，风木过旺，二运少徵，火气不足。

三运太宫，湿土过旺，四运少商，燥金不及，终运太羽，寒水过旺。

庚子庚午，值此二年，少阴君火，司天行令，阳明燥金，在地行气。

己庚金运，庚为阳年，运为太商，燥金太过，司天相火，强盛克金。

金运行气，萧瑟凉爽，正常气运，雾露涩涩，反常气变，肃杀凋零。

清寒运气，触及皮肤，逼入腠理，徐徐客内，病生脏腑，清寒下沉。

客运行气，分走五步，初运太商，湿土过旺，二运少羽，寒水不及。

三运太角，风木过旺，四运少徵，火气不足，终运太宫，湿土过旺。

主运行气，分走五步，初运少角，风木不及，二运太徵，火气过旺。

三运少宫，湿土不及，四运太商，燥金过盛，终运少羽，寒水不及。

丙子丙午，值此二年，少阴君火，司天行令，阳明燥金，在地行气。

丙辛水运，丙为阳年，运为太羽，寒水过盛，施政行令，天地彻寒。
正常气运，凝敛凄惨，寒风凛冽，反常气变，冰雪霜雹，病为寒气。
客运行气，分走五步，初运太羽，寒水强盛，二运少角，风木不及。
三运太徵，火气过旺，四运少官，湿土弱小，终运太商，燥金盛大。
主运行气，亦分五步，初运太角，风木过旺，二运少徵，火气不足。
三运太宫，湿土过盛，四运少商，燥金不及，终运太羽，寒水太过。
子午之年，少阴司天，施政行令，君火太过，先天时运，不期而至。
少阴司天，司天气运，阳关普照，阳明在地，燥金清寒，地气肃杀。
初始气行，客气清寒，上年终气，少阳暑热，二者相交，交融化生。
司天为热，在地生燥，二气相加，云驰雨府，湿化气运，顺势流行。
化生为雨，应时而降，金运燥气，火运热气，二者相合，融合发力。
上应繁星，荧惑之星，太白之星，二星发光，闪烁明亮，悬挂太空。
司天行政，光明烁烁，在地气运，行进急切，应于谷类，赤色白色。
水运寒气，火运热气，相持交争，疾病发生，上身病热，下身病凉。
寒气热气，相互碰撞，扰悬中部，民患病疾，咳嗽气喘，血液上溢。
鼻塞喷嚏，双目赤肿，眼角生疮，寒气厥逆，并入胃部，翻滚折腾。
心腰痛疼，腹部大胀，咽喉干燥，上部肿胀，寒火不交，上下不安。

（十一）少阴君火，六气行运

少阴君火，初之气运，主气行令，厥阴风木，客气行运，太阳寒水。
上年行气，在地行进，迁移退位，少阳暑气，欲将退去，静待来气。
寒冷气运，悄然始至，田间蛰虫，重归匿藏，河水结冰，寒霜复降。
主气行运，客气入侵，凛冽寒冷，行进阳气，抑制郁压，不得宣发。
顺应四时，居处周密，避让寒气，若生患病，关节强硬，活动不灵。
腰部臀部，寒邪侵入，多生疼痛，初之气后，炎暑发生，内外疮疡。
二之气运，主气行令，少阴君火，客气行运，厥阴风木，阳气舒布。
风气流行，树木摇曳，春气发生，正化行令，万物获暖，一派繁荣。
寒气流行，时而有至，主客二气，均属归阳，浸满阳气，倍感平和。
民生疾病，小便淋沥，视物不清，两目红赤，气郁上部，多生热病。
三之气行，主气行令，少阳相火，客气运行，少阴君火，司天布化。
主客二气，皆归为火，盛火流行，万物茂盛，光鲜明亮，寒气时至。
民生病疾，患气厥逆，心悸心痛，寒热交替，交互发作，咳嗽气喘。
四之气运，主气行令，太阴湿土，客气行运，太阴湿土，主客相同。
暑湿俱至，大雨时降，寒热交互，时有猛降，惊扰脏腑，三焦不安。

民生病疾，易患寒热，咽喉干燥，伤肝黄疸，鼻塞衄血，水饮发作。
五之气运，主气行令，阳明燥金，客气运行，少阳相火，主客行令。
少阳相火，烈火降临，暑气复至，阳热之气，生化万物，生长繁荣。
空气温暖，内热不泄，身体和煦，倍感安康，发生疾病，多生温病。
终之气运，主气行令，太阳寒水，客气运行，阳明燥金，燥气流行。
燥金行进，万物收敛，五运气化，余火内积，日积月累，无以外泄。
民生病疾，多有腹中，生于上身，咳嗽气喘，生病恶化，血液外溢。
寒气无常，时有发起，雾气弥漫，触伤皮肤，邪气行运，居留胁部。
邪气徐行，连累少腹，内生寒冷，终气岁末，在地阳气，将欲改变。
少阴司天，抑制太过，岁气所胜，击退之气，资助扶强，折减沉郁。
三餐食用，岁气谷类，保全真气，食用间气，避躲虚邪，保存正气。
少阴岁气，宜用咸味，调养上身，发病甚烈，取用苦味，泄除君火。
中运岁气，二者异同，灵活调适，二气为热，寒凉用品，化解热气。
中运地气，同为凉者，温热用品，化其寒凉，食药选用，合乎时宜。
主气令时，热性药品，避开热气，主令之时，温性药品，避开温气。
主令之时，寒性药品，避开寒气，主令之时，凉性药品，避开凉气。
饮食调养，遵照原则，若有反常，不拘一格，辩证施治，巧妙应对。

（十二）风木行令，主客气变

厥阴风木，值年施政，巳年亥年，丁巳丁亥，值此二年，俱天符年。
厥阴风木，司天行令，少阳相火，在地盛行，丁壬木运，丁为阴年。
运为少角，木运不及，金克木气，清气胜出，胜气终末，木气化火。
火热来复，值此二年，运气为风，胜气为清，复气为热，交替呈象。
客运行气，分走五步，初运少角，风木不及，二运太徵，火气过旺。
三运少宫，湿土不及，四运太商，燥金过盛，终运少羽，寒水不足。
客运主运，二气相同，起于少角，终于少羽，参伍正化，行运天地。
癸巳癸亥，值此二年，俱同岁会，厥阴风木，风木之气，司天行令。
少阳相火，在地盛行，戊癸火运，癸为阴年，故运少徵，火气不足。
胜火者水，寒气胜出，胜气终末，雨气来复，值此二年，胜负气同。
值此二年，运气为热，胜气为寒，复气为雨，三气交替，行令天地。
客运行气，分走五步，初运少徵，火气不足，二运太宫，湿土过旺。
三运少商，燥金不足，四运太羽，寒水过旺，终运少角，风木不足。
主运气运，亦分五步，初运太角，风木过旺，二运少徵，火气不足。
三运太宫，湿土过旺，四运少商，燥金不足，终运太羽，寒水不足。

已巳已亥，值此二年，厥阴风木，司天行令，少阳相火，在地盛行。
甲巳土运，巳为阴年，运为少宫，土运不及，克土风木，风气胜出。
胜气终末，土中生金，凉气来复，值此二年，胜复二气，二者相同。
土运不及，司天木气，木风胜出，木兼土化，反得其政，土运平气。
值此二年，三气运行，运气为雨，胜气为风，复气为清，行令天地。
客运行气，分走五步，初运少宫，湿土不及，二运太商，燥金过盛。
三运少羽，寒水不足，四运太角，风木过旺，终运少徵，火气不及。
主运行运，亦分五步，初运少角，风木不及，二运太徵，火气过旺。
三运少宫，湿土不及，四运太商，燥金过旺，终运少羽，寒水不足。
乙巳之年，天符岁年，已亥之年，岁会太一，值此二年，主客行令。
厥阴风木，阳明燥金，司天行令，少阳相火，在地运行，二气执年。
乙庚金运，乙为阴年，运为少商，金运不及，克金者火，热气胜出。
胜气终末，生成寒水，寒气来复，值此二年，胜负二气，二者相同。
金运不及，无力克木，司天木气，反得政令，同合木运，二者平气。
值此二年，三气行进，运气为凉，胜气为热，复气为寒，交替走行。
客运行气，分走五步，初运少商，燥金不及，二运太羽，寒水过盛。
三运少角，风木不及，四运太徵，火气过盛，终运少宫，湿土不足。
主运行气，划分五步，初运太角，风木过旺，二运少徵，火气不足。
三运太宫，湿土过旺，四运少商，燥金不及，终运太羽，寒水过盛。
辛巳辛亥，值此二年，厥阴风木，司天行令，少阳相火，在地行气。
丙辛水运，辛为阴年，运为少羽，水运不及，水克土气，雨气胜出。
胜气终末，水中生木，风气来复，值此二年，胜负二气，二者相同。
值此二年，三气交替，运气为寒，胜气为鱼，复气为风，行令天地。
客运行气，分走五步，初运少羽，寒水不及，二运太角，风木过盛。
三运少徵，火气不及，四运太宫，湿土过盛，终运少商，燥金不及。
主运行气，分走五步，初运少角，风木不及，二运太徵，火气过盛。
三运少宫，湿土不及，四运太商，燥金过旺，终运少羽，寒水不及。
已亥之年，厥阴风木，司天行令，木气不及，延后时至，同位正角。
中运司天，二气相同，木运平气，厥阴司天，少阳在泉，二气交合。
司天行气，扰动下沉，在地气运，正化升起，司天风气，生于高远。
在地气运，炎热上逆，云归雨府，湿化气运，流行前进，降雨时至。
司天风气，在地火运，二者相合，化生一力，上应岁星，荧惑之星。
司天政令，疾动进行，在地声呼，迅速响应，应在谷类，青色赤色。
间谷生长，间气太过，借力成熟，惊扰折损，纹角虫类，五虫羽虫。

152

风燥二气，火气热气，互为胜复，交替发作，蛰虫外现，流水不冻。
热病发生，人体下身，风病流行，人体上身，风燥胜复，三焦折射。

（十三）厥阴阳明，六气行令

厥阴风木，初之行运，主气行令，厥阴风木，客气运行，阴明燥金。
寒气肇始，严厉杀伐，气令方来，民患病疾，寒病发生，腹腔右下。
二之气运，主气行运，少阳君火，客气盛行，太阳寒水，主客交争。
寒冷气运，久不退去，雪花纷飞，河水成冰，杀伐气盛，施政布化。
寒霜降下，地上芳草，上部干燥，寒雨时常，阳气来复，善患内热。
三之气运，主气行令，少阳相火，客气运行，厥阴风木，司天布化。
大风时起，侵袭肌表，营卫失防，两目流泪，双耳轰鸣，头目眩晕。
四之气运，主气行令，太阴湿土，客气运行，少阴君火，主客相遇。
暑湿湿热，相互交争，司天左间，民生病疾，伤肝黄疸，多有浮肿。
五之气运，主气运行，阳明燥金，客气行运，太阴湿土，主客相遇。
燥气湿气，互有胜负，阴寒沉降，气得布化，寒气侵及，风雨流行。
终之气运，主气运行，太阳寒水，客气行令，少阳相火，主客相遇。
少阳烈火，主政行令，阳气大化，汇集地中，蛰虫出现，流水不冻。
地中阳气，升腾发泄，草类生长，身感舒适，病发温热，疫疠盛行。
厥阴风木，司天岁年，折减抑制，致郁气令，助增扶强，不胜主气。
风木岁年，辛味调治，司天风邪，咸味调治，地运火邪，使其平衡。
少阳相火，其性尤烈，不可触犯，慎重调治，避开锋芒，顺应调适。
温性药品，应避其温，主令之时，热性药品，避开热气，主令之时。
凉性药品，避开凉气，主令之时，寒性药品，避开寒气，主令之时。

（十四）六气岁运，二十四年

六气运行，发生肇始，彼此有序，终止结束，亦有方位，有道可循。
正月初一，平旦察辨，六气主时，源从位置，推演气应，或之不应。
中运太过，行运气令，抢时先至，中运不及，行运气令，拖时后至。
天地交合，化生中气，中气运行，自然呈象，日久成规，有道可效。
中运行气，既非太过，亦非不及，谓之平气，亦曰正岁，气当正时。
胜复二气，有常存在，司天在地，气运行进，始于司天，止于地泉。
岁半之前，司天主气，岁半以后，地泉主气，行运气令，交互相遇。
天气地气，相交锋面，气交主气，气数纲领，一年之中，循规走行。
司天在地，居留方位，明白气运，六气行令，应十二月，以知岁气。

太过不及，各有呈象，四时主治，气化盛衰，变化不同，迎合四时。
春季气化，风和温煦，夏季气化，热曛昏火，胜气复气，交争来复。
秋季气化，燥清烟露，天地之间，五运六气，行运施政，胜衰互根。
五运值年，司天之气，同化归总，二者迎合，行令天地，曰之天符。
岁运太过，司天行气，同化有三，岁运不及，司天之气，同化亦三。
岁运太过，地泉气运，同化有三，岁运不及，地泉气运，同化有三。
甲戌之年，中运太宫，土运太过，地泉行气，太阴湿土，行政施令。
壬寅壬申，中运太角，木运太过，地泉行气，厥阴风木，施政行令。
庚子庚午，中运太商，金云太过，地泉行气，阳明燥金，施政行令。
癸巳癸亥，中运少徵，火运不及，地泉行气，少阳相火，施政行令。
辛丑辛未，中运少羽，水运不及，地泉行气，太阳寒水，施政行令。
癸卯癸酉，中运太徵，火运太过，地泉行气，少阴君火，施政行令。
戊子戊午，中运太徵，火运太过，上临行气，少阴君火，司天行气。
戊寅戊申，中运太徵，火运太过，上临气运，少阳相火，司天行令。
丙辰丙戌，中运太羽，水运太过，上临气运，太阳寒水，司天施政。
丁巳丁亥，中运少角，木运不及，上临气行，厥阴风木，司天施政。
乙寅乙卯，中运少商，金运不及，上临行气，阳明燥金，司天行令。
已丑已未，中运少宫，土运不及，上临气行，太阴湿土，司天主政。
二十四年，多有变化，中运行气，司天在地，相遇交合，亦有加临。
气运变化，太过不及，岁运太过，地泉行气，二者相加，曰同天符。
岁运不及，地泉气运，二气相加，曰同岁会，岁运地气，二者互交。
岁运太过，司天相临，皆曰天符，运气变化，太过不及，病轻重异。

（十五）六气行令，施术敬畏

六气行令，各有气性，淫邪致病，药物调制，顺逆巧用，效法遵规。
用寒远寒，用热远热，热性药品，不触时热，寒性药品，不触时寒。
迎合规律，以求平和，违逆道行，变生疾病，主时气令，敬畏时令。
温凉气运，次于寒热，主政行气，为性热气，热性药品，时不可触。
主政行气，为性清寒，寒性药品，时不触犯，凉气主时，凉药不触。
主时气令，为性暖温，温性药品，时不可触，行气药品，相互附合。
间气主气，二气相同，不可触犯，二气有别，稍稍犯越，借机行事。
寒热温凉，四气行运，敬畏禁忌，谨慎察看，不可触犯，谓之四畏。
天气行气，主时气令，二气相反，主时行气，藉此为基，推演判断。
客气行运，胜出主气，可以触犯，平和客气，平衡协调，不可太过。

四时变幻，气候无常，六气化生，明察胜气，预见复气，防范在先。

（十六）五运三气 甲子癸卯

五运之气，运行行令，主岁之年，有规可循，上中下气，各有特点。
甲子甲午，上中下分，各有行气，上气行运，少阴君火，司天行令。
中运行气，太宫土运，湿土过旺，下气行气，阳明燥金，地泉行运。
司天气数，热化为二，中运气数，雨化为五，在地气数，燥化为四。
上中下气，凡无胜气，谓正化日，气化致病，各有所攻，侧重有别。
司天热化，所致病疾，宜用咸寒，中运雨化，所致病疾，宜用苦热。
在地燥化，所致疾病，宜用酸温，基于三气，药食性味，明辨属性。
乙丑乙未，值此二年，三气行运，上气行运，少阴湿土，司天行令。
中气运行，少商金运，燥金不及，下气运行，太阳寒水，地泉行令。
中气燥金，金运不及，热化胜气，寒化复气，二气入侵，搏击身体。
丑年未年，二者相同，胜气复气，叠加出现，谓邪化日，化生疾病。
灾变发生，西方七宫，司天气数，湿化为五，中运气数，清化为四。
在地气数，寒化为六，中气行运，胜气复气，若无呈现，谓正化日。
司天湿化，所致疾病，宜用苦热，中运清化，所致疾病，宜用酸和。
在地寒化，所致病疾，宜用甘热，三气属性，选用药食，性味相和。
丙寅丙申，值此二年，上中下气，上气行运，少阳相火，司天行令。
中气施政，太阳水运，寒水太过，下行气行，厥阴风木，地泉行令。
司天气数，热化为二，中运气数，寒化为六，地泉气数，风化为三。
胜气复气，无以化生，三气行运，有序交替，各有时令，谓正化日。
司天热化，所致疾病，宜用咸寒，中运寒化，所致疾病，宜用咸温。
在地风化，所致疾病，宜用辛凉，药食选用，依其性味，巧妙搭配。
丁卯丁酉，值此二年，上中下气，上气行运，阳明燥金，司天行令。
中气运行，少角风木，木云不及，下气行运，少阴君火，地泉行令。
木气不及，清化胜气，反客为主，热化复气，趁势入侵，行运天地。
卯年酉年，二年相同，胜气复气，交替出现，非为常态，谓邪化日。
灾变发生，东方三宫，司天气数，燥化为九，中运气数，风化为三。
在地气数，热化为七，胜气复气，气运正常，中气常态，谓正化日。
司天燥化，气化致病，用药苦温，中运风化，所致疾病，宜用辛和。
在地寒化，所致疾病，宜用咸寒，三气化邪，药食性味，选取活用。
戊辰戊戌，值此二年，三气行运，上气施政，太阳寒水，司天行令。
中气行令，太徵火云，火气太过，下气行令，太阴湿土，地泉行令。

司天气数，寒化为六，中运气数，热化为七，地泉气数，湿化为五。
中气强盛，若无胜气，谓正化日，气化致病，三气皆可，各有其性。
司天寒化，所致疾病，宜用苦温，中运雨化，所致疾病，宜用甘和。
地泉燥化，所致疾病，宜用甘温，三气有别，选取食药，相克而用。
己巳己亥，值此二年，三气行运，上气行运，厥阴风木，司天行令。
中气走行，少宫土运，湿土不及，下气行进，少阳相火，地泉行令。
土运不及，风化胜气，清化复气，交替出现，扰乱常态，谓邪化日。
灾变发生，中央五宫，司天气数，风化为三，中运气数，湿化为五。
在泉气数，火化为七，胜气复气，无有交替，中气常态，谓正化日。
司天湿化，所致病疾，宜用辛凉，中运湿化，所致疾病，宜用甘和。
地泉寒化，所致疾病，宜用咸寒，天地中其，各有特点，巧用食药。
庚午庚子，二年天符，三气运行，上气施政，少阴君火，司天行令。
中气运行，太商金运，燥金太过，下气运行，阳明燥金，在地运行。
司天气数，热化为七，中运气数，清化为九，在泉气数，燥化为九。
中气燥金，气运盛行，胜气蛰伏，无以盛行，三气正常，谓正化日。
司天热化，所致疾病，宜用咸寒，中运清化，所致疾病，宜用辛温。
地泉燥化，所致疾病，宜用酸温，三气有别，药食调理，巧用性味。
辛未辛丑，二年岁会，三气运行，上气施政，太阴湿土，司天行令。
中气行进，少羽水运，寒水不及，下气行令，太阳寒水，地泉盛行。
水运不及，雨化胜气，风化复气，二者叠替，交合而来，谓邪化日。
灾变发生，北方一宫，司天气数，雨化为五，中运气数，寒化为一。
在泉气数，寒化为一，胜气复气，无有发生，三气正常，谓正化日。
司天热化，所致病疾，宜用苦热，中运寒化，所致疾病，宜用苦和。
在泉寒化，所致病疾，宜用甘热，药食性味，五味五性，迎合三气。
壬申壬寅，二年岁会，上中下气，上气施政，少阳相火，司天行令。
中气运行，太角木云，风木太过，下气施政，厥阴风木，在地运行。
司天气数，火化为二，中运气数，风化为八，在泉气数，风化为八。
胜气不出，三气正常，谓正化日，气化致病，三气有别，各有其性。
司天火化，所致病疾，宜用咸寒，中运风化，所致病疾，宜用酸和。
在地风化，所致病疾，宜用辛凉，气有个性，五行归位，五味生克。
癸酉癸卯，二年岁会，三气行运，上气施政，阳明燥金，司天行令。
中气运行，少徵火云，火气不及，下气行运，少阳君火，在地运行。
火云不及，寒化胜气，雨化复气，交替而来，酉年卯年，谓邪化日。
灾变发生，南方九宫，司天气数，燥化为九，中运气数，热化为二。

地泉气数，热化为二，胜气复气，若无出现，三气常态，谓正化日。
气化致病，各有形性，精选食药，司天燥化，所致病疾，宜用甘温。
中运热化，所致病疾，宜用咸温，在泉寒化，所致病疾，宜用咸寒。

（十七）五运三气 甲戌癸丑

五运之气，运行行令，主岁之年，上中下兮，各有行气，各有特点。
甲戌甲辰，二年岁会，同运天符，上气运行，太阳寒水，司天行令。
中气行运，太宫土运，土气太过，下气运行，太阴湿土，地泉行令。
司天气数，寒化为六，中运气数，湿化为五，在地气数，湿化为五。
无气胜出，谓正化日，气化致病，司天寒化，所致病疾，宜用苦热。
中运湿化，所致疾病，宜用苦温，地泉湿化，所致病疾，宜用苦温。
乙亥乙巳，值此二年，上中下气，上气行运，厥阴风木，司天行令。
中运气行，少商金运，燥金不及，下气行运，少阴相火，在地运行。
金运不及，热化胜出，寒化复气，亥年巳年，值此年份，气运相同。
胜气复气，交互出现，谓邪化日，灾变发生，二十八宿，西方七宫。
司天气数，风化为八，中运气数，清化为四，在地气数，火化为二。
胜气复气，若不出现，谓正化日，司天热化，气化致病，宜用寒凉。
中运清化，气化致病，宜用酸和，在地火化，所致病疾，宜用咸寒。
丙子丙午，值此二年，上中下气，上气行运，少阴君火，司天行令。
中气行运，太羽水运，水运太过，下气行令，阳明燥金，在地运行。
司天气数，热化为二，中运气数，寒化为六，地泉气数，清化为四。
若无胜气，谓正化日，气化致病，司天热化，气化致病，宜用咸寒，
中运寒化，气化致病，宜用咸温，地泉清化，气化致病，宜用酸温，
丁丑丁未，值此二年，三气行运，上气运行，太阴湿土，司天行令。
中气运行，少角木云，木气不及，下气行运，太阳寒水，在地运行。
木云不及，清化胜气，热化复气，丑年未年，胜气复气，谓邪化日。
灾变发生，东方三宫，司天气数，雨化为五，中运气数，风化为三。
地泉气数，寒化为一，胜气复气，无有发生，三气和顺，谓正化日。
司天雨化，气化致病，宜用温苦，中运风化，所致病疾，宜用辛和。
地泉寒化，所致病疾，宜用甘热，三气为基，巧用食药，调和应对。
戊寅戊申，二年天符，上中下气，上气行运，少阳相火，司天行令。
中气运行，太徽火运，火气太过，下气运行，厥阴风木，在地运行。
司天气数，火化为七，中运气数，火化为七，在泉气数，风化为三。
胜气萎靡，无有行运，谓正化日，气化致病，三气化邪，助生病疾。

司天火化，所致病疾，宜用咸寒，中运火化，所致病疾，宜用甘和。
地泉风化，所致病疾，宜用辛凉，三气有性，各有差异，灵活药食。
已卯已酉，值此二年，上中下气，上气行运，阳明燥金，司天行令。
中气行令，少宫土运，土运不及，下气行运，少阴君火，在地运行。
土运不及，风化胜气，热化复气，卯年酉年，胜复交替，谓邪化日。
灾变发生，中央五宫，司天气数，清化为九，中运气数，雨化为五。
地泉气数，热化为七，胜气复气，无有发生，三气平顺，谓正化日。
司天清化，所致病疾，宜用小温，中运雨化，所致疾病，宜用甘和。
在地热化，所致病痛，宜用咸寒，三气有别，各有侧重，药食迎合。
庚辰庚戌，值此二年，上中下气，上气行运，太阳寒水，司天行令。
中气运行，太商金运，燥金太过，下气运行，太阴湿土，在泉施政。
司天气数，寒化为一，中运气数，清化为九，在泉气数，雨化为五。
无有胜气，谓正化日，气化致病，司天寒化，所致病疾，宜用苦热。
中运清化，所致病疾，宜用辛温，在泉雨化，所致病疾，宜用甘热。
辛巳辛亥，值此二年，上中下气，上气行运，厥阴风木，司天行令。
中运气行，少羽水运，水运不及，下气行运，少阳相火，地泉行令。
水运不及，雨化胜气，风化复气，已年亥年，胜复气至，谓邪化日。
灾变发生，北方一宫，司天气数，风化为三，中运气数，寒化为一。
在泉气数，火化为七，胜气复气，无有呈现，三气常态，谓正化日。
气化致病，各有其性，致病各异，司天风化，所致病疾，宜用辛凉。
中运寒化，气化致病，宜用苦和，在泉火化，所致病疾，宜用咸寒。
壬午壬子，值此二年，上中下气，上气行令，少阴君火，司天行令。
中气运行，太角木运，木气太过，下气运行，阳明燥金，在泉行令。
司天气数，热化为二，中运气数，风化为八，在泉气数，清化为四。
若无胜气，三气平和，所谓正化，司天热化，所致病疾，宜用咸寒。
中运风化，所致病疾，宜用酸和，在泉清化，所致疾病，宜用酸温。
癸未癸丑，值此二年，上中下气，上气运行，太阴湿土，司天行令。
中气施令，少徵火云，火气不及，下气运行，太阳寒水，在泉行运。
火云不及，寒化胜气，雨化复气，未年丑年，胜复气至，谓邪化日。
灾变发生，北方九宫，司天气数，雨化为五，中运气数，火化为二。
在泉气数，寒化为一，三气平和，谓正化日，气化致病，各有其性。
司天雨化，所致病疾，宜用苦温，中运火化，所致病疾，宜用咸温。
在泉寒化，所致疾病，宜用甘热，药食性味，各有不同，调和应变。

（十八）五运三气 甲申癸亥

五运之气，运行行令，主岁之年，上中下兮，各有行气，各有特点。
甲申甲寅，值此二年，三气行运，上气行令，少阳相火，司天行令。
中运气行，太宫土运，中气太过，下气运行，厥阴风木，地泉行令。
司天气数，火化为二，中运气数，雨化为五，在泉气数，风化为八。
无有胜气，谓正化日，气化致病，司天火化，所致病疾，宜用咸寒。
中运雨化，所致疾病，宜用咸和，在泉风化，所致疾病，宜用辛凉。
三气化邪，各有其性，药食有性，相顺相克，巧妙应对，驱邪除疾。
乙酉乙卯，值此二年，岁运天符，上气行令，阳明燥金，司天施令。
中气行运，少商金运，气行不及，下气运行，少阴君火，地泉运行。
金运不及，热化胜气，寒化复气，轮替出现，酉年卯年，谓邪化日。
灾变发生，西方七宫，司天气数，燥化为四，中运气数，清化为四。
在泉气数，热化为二，胜气复气，无有出现，三气有序，谓正化日。
司天燥化，所致病疾，宜苦小温，中运清化，所致病疾，宜用酸和。
在泉热化，所致病疾，宜用咸寒，三气有性，药食有味，以味克性。
丙戌丙辰，值此二年，俱为天符，上气行运，太阳寒水，司天行令。
中气运行，太羽水运，水气太过，下气运行，太阴湿土，地泉运行。
司天气数，寒化为六，中运气数，寒化为六，在泉气数，雨化为五。
若无胜气，谓正化日，气化致病，司天寒化，所致病疾，宜用苦热。
中运寒化，所致病疾，宜用咸温，在泉雨化，所致病疾，宜用甘热。
丁亥丁巳，值此二年，为天符年，上气行运，厥阴风木，司天行令。
中气运行，少角木云，木气不及，下气行运，少阳相火，在地运行。
木云不及，清化胜气，热化复气，乘机而入，亥年巳年，谓邪化日。
灾变发生，东方三宫，司天气数，风化为三，中运气数，风化为三。
在泉气数，火化为七，胜气复气，无有踪迹，三气有序，谓正化日。
气化致病，各有其性，灵活药食，司天风化，所致病疾，宜用辛凉。
中运风化，所致病疾，宜用辛和，在泉火化，所致疾病，宜用咸寒。
戊子戊午，值此二年，当天符年，上气运行，少阴君火，司天行令。
中气运行，太徵火运，火气太过，下气运行，阳明燥金，在地运行。
司天气数，热化为七，中运气数，热化为七，在泉气数，清化为九。
胜气蛰伏，三气行运，有序行进，谓正化日，气化致病，各有其性。
司天热化，所致病疾，宜用咸寒，中运热化，所致疾病，宜用甘和。
在泉清化，所致病疾，宜用酸温，三气各异，适宜药食，性味相应。

已丑已未，值此二年，为天符年，上气行运，太阴湿土，司天行令。
中气运行，少宫土运，土气不及，下气运行，太阳寒水，在地运行。
土运不及，风化胜气，清化复气，趁势而入，丑年未年，谓邪化日。
灾变发生，中央五宫，司天气数，雨化为五，中运气数，雨化为五。
在泉气数，寒化为一，胜气复气，隐匿不行，三气有序，谓正化日。
气化致病，三气有形，各有侧重，司天雨化，所致病疾，宜用苦热。
中运雨化，所致病疾，宜用甘和，在泉寒化，所致病疾，宜用甘热。
庚寅庚申，值此二年，三气行运，上气运行，少阳相火，司天行令。
中气运行，太商金运，燥金太过，下气运行，厥阴风木，在地运行。
司天气数，火化为七，中运气数，清化为九，在泉气数，风化为三。
若无胜气，谓正化日，气化致病，司天火化，所致病疾，宜用咸寒。
中运清化，所致疾病，宜用辛温，在泉风化，所致病疾，宜用辛凉。
辛卯辛酉，值此二年，三气行运，上气运行，阳明燥金，司天行令。
中运行气，少羽水运，水气不及，下气运行，少阴君火，地泉行令。
水运不及，雨化胜气，风化复气，二气出现，卯年酉年，谓邪化日。
灾变发生，北方一宫，司天气数，清化为九，中运气数，寒化为一。
在泉气数，热化为七，胜气复气，无以出现，三气有序，谓正化日。
气化致病，三气有性，各有侧重，司天清化，所致病疾，宜苦小温。
中运寒化，所致病疾，宜用苦和，在泉热化，所致病疾，宜用咸寒。
壬辰壬戌，值此二年，三气行运，上气运行，太阳寒水，司天行令。
中气运行，太角木运，木气太过，下气运行，太阴湿土，在泉行令。
司天气数，寒化为六，中运气数，风化为八，在泉气数，雨化为九。
若无胜气，谓正化日，气化致病，司天寒化，所致病疾，宜用苦温。
中运风化，所致病疾，宜用酸和，在泉雨化，所致病疾，宜用甘温。
癸巳癸亥，值此二年，俱同岁会，上气行运，厥阴风木，司天行令。
中运之气，少徵火云，火气不及，下运之气，少阳相火，在泉行运。
火云不及，寒化胜气，雨化复气，借机出现，已年亥年，谓邪化日。
灾变发生，南方九宫，司天气数，风化为八，中运气数，火化为二。
在泉气数，火化为二，胜气复气，隐藏不行，三气有序，谓正化日。
气化致病，三气有别，精选药食，司天风化，所致病疾，宜用辛凉。
中运火化，所致病疾，宜用咸温，在泉火化，所致病疾，宜用咸寒。
五运六气，定期值年，胜气复气，正化邪化，变化多样，慎察其变。
变化有别，皆有其道，有规可循，把握要领，深悟内核，巧妙迎合。

（十九）土运郁满，湿积体内

五运六气，郁至极点，物极必反，等待时机，必然爆发，谓复气年。
太过不及，值此二年，各有呈象，复气发作，随运而来，各有差异。
太过之年，复气急暴，所致疾病，病生严重，明察气源，辩证阴阳。
不及之年，虚幻徐缓，徐缓行气，搏击身体，所致疾病，持续日久。
气运太过，行气化数，五行成数，气运不及，气行化数，五行生数。
惟有土运，居位中央，太过不及，气化生数，皆有所变，皆为变数。
土气郁发，山谷惊动，雷声震撼，二气交加，尘埃黄黑，昏暗天地。
湿气蒸发，化为白气，急风骤雨，悍然而降，高山深谷，水势浩荡。
山崩石陷，撞击横飞，山洪暴发，大水涌动，随波横流，滚滚而下。
河流湖泊，泛滥蔓延，土层破坏，水没大地，田土荒芜，惟有牧畜。
土郁发作，土气化生，得以敷布，应时降雨，万物始生，成长塑成。
湿气过胜，体内积湿，运化受阻，民患病疾，心腹胀满，滞留不下。
湿气盛大，病原生物，滋生蔓延，呕吐霍乱，水饮发作，大便如注。
湿气内积，阻遏气血，机体无力，水湿难除，集聚肌肤，身重浮肿。
云气奔腾，抵达雨府，早霞汇集，朝阳东方，尘埃昏暗，山泽不清。
天气迹象，折射信号，土郁气运，开始发作，发作节点，四时皆有。
云雾横贯，天空山谷，或骤或散，忽生忽灭，浮动不定，土郁先兆。

（二十）五运六气，金水二郁

五运行气，太过不及，入住生根，久居不离，积聚化郁，郁闭停留。
金气郁抑，天气清爽，地气明朗，风吹清凉，气行急切，凉气大作。
草木之上，云烟轻浮，燥气流行，雾气弥漫，肃杀清气，时常流行。
草木干枯，枝叶凋落，金秋气象，燥气过胜，气化受抑，内外反差。
民生病疾，咳嗽气逆，心胁居处，胀满牵引，波及少腹，急剧疼痛。
胸腹受制，不能转动，咽喉干燥，面色失荣，如熏尘烟，沧桑萎靡。
山泽干枯，卤碱泛生，地面凝聚，如降晨霜，金郁发作，肇始有象。
发作时机，五气时令，夜间气聚，降下白露，丛林深处，风声凄凉。
水气郁聚，阳气退避，阴气骤起，大寒天气，聚合成候，行令天地。
川流湖泽，严寒冻结，寒冷雾气，凝结霜雪，水气甚烈，另现奇象。
雾气黄黑，昏暗遮避，流行气交，霜雪肃杀，一派萧条，天寒地冻。
民生病疾，易患寒气，侵犯人体，内心痛疼，腰部臀部，内有疼痛。
七大关节，活动不灵，屈伸不利，多有厥逆，腹部痞满，坚硬不下。

阳气不得，主治水气，阴气聚积，悬浮空中，白埃昏暗，水郁征兆。
发作时间，君火相火，主时前后，天空行气，散乱如麻，深远昏暗。
天空透视，隐约可见，颜色昏昏，黑微泛黄，无有条理，水郁欲来。

（二十一）五运六气，木火二郁

五运行气，太过不及，入住生根，久居不离，积聚化郁，郁闭滞纳。
木气郁积，天空寰宇，尘埃昏暗，云物飘动，大风时起，屋瓦坏损。
树木折断，草木属类，风为外力，吹启内变，化生生长，变化外形。
民患病疾，胃脘上逆，冲击心脏，心胸疼痛，上撑两胁，持续逆行。
咽喉隔塞，上下不通，食饮之物，难以咽下，甚则耳鸣，嗡嗡作响。
头目眩晕，旋转颠倒，两眼辩物，识物不清，突发僵直，欲仆前倒。
太空萦绕，尘埃苍茫，寰宇山脉，混同一色，或呈浊气，色黄黑郁。
空中浊气，停摆不散，云横长空，雨水不降，若有积郁，无以发泄。
木郁发作，无有定时，九州旷野，劲草衰微，垂头耷拉，萎靡不振。
柔软树叶，背腹翻转，上下颠置，高山苍松，风吹走处，瑟瑟作响。
深山猛虎，山崖风峦，昂首居上，冲天长啸，木郁抑气，始发先兆。
火气郁聚，太空充斥，黄赤运气，遮天避日，太阳光线，晦暗不明。
火炎流行，大暑时至，高山湖泽，火炎烧燎，腾烧水面，水温意暖。
热炸林木，液汁流溢，广厦房屋，烟气升腾，地面浮现，霜卤遍野。
水流不前，内水损减，蔓藤青草，焦枯干黄，风热炽盛，热愈蒸腾。
湿化气运，乃后迟至，民生病疾，易患少气，疮疡痈肿，胁腹胸背。
头面四肢，胀满不适，多生疮疡，痱子散布，体内呕逆，筋脉抽搐。
骨节疼痛，痉挛抽动，泄泻不止，温疟时至，腹中内急，剧烈疼痛。
血液外溢，流注不休，精液随少，双目赤肿，心中烦热，甚则昏晕。
病生紧急，烦闷懊恼，如遇体弱，突然身亡，火气郁逼，来猛病急。
百刻终尽，阳气来复，气候大温，汗滋毛孔，火郁开始，发作呈象。
发作之际，多在四气，万物有道，动极则静，阳极则阴，自有交替。
热极终末，湿气乃化，化生成气，气运行令，天地之间，上中下兮。
花开之时，复现清寒，水结成冰，山川冰雪，火气被抑，内压抑制。
至于午时，阳热运气，生起湖中，水温升高，火郁将发，其前先兆。
五气郁聚，自有先兆，而后乃发，报复气运，发生之际，郁至极点。
发作肇始，木郁发作，无有常规，水郁发作，君相二火，主时前后。
专心洞察，时令更替，失于正常，四时错乱，民生病疾，提前预测。
时令岁气，运行规律，无以有序，五气错乱，生长化藏，随应无常。

（二十二）五郁气运，时序错乱

水郁发作，冰雪霜雹，土郁爆发，飘雨倾盆，木郁发生，毁坏断折。
金郁发生，清爽明净，火郁示威，热气黄暗，各有气象，自有因缘。
六气行运，太过不及，时有发作，轻重缓急，二者有别，行气有异。
发作轻微，限于本气，发作严重，下承气运，随运发生，气发可知。
五郁气运，发作时至，变化多样，应发之时，或早或晚，时间错位。
时差有数，发生失序，三十日余，依次判别，五郁行气，推演病疾。
岁运太过，气运先行，提前时至，岁运不及，气运行进，后时而至，
太过不及，均属有常，太过不及，无有发生，正当其时，无生灾害。
太过气运，气化行令，正当其时，气运不及，气化不强，胜者行令。
四时气运，时至有别，早晚差异，高下不同，左右有分，细观其变。
气运行进，有逆有顺，气行来至，有快有慢，太过不及，先后天时。

（二十三）四时五运，六气各异

春气发生，生于东方，沿途西行，夏气生成，来自南方，循北而行。
秋气到来，生于西方，而东进发，冬气行进，生于北方，朝南而去。
春气行运，自下而上，依此升发，秋气运行，自上而下，徐徐而降。
夏气发生，布化于中，万物生长，冬气流行，严逼外表，气始于标。
春气源东，故始于左，秋气在西，故始于右，夏气在南，故始于前。
冬气在北，故始于后，四时气化，常态行运，顺应次序，各有形性。
高原地带，气候严寒，冬气常在，低洼居处，气候温和，春气常住。
洞察方位，明晰地形，辨别时间，时空二象，灵活融合，悉知四时。
五运六气，正常反常，气变多样，气化变化，胜复二气，交错融合。
厥阴风木，木气至时，多为平和，少阴君火，气运时至，化生温暖。
太阴湿土，气行至时，尘埃湿润，少阳相火，气行至时，火热炎暑。
阳明燥金，清气至时，清凉刚劲，太阳寒水，气运至时，寒冷气分。
四时正常，气化行运，顺序推进，各有气性，各行其位，天地常态。
厥阴气至，风化气运，催促万物，内生变化，破裂外壳，开始萌发。
少阴气至，火化气运，万物获阳，生发气运，舒展蔓延，天地繁荣。
太阴气至，雨化气运，热化之后，物体获润，充盈圆满，丰盛汁浆。
少阳气至，热化气运，气化运行，尽现于外，阳明气至，肃杀清凉。
太阳气至，寒化气运，阳气敛藏，寒气盛行，寒冷萧瑟，六气司化。

（二十四）六气变化，万物象异

厥阴气至，万物发生，和风飘荡，少阴气至，万物繁荣，形象显现。

太阴气至，万物化育，湿化云雨，少阳气至，万物盛长，蕃盛鲜明。

阳明气至，肃杀收敛，雾露之气，太阳气至，隐匿闭藏，生机闭密。

六气所化，天气有性，地气有形，牵动万物，随应变化，迎合六气。

厥阴气至，风气发生，厥阴之下，金气承接，气终肃杀，二气交联。

少阴气至，热气发生，少阴行令，空中太阳，外现暖意，中为寒化。

太阴气至，湿气发生，太阴之下，风气承接，风来湿化，大雨如注。

少阳气至，火气发生，相火之下，水气承载，气终之象，湿热交蒸。

阳明气至，燥气发生，西风潇潇，风后无雨，气终清凉，气象寒燥。

太阳气至，寒气发生，太阳之中，少阴行气，少阴相火，中部温化。

厥阴气至，毛虫化育，走兽动物，春意当然，孕育繁殖，化生后代。

少阴气至，羽虫产卵，化生化育，太阴气至，蛙类倮虫，化育繁衍。

少阳气至，羽虫昆类，化育生殖，阳明气至，昆虫介虫，化育收藏。

太阳气至，鳞虫动物，化育繁殖，六气气化，波及五虫，五虫繁育。

厥阴气至，万物生发，繁衍生化，少阴气至，万物繁荣，故为荣化。

太阴气至，万物湿润，古为濡化，少阴气至，万物茂盛，故为茂化。

阳明气至，万物坚实，故为坚化，太阳气至，万物闭藏，故为藏化。

六气行令，天地之间，启动三气，施政发威，万物藉此，以变应变。

厥阴风木，木气时至，疾风怒狂，风木亢盛，金气承下，气运大凉。

少阴君火，火气时至，气甚温暖，火气亢盛，阴精承启，气令寒冷。

太阴湿土，湿气时至，雷雨剧烈，湿土亢盛，风气承载，气多狂风。

少阳相火，相火气至，旋风大作，炙热火燎，火气亢盛，火热蒸腾。

火气走后，水气承接，水火相遇，火化之气，云水凝聚，气聚为霜。

阳明燥金，阳明气至，物体散落，金气亢盛，火气承接，气多温暖。

太阳寒水，冷气流行，寒雪冰雹，寒水亢盛，土气承下，白色尘埃。

六气行运，太过不及，时有发生，常则多变，六气交合，变化多样。

厥阴风木，木气时至，风气行令，天地之间，扰动万物，随风往来。

少阴君火，火气时至，火焰高明，空中气象，黄赤气运，笼罩长空。

太阴湿土，湿气时至，阴气沉滞，白色尘埃，充斥寰宇，晦暗不明。

少阳相火，火气时至，虹电光显，赤色云彩，空中黄赤，充满天地。

阳明燥金，燥气时至，烟尘飞扬，霜冻发生，刚劲急切，凄惨声声。

太阳寒水，寒冷萧瑟，坚硬锋利，为而挺立，六气行令，行令特性。

厥阴风木，气至致病，腹中拘急，少阴君火，气至致病，疮疡皮疹。
太阴湿土，气至致病，水饮积聚，内湿不除，阻塞不通，浮肿胀满。
少阳相火，气至致病，三焦不畅，逆气上行，喷嚏呕吐，疮疡发生。
阳明燥金，气至致病，皮肤气肿，太阳寒水，气至致病，关节不利。
厥阴气至，致病脏腑，肝气不舒，呃逆气涌，胁部支撑，疼痛憋胀。
少阴气至，致病脏腑，心神不宁，易惊惑乱，恶寒战栗，谵言妄语。
太阴气至，致病脏腑，脾失健运，五谷不化，蓄积胀满，上下不通。
少阳气至，致病脏腑，胆气损伤，多生惊恐，躁动不安，昏晕闷昧。
阳明气至，致病脏腑，胃足阳明，经脉不适，寒气凝结，鼻塞不通。
寒热过度，免疫降低，尻阴部位，大腿膝盖，胫骨足部，多有病生。
太阳气至，所致致病，膀胱经络，足太阳经，阳脉不适，多生腰痛。
厥阴气至，所致致病，两胁疼痛，肝气不畅，波及脾土，呕吐泻利。
少阴气至，所致疾病，心神恍惚，神明错乱，多言善笑，不由自主。
太阴气至，所致疾病，内湿不去，集聚体内，身体沉重，体表浮肿。
少阳气至，所致病疾，急剧腹泻，泻利不止，肌肉抽搐，突然身亡。
阳明气至，致发病疾，鼻塞喷嚏，太阳气至，大便泻利，七窍不通。
六气行运，多有变化，呈变十二，变中生力，力催万物，万物回应。
六气为化，万物随化，以变应化，六气为政，万物从政，依次回应。
六气行令，万物应令，回应行令，气行在上，发病部位，病位居高。
气行在下，病生部位，病位低下，气行在中，发病居位，病位在中。
气行在外，发病部位，病生在外，六气致病，病位随变，源于气居。
风气胜大，动而不宁，热气胜满，多生浮肿，燥气胜出，干寒虚浮。
湿气胜烈，内湿泄利，水气闭滞，多为浮肿，六气所胜，知病本源。

（二十五）六气交争，异不离道

六气循环，归于克生，交争气化，上下逼近，左右推移，败下胜出。
太阴湿土，雨化为气，循气下行，作用太阳，太阳寒水，太阳寒化。
太阳作用，作用少阴，物极必反，少阴热化，作用阳明，阳明燥化。
燥极生风，作用厥阴，厥阴风木，风化携雨，作用太阴，太阴湿土。
五运运行，化生六气，六气居位，各显神通，相互影响，错位生克。
六气行运，自得本位，正常气化，位居正位，知其方隅，推演时间。
太过不及，太过气性，来时缓慢，持续留置，不及气形，燥急易失。
司天气运，不足之际，地泉气行，借势蒸腾，随波上迁，彼弱我强。
地泉气运，不足之时，司天气运，趁机下降，占位地泉，施政行令。

岁运行气，居于中间，地泉气运，上迁冲击，运气先移，交争夺位。
司天气运，下降沉压，运气先降，岁运迁降，天地二气，彼此牵制。
岁运不胜，天地二气，二者相争，二气相和，同归参伍，融为一统。
岁运气行，归从天地，天地之间，二气交争，化生六邪，诱发病疾。
司天气运，太过之际，天气下降，地泉气运，太过之时，地气上迁。
上迁下降，二者搏击，强者胜出，弱者退去，交互争锋，必生悬差。
气微异小，气甚异大，甚则质变，气交时位，随应大变，病疾发作。

（二十六）六气寒热，生克交融

六气化邪，攻击人体，内生病疾，药食调理，各有禁忌，循其生克。
用热之品，忌用之时，时令主热，用寒品时，慎用之机，时令主寒。
生命变化，多彩多变，发表之时，不避其热，攻里之时，可不避寒。
寒热二气，伤害于内，病情严重，无病之人，能够生病，有病愈甚。
不避热时，热至人身，身热发生，呕吐下利，霍乱流行，痈蛆疮疡。
郁闷泄下，肌肉抽动，筋脉抽搐，体表肿胀，呕吐不止，鼻塞衄血。
头痛强烈，骨节改变，肌肉疼痛，血外溢泄，小便淋沥，癃闭不通。
不避寒时，寒至身体，腹部坚硬，痞闷胀满，疼痛急剧，下利清水。
主时气令，所向披靡，侵犯主气，相胜邪气，食药克邪，阴阳平衡。
妇女怀孕，药物攻伐，选中靶点，攻伐疾病，母体无害，胎儿平安。
身虽妊娠，大积大聚，可选攻伐，积聚衰减，病去大半，停用刀戈。
攻伐太过，损伤元气，内外不一，外邪再入，累及母子，不堪设想。
郁病发生，重调五脏，肝木郁结，舒畅条达，心火郁结，发散积火。
调理五脏，气机通畅，凡气太过，折服胜气，太过畏折，抑强扶弱。
主气不足，客气胜出，非时气运，借势偷入，侵扰身体，诱发病疾。
主气不足，假借邪气，伪装行运，诱发致病，用寒远寒，用热驱热。
天地纲纪，气运节律，统筹纲领，阴阳治化，寒暑号令，洞察其变。

七十二、刺法论

（一）六气胜败，相承相抑

四时运行，五行融入，六气更替，前后相随，上下呈象，各有主时。
厥阴风木，少阴君火，少阳相火，太阴湿土，阳明燥金，太阳寒水。
岁气发生，左右间气，不得升降，气交之后，发生反常，暴烈邪气。
天地之间，六元化气，升降沉浮，交互变化，深知刺法，去邪除疾。
刺法针道，折减郁气，扶助运气，补助虚弱，保全真气，泻除盛气。
厥阴风木，欲升司天，位之左间，金气过胜，天柱阻抑，木气郁压。
木运郁气，欲发之时，静养候等，木气当位，刺大敦穴，以泻木郁。
火气欲升，司天之左，遇水过胜，天蓬阻抑，火气委下，郁气欲发。
顺延等待，火气当位，君火相火，刺心包络，荥劳宫穴，以泻火郁。
太阴湿土，欲升司天，木气过胜，天冲阻抑，压沉土气，不可冲天。
土气欲发，静心等待，土气当位，刺足太阴，俞太白穴，以泻土郁。
阳明燥金，欲升司天，火气过胜，天应阻抑，压制金气，不得外泄。
金郁欲发，等待时机，金气当位，刺手太阴，经渠之穴，以泻金郁。
水之郁气，欲发外泄，水气当位，刺足少阴，合阴谷穴，以泻水郁。
岁气之间，应升不升，可以预防，岁气之间，应降不降，防备在先。
厥阴风木，欲降在泉，金气过胜，地白阻抑，木气郁降，不得入下。
木气被抑，发为郁气，郁气散尽，木可降位，应降不降，形成郁气。
降压郁气，折减胜气，针刺手部，太阴之穴，少商合穴，曲池等穴。
火欲降下，地泉左间，遇水过胜，地玄抑之，火欲降下，不得入地。
火被抑压，发为郁气，待郁气散，火气可入，折减胜气，可散郁气。
当刺足部，少阴之经，井穴涌泉，足太阳经，合穴委中，刺而治水。
太阴湿土，欲降在地，木气过胜，地苍阻抑，土欲降沉，不能下注。
土被抑制，发为郁气，郁气待散，土气可入，折减胜气，散其郁气。
刺足厥阴，井穴大敦，足少阳经，阳凌泉穴，合而进刺，湿土下沉。
阳明燥金，欲降在泉，遇火过胜，地肜阻抑，金欲降下，不能下注。
金被抑制，发为郁气，待郁气散，金气可入，折减胜气，散其郁气。
针刺手部，厥阴心包，井穴中冲，手少阳经，合穴天井，燥金沉地。

太阳寒水，欲降在泉，土气过胜，地阜阻抑，土欲降下，不能下沉。
水被抑压，发为郁气，待郁气散，水气可入，折减胜气，散其郁气。
针刺足部，太阴经络，井穴隐白，足之阳明，合足三里，水沉在泉。
五运六气，太过不及，气至先后，天气升降，与之往来，相承相抑。
六气成形，生化之源，气太盛大，取而治疗，气之不足，资而助推。
太过取经，致郁次第，抑其郁气，取治运气，生化之源，折减郁气。
不及资助，助运之法，气运不足，避免回避，虚邪之气，达其所要。

（二）六气太过，各泻其经

六气升降，知其大要，司天之气，未迁正位，政令失序，生化失常。
上年司天，太阳寒水，继续盛行，施布政令，厥阴风木，不居正位。
厥阴不正，气郁塞上，泻足厥阴，经脉气流，荥穴行间，刺泄厥阴。
上年司天，厥阴风木，施布政令，少阳君火，不能迁居，司天正位。
厥阴少阴，迁居正位，气郁塞上，针刺手部，厥阴心包，荥劳宫穴。
上年司天，少阴君火，继续施令，太阴湿土，不能迁居，司天正位。
太阴不正，气居主上，针刺足部，太阳至阴，气所流行，荥穴大都。
上年司天，太阴湿土，继续施令，少阳相火，不能迁居，司天正位。
少阳不正，气性闭塞，前行不通，刺手少阳，气所流行，荥穴液门。
上年司天，少阳相火，继续施令，阳明燥金，不能迁居，司天正位。
阳明不正，气复闭塞，前行不通，针刺足部，少阳脉气，荥穴然谷。
旧岁岁气，太过有余，居于正位，继续司管，施布政令，曰不退位。
地泉之气，不能后退，行间气化，新岁至时，司天之气，不迁正位。
风气运行，在之于上，木气布化，在之于天，针刺厥阴，合穴曲泉。
子年午年，司天之象，气数有余，时间后移，丑年未年，继续施令。
少阴君火，不得退位，热气运行，与之在上，火之余气，布化于天。
针刺手部，厥阴经络，合穴曲泽，激发心包，退去君火，稳定心脏。
丑年未年，司天气数，延续有余，寅年申年，太阴湿土，不得退位，
湿气行上，雨气化布，在之于天，针刺足部，太阴经络，合阴凌泉。
卯年酉年，司天气数，继续有余，辰年戌年，阳明燥金，不得退位。
金气运行，在之于上，燥气化布，行之于天，刺手太阴，合穴尺泽。
辰年戌年，司天气数，行运有余，巳年亥年，太阳寒水，不得退位。
寒气行上，凛冽水气，化布于天，针刺足部，少阴穴位，在之阴谷。

（三）五行逆乱，三年生疫

司天地泉，更迭迁移，刚柔失守，升起窒闭，三年左右，变化为疫。
如甲子年，刚柔失守，司天之气，不得迁正，在地柔气，孤立亏虚。
四时气候，失去正常，秩序紊乱，响应音律，不能相从，三年大疫。
审察程度，微甚浅深，将要发生，可刺之时，用针进刺，排解疫邪。
土疫发生，易伤水脏，先取背部，肾俞穴处，以补肾水，调和肾气。
隔之三日，再刺足部，太阴脾经，刺太白穴，以泻土气，克制土疫。
在地行气，卯不迁正，司天甲子，阳刚之气，孤立无配，三年左右。
亦可发作，土疠发病，补泻方法，甲子司天，不得迁正，疫病流行。
针刺完毕，不可夜行，或之远行，七日之内，务须洁净，素食养神。
肾脏有息，吸而不呼，连作七次，伸直颈项，用力咽气，喉咙哽咽。
肾脏积痰，留置咽口，连作七遍，吞咽舌下，津液频发，不拘其数。
如丙寅年，刚柔失守，司天刚干，失守其位，不得迁正，无以施令。
地泉柔干，不能独主，司天之气，不得迁正，丙虽阳干，水运不为。
司天气令，虽属有余，不迁正位，天地上下，不相配合，阳阴异逆。
天气运行，失去正常，秩序错乱，其后三年，疫病发生，天地流行。
审察其度，微甚差异，大小不同，徐缓推迟，三年之后，发生疾病。
严重加甚，三年发疫，水疫发生，易伤心火，当其发生，用针刺之。
土疫发生，易伤水脏，先取背部，心俞之穴，以补心水，滋养心田。
隔五日后，复而刺之，肾足少阴，气入阴谷，以泻肾水，心肾相合。
天干地支，辛巳失势，不能迁正，无以施令，附于上刚，曰之失守。
使运盛行，地泉行气，二者皆虚，其后三年，发生水疫，补泻取经。
针刺完毕，慎无大喜，情动于中，不加禁忌，使气失明，再度耗散。
心主神明，神明内守，安静七日，心要忠实，不可多思，有过错处。
庚辰之年，刚柔失守，司天刚气，不得迁正，地泉应位，无所配合。
乙庚金运，刚柔失守，上下之气，不能呼应，上年阳明，燥金司天。
地泉火运，来胜今年，金气不退，中运金气，司天在泉，位次相错。
失守失势，太商阳律，少商阴钟，不能相应，天运失常，三年大疫。
审察天运，变化规律，差异微甚，异甚疫甚，三年左右，疫疠气至。
金疫发生，易伤肝木，先取背部，肝脏俞穴，以补肝木，补其不足。
隔之三日，肺手太阴，经行渠穴，以泻肺金，补泄有道，遵道而行。
针刺完毕，安静神志，七日之内，不可大怒，大怒之下，真气散失。
在地干支，乙未失守，不得迁正，下乙柔干，不至不达，无以盛行。

上庚刚干，独治天地，曰之失守，司天中运，独治之年，发号施令。
三年左右，变为疠气，曰之金疠，审察其微，在地变化，疠气微甚。
知病迟速，乙庚刚柔，丢位失明，刺法相同，肝保平和，不可发怒。
如壬午年，刚柔失守，配司之天，壬不迁正，配在地泉，在之于丁。
孤独无配，壬虽阳年，不得迁正，阴阳失序，必然亏虚，不同常气。
上下失守，差异微甚，各有定数，太角阳律，少角阴吕，相失不配。
待之有时，上下得位，律吕之音，相同有日，微甚差异，日积月累。
三年左右，发大疫气，木疫发生，易伤脾土，先取背部，脾脏俞穴。
针刺脾俞，以补脾土，隔之三日，刺足厥阴，出大敦穴，以泻肝木。
行刺完毕，安静神志，休息七日，不可大醉，歌唱娱乐，真气复散。
不食过饱，不吃生冷，脾气充实，不可滞塞，腹内饱满，不可久坐。
适度运动，食物风味，不可太酸，不吃生食，宜食甘淡，清淡之味。
在地干支，丁酉之年，不得迁正，失守其位，司天之气，不得相应。
下位行气，不能奉合，于之上气，曰之失守，不能合德，柔不附刚。
在地之气，中运不合，三年之后，变为疫疠，针刺方法，木疫相同。
如戊申年，刚柔失守，戊癸之年，火运阳年，刚柔失守，阳年失序。
火运不及，司天之气，不得扶正，上失其刚，在地之柔，独主无配。
岁气不正，邪气干扰，司天在地，更迭偏移，差异之处，有深有浅。
刚柔居位，将欲应合，阳律阴吕，必先同象，天运失常，逐次累积。
三年之中，火疫发生，火疫盛行，易伤肺金，取经背部，肺脏俞穴。
以补肺金，针刺完毕，安静神志，修养七日，不可大悲，悲伤动肺。
真气复散，肺气充实，养生重道，闭气养神，六神归位，心静若无。
干支癸亥，失守失防，不得迁正，司天刚气，无以配位，戊癸不合，
五运行气，分立五年，以明刚柔，失守正义，尽针以刺，可知疫疠。
上下刚柔，失守定名，虽有二名，全归一体，刺疫方法，五行统领。

（四）五行脏气，守护周身

五疫发病，大人小儿，互相传染，症状雷同，防范外邪，层层把关。
正气充实，固守于内，邪气侵扰，不能触犯，明察疏漏，做好防护。
避开毒气，邪气入侵，自鼻孔入，从鼻孔出，正气源脑，邪气不犯。
正气行处，在于脑部，居于室内，集中神思，自心光明，若如太阳。
将入病室，想象青气，肝脏发出，向左行运，行于东方，化作生机。
清新之气，肺脏发出，向右运行，停于西方，化作外衣，干戈金甲。
火红之气，心脏发出，向南运行，笼罩上方，化作火焰，光明朗朗。

黑气黝黝，肾脏发出，向北运行，沉于下方，冷静沉稳，固守肾气。
黄气灿灿，脾脏发出，留于中央，化作黄土，正待播种，诱导脾气。
五脏之气，驾驭周身，浑然一体，头巅之上，北斗光辉，普照加持。

（五）人体素虚，五脏易病

人体虚弱，神志游离，似有远离，失其常位，神形飘忽，邪气入侵。
神志游离，失其常位，未离形体，不至亡身，邪气再犯，短命而亡。
厥阴司天，不得迁正，失守其位，天气因虚，大寒天气，肆虐发作。
人体肝气，本素虚弱，感受天气，虚邪叠加，加重内虚，神魂不藏。
游离于上，邪气侵犯，大气厥逆，身体温暖，内气尚存，正待治疗。
针刺救治，先刺足部，少阳脉气，原穴丘墟，背部肝俞，补本脏气。
人体素病，心气虚弱，君火相火，司天施令，不得迁正，失守其位。
脏气复伤，感受外邪，谓之三虚，火不及时，水疫之邪，侵犯侵袭。
骤然死亡，刺手少阳，原穴阳池，刺背心脏，俞穴心俞，以补脏气。
人体素病，脾气虚弱，遇到太阴，司天管事，不得迁正，失守其位。
脏气复伤，感受外邪，谓之三虚，土不及时，木疫邪气，侵犯脾土。
骤然死亡，刺足阳明，原穴冲阳，再刺背部，脾脏俞穴，以补脏气。
人体素病，肺气虚弱，阳明司天，不得迁正，失守其位，脏气复伤。
外邪入侵，谓之三虚，金不及时，火疫之邪，侵犯人体，突然身亡。
先刺手部，阳明脉气，原穴合谷，再刺背部，肺脏俞穴，以补脏气。
人体素病，肾气虚弱，太阳司天，不得迁正，失守其位，脏气复伤。
感受外邪，谓之三虚，水运不及，土疫淫邪，侵犯身体，伤及正气。
勾引神魂，取去一般，突然亡死，先刺足部，太阳脉气，原穴京骨。
再刺背部，肾脏俞穴，疏通经络，上下徐行，滋养内脏，以补脏气。

（六）十二脏器，贵守真气

十二脏器，相互为用，脏腑神气，失守其位，不能丰满，邪气侵犯。
精气神分，应象自然，附和四时，顺应气变，随运而变，固守身体。
心为君主，神明出此，刺手少阴，原穴神门，疏通枢纽，贯通上下。
肺为华盖，相傅官位，治理调节，刺在手部，太阴脉络，原穴太渊。
肝脏职能，将军之职，深谋远虑，刺在足部，厥阴脉络，原穴太冲。
胆囊职能，中正职位，临事决断，主决谋断，刺足少阳，原穴丘墟。
膻中职能，比如臣使，欢喜快乐，可刺手部，心包络脉，荥穴劳宫。
脾脏职能，谏议官略，智慧周密，刺在脾足，太阴脉络，原穴太白。

胃之职能，仓廪司官，饮食五味，刺在足部，阳明脉络，原穴冲阳。

大肠职能，传导内藏，变化糟粕，可刺大肠，手阳明脉，原穴合谷。

小肠职能，内纳受盛，化生精微，可刺小肠，太阳脉络，原穴腕骨。

肾脏职能，作强身体，才能技巧，可刺肾足，少阴脉络，原穴太溪。

三焦职能，诀渎上下，水液隧道，刺经三焦，少阳脉络，原穴阳池。

膀胱职能，州都官职，精液储藏，气化浓缩，才能排出，原穴京骨。

十二脏器，不得相失，针刺原穴，保全神气，调养正元，修养真气。

调养神气，自有之道，贵在坚持，努力以恒，补养神气，巩固根本。

精气固守，不能离散，神气内守，不得分离，神守不去，保全真气。

人神不守，飘离不定，无以至真，至真至要，上合天气，下守真气。

天玄之气，神能迎合，守于天息，复入本元，曰之归宗，归于正位。

七十三、本病论

（一）六气胜败，脏腑映象

天元九室，常有失守，上下升降，迁正退位，各有经论，循行其道。
上下不前，名曰失守，气交运行，易位错位，气交乃变，变易非常。
四时失序，变化不安，致民生病，明乎内道，气交有变，天地机运。
司天行气，欲降不降，地气行令，五运太过，先天而至，相交不前。
厥阴风木，少阴君火，少阳相火，太阴湿土，阳明燥金，太阳寒水。
六气行运，顺序有常，强弱有别，交融争霸，胜出摆阵，气象无常。
五运六气，五行五脏，虽为气争，脏腑随应，多生病变，折射气运。
在地行气，欲升不升，中运抑压，欲降不降，中运悬置，悬浮空中。
气交变幻，纷繁多样，升而不前，降之不下，有降不下，升而至天。
升降不前，如此别类，气交变化，变则生异，常各不同，灾有甚微。
交胜相会，抑伏使然，辰戌岁运，木气上升，主逢天柱，胜而不前。
又遇庚戌，金运先天，中运胜出，乍然不前，木运升天，金气抑压。
升而不前，清生风少，肃杀于春，露霜复降，草木萎焉，一片萧条。
阳气不振，六邪乘入，瘟疫早发，咽嗌乃干，四肢胀满，肢节皆痛。
久而化郁，大风摧拉，折陨鸣紊，疾病发生，卒中偏痹，手足麻木。
巳亥值岁，君火升天，主窒天蓬，胜而不前，飘忽不定，悬浮太空。
厥阴未迁，归于正位，少阴气运，未得升天，水运行进，融揉其中。
君火欲升，水运抑压，升而不前，清寒复作，冷生旦暮，昼夜无序。
病生伏阳，内生烦热，心神惊悸，寒热间作，日久成郁，暴热乃至。
赤风肿翳，化为疫病，温疠暖作，赤气彰行，化为火疫，烦而躁渴。
子午岁运，太阴升天，主窒天冲，胜而不前，或遇壬子，木运先至。
中木气运，覆盖抑压，升天不前，风埃四起，时举尘昏，雨湿不化。
病疾发生，风厥涎潮，偏痹不随，腹中胀满，久而伏郁，黄埃化疫。
五行五脏，肝脏归木，木风盛行，黄疸满闭，湿令弗布，雨化弱微。
丑未之年，少阳升天，主窒天蓬，胜之不前，或遇太阴，未迁正位。
少阴未升，滞留在地，水运以至，升天不前，寒霜反布，凛冽如冬。
河水复涸，坚冰再结，喧暖乍作，冷复布散，寒暄不时，冷暖失序。

173

病生有音，伏阳在内，烦热内生，心神惊骇，寒热间争，日久成郁。
暴热乃生，赤风肿翳，化成郁疠，伏热内烦，痹而生厥，甚则血溢。
寅申之年，阳明升天，主窒天英，胜而不前，戊申戊寅，遇此二年。
火运先至，金欲升天，火运抑压，升而不前，时雨不降，西风数举。
咸卤燥生，病发上热，咳喘血溢，久而化郁，白埃翳雾，清生杀气。
胁满腹胀，悲伤恶寒，衄血喷嚏，喉咙嗌干，关节疼痛，皮肤燥干。
卯酉之年，太阳升天，主窒天芮，胜而不前，或遇阳明，未迁正位。
太阳未升，土运先至，水欲升天，土运抑之，升而不前，湿而热蒸。
寒生其间，病生下注，食不速化，腹泻痢疾，久而成郁，病在心脾。
厥逆而哕，热生于内，气痹于外，足胫酸疼，心悸懊热，暴烦复厥。

（二）降而难下，天人异象

升之不前，降之不下，天地旨道，升已必降，至天三年，次岁必降。
降而入地，始为左间，升降往来，化生六纪，六纪混乱，化生病疾。
丑未之岁，厥阴降地，主管地气，胜而不前，或遇少阴，未退其位。
厥阴未降，金运至中，中气悬浮，金运承载，降之未下，抑压变郁。
木欲降下，金下承载，降而不下，尘埃远起，白气腾起，风举埃昏，
清燥行令，霜露复下，肃杀布令，久不下降，抑之化郁，风燥相伏。
暄而反清，草木萌动，寒霜乃下，蛰虫未见，惧清所伤，藏匿躲避。
寅申之岁，少阴降地，主司地玄，胜而不入，丙申丙寅，或遇二年。
水运太过，先天之气，提前而至，君火欲降，水运承载，降而不下。
彤云呈现，黑气反生，暄暖如舒，寒常布雪，凛冽复作，天云惨凄。
久而不降，伏之化郁，寒胜复热，赤风化疫，面赤心烦，头痛目眩。
卯酉之岁，太阴降地，主司地苍，胜之不入，或遇少阳，未退其位。
太阴未降，木运先至，化作地气，木运承载，降而不下，漂浮在上。
黄云弥补，遮彰青霞，郁蒸大作，化为疾风，雾翳埃胜，折损发生。
久而不降，伏之化郁，天埃黄气，地布湿蒸，湿气内积，久郁难出。
四肢沉重，难以行举，头昏目眩，关节疼痛，腹中满塞，胀满膜臆。
辰戌之岁，少阳降地，主司地玄，胜之不入，或遇水运，运气太过。
水运运行，提前而行，先天而至，水运承载，降而不下，悬浮在空。
彤云散步，黑气反生，暄暖欲生，冷气卒至，甚下冰雹，寒行地泉。
久而不降，伏之化郁，冷气复热，赤风化疫，面赤心烦，头痛目眩。
巳亥之岁，阳明降地，主司地彤，胜而不入，或遇太阳，未退其位。
阳明未降，火运盛行，提前而入，行运地苍，火运承载，降而不下。

天清而肃，赤气乃彰，暄热反作，昏倦咽干，夜卧不安，引饮热烦。
大清朝暮，暄还复作，久而不降，伏之化郁，天清薄寒，远生白气。
疾病发生，入坠空间，头重目眩，手足直麻，两胁作痛，满目𥉂𥉂。
子午之年，太阳降地，主司地阜，胜出之气，降而不入，或遇土运。
土运之气，大湿太过，先天而至，土运承载，降而不入，太阳悬浮。
天彰黑气，瞑暗凄惨，黄埃行令，布湿之气，寒化令气，蒸湿复令。
久而不降，伏之化郁，发病大厥，四肢沉惰，身体阴痿，少气无力。

（三）六气未迁，天地异象

升降不前，悉知其宗，迁正居位，气运行令，正司中位，谓迁正位。
司管天气，不迁正位，前气司天，气行太过，交司之际，太过有余。
前气行运，仍旧以治，新司天气，不得入住，未得迁正，未至正位。
厥阴木气，风木行运，不迁正位，风暄不时，花卉萎瘁，春意不浓。
民病淋溲，目痛干涩，精神疲倦，筋疲体惫，喜怒无常，小便黄赤。
风欲行令，寒气不去，温暄不正，阳光不烈，春正失时，未有暖意。
少阴气运，不迁正位，冷气不退，春后冷寒，正热不热，暄暖不时。
民病寒热，四肢烦痛，腰脊强直，木气虽余，行令微弱，不胜君火。
太阴气运，长夏湿土，不迁正位，云雨失令，万物枯焦，当生不发。
偶发病疾，手足肢节，肿满疼痛，大腹水肿，膜臆频频，不食飧泄。
胁满胸塞，四肢不举，雨化欲令，热犹盛行，温煦于气，亢而不泽。
少阳气运，不迁正位，炎灼不行，苗莠不荣，酷暑至秋，肃杀晚至。
霜露不时，多生疾病，咳嗽疟疾，内热骨蒸，心悸惊骇，甚时血溢。
阳明气运，不迁正位，暑热延续，肃杀迟后，草木反荣，其色青苍。
民病发生，寒热无常，衄血喷嚏，悲伤不乐，爪甲枯焦，病重喘嗽。
热化气运，布散盛行，燥化之气，未行当令，清劲无力，肺金复病。
太阳气运，不迁正位，冬末反寒，行令于春，酷霜在前，寒冰于后。
阳光复治，凛冽不作，雾云时待，民病温疠，喉闭嗌干，烦躁而渴。
喘息之中，胸内有音，寒化待燥，犹治天气，过失时序，与民作灾。

（四）六气迟退，各有征象

五运六气，交互融合，厥阴风木，应在肝脏，少阴君火，应在心脏。
少阳相火，应在心外，太阴湿土，应在脾脏，太阳寒水，应在肾脏。
五运六气，多有变化，六气运行，进退之间，有早有晚，亦有当时。
天人相应，早晚之变，呈象天地，内入脏腑，脏腑失序，各有征象。

迁正早晚，以命旨意，谓之不退，天数未终，气数有余，亦曰复布。
厥阴风木，不退其位，大风早举，时雨不降，湿令不化，不润万物。
疾病温疫，时有多发，小病丛生，风生时起，肢节疼痛，头目痛疼。
伏热内烦，上涌喉口，咽喉干燥，引饮而下，多发于春，无以过渡。
少阴君火，不退其位，温生春冬，蛰虫早至，草木发生，生机仍存。
民生疾病，膈热咽干，血溢惊骇，小便赤涩、丹瘤麻疹，疮疡留毒。
太阴湿土，不退其位，寒暑失序，尘昏夹湿，散布施政，湿令不去。
四肢少力，食饮不下，泄注淋满，胫骨寒涩，阴痿闭塞，小便数溺。
少阳相火，不退其位，热生于春，暑乃后化，冬温不寒，流水不冻。
蛰虫早见，病生气虚，寒热更作，上热便血，小腹坚满、小便赤沃。
阳明燥金，不退其位，春生清冷，草木晚荣，寒热间作，忽冷忽热。
病生呕吐，泄下急迫，食饮不下，大便干燥，四肢不举，目瞑眩晕。
太阳寒水，不退其位，春寒夏作，冷雹乃降，沉阴昏翳，寒犹不去。
疾病发生，外寒夹攻，痹厥发生，阳痿失溺，腰膝皆痛，温疠晚发。

（五）交互失序，天地乱象

天岁早晚，地气迁正，升天退位，主客错乱，地上生化，万物失时。
天地纪年，十个天干，十二地支，上下经纬，数有迭移，失守其位。
失序迭位，虽遇岁正，未得正位，司管行令，四时不节，变生大疫。
假令气运，甲子阳年，土运行气，癸亥运数，有余未退，抑制土运。
值年甲子，厥阴风木，犹尚治天，行气施令，地气迁正，阳明在地。
去岁少阳，以作右间，厥阴在中，阳明在地，不相和奉，上下交逆。
癸己相会，土运太过，虚反受累，木气胜出，木气制土，土非太过。
木气胜出，金气复来，金既复来，少阴随至，木胜出火，金复微弱。
如此反复，甲己失守，三年之后，化成土疫，晚至丁卯，早至丙寅。
土疫时至，大小善恶，推变天地，天气地气，二者交争，变化定夺。
又如甲子，甲子而合，二者交司，其上治天，地下己卯，未迁正位。
戊寅少阳，未退其位，亦有甲己，未合交互，土运非过，木乃乘虚。
木气乘入，反而胜土，金次复行，复而胜出，反化为邪，邪气入侵。
天地阴阳，各有其性，殊异不同，大小善恶，遵循规律，天地法旨。
丙寅阳年，气运太过，上年乙丑，天数有余，交得丙寅，太阴治天。
地已迁正，厥阴司地，去岁太阳，以作右间，天为太阴，地为厥阴。
地不奉天，二者交争，乙辛相会，水运太虚，反受土胜，太阳非过。
太簇律管，太羽之音，二者不应，土气胜出，化作为雨，水复生风。

丙辛失守，气交会合，三年之后，化成水疫，晚至己巳，早至戊辰。
水疫发生，甚则迅速，微则徐缓，大小善恶，推演天地，气数变化。
又如丙寅，丙至于寅，二者交合，应交司天，辛巳未至，迁得正位。
庚辰太阳，未退其位，亦有丙辛，不合其德，水运亦小，虚而小胜。
或有反复，三年之后，化生为疠，名曰水疠，状如水疫，治法如前。
庚辰阳年，行气太过，己卯天数，仍然有余，虽交庚辰，阳明犹治。
地以迁正，太阴司地，去岁少阴，以作右间，阳明在天，太阴在地。
地下奉天，乙己相会，金运太虚，反受火胜，阳明非过，火气在地。
姑洗之管，太商之音，二者不应，火胜热化，水复寒刑，乙庚失守。
其后三年，化成金疫，金疫至时，阳明行气，速至壬午，徐至癸未。
大小善恶，推演本年，天地之变，又如庚辰，如庚至辰，且应交司。
交司治天，地下乙未，未得迁正，甲午在地，少阴行气，未退其位。
乙庚之年，不合之气，地下乙未，柔干失刚，金运小虚，其势不盛。
或之小胜，或之无复，三年化疠，名曰金疠，状如金疫，治法如前。
壬午之年，阳年太过，辛巳天数，气行有余，交得壬午，厥阴治天。
地气运行，已迁正位，阳明在地，去岁丙申，少阳之气，居作右间。
在天厥阴，在地阳明，地不奉天，丁辛相合，相和会遇，木运太虚。
反受金胜，厥阴非过，蕤宾之管，太角之音，二者不应，金行燥胜。
阳明行令，火化热复，疫至甚速，疫至微徐，大小善恶，推演天地。
又如壬午，如壬至午，且应交司，交司治天，地下丁酉，未得迁正。
地下丙申，少阳之气，未得退位，丁壬不合，气不归一，柔干失刚。
木运小虚，有之小胜，或者小复，三年化疠，名曰木疠，状如风疫。
戊申阳年，行气太过，丁未天数，太过有余，二者虽交，太阴治天。
地气运行，已迁正位，厥阴在地，去岁壬戌，太阳之气，退位右间。
天气丁未，地气癸亥，地不奉天，丁癸相会，火运太虚，反受水胜。
地气非过，夷则之管，太徵之音，二者不应，戊癸失守，难克其会。
三年化疫，速至庚戌，大小善恶，推演天地，天地运气，变化而成。
又如戊申，如戊至申，且迁交司，交气治天，地下癸亥，未迁正位。
地下壬戌，太阳之气，未退其位，遇见戊癸，二者未合，柔干失刚。
火运小虚，时而小胜，或之无复，随后三年，化作疫疠，名曰火疠。
治法如前，治之效法，阴阳之间，互生相克，可借寒法，以寒泄火。

（六）三虚铸就，神魂失守

人气不足，天气如虚；人神失守，神光不聚，邪鬼扑身，致人病夭。

人有五藏，一藏不足，恰遇天虚，感邪内至，化生七情，转换为气。
愁思忧虑，伤触在心，叠加或遇，少阴司天，天数不及，太阴作间。
人气天气，二者同虚，谓之天虚，又遇惊吓，受惊夺精，汗出于心。
三虚铸基，神明失守，心为君主，神明出焉，神失守位，神游上丹。
应帝太一，帝君府邸，泥丸宫下，神既失守，神光不聚，形神不一。
低靡运时，恰逢火运，不及岁会，黑尸见鬼，生命垂危，令人暴亡。
饮食不节，劳倦伤脾，恰好或遇，太阴司天，天气不盛，少阳作间。
谓之天虚，人气天气，二者同虚，又遇饮食，进食过饱，汗出于胃。
醉饱行房，汗出于脾，三虚构筑，脾神失守，脾为谏议，奏本之官。
化生智谋，神既失守，神光失位，失而不聚，却遇脾土，不及之年。
或之己年，或之甲年，行令失守，太阴天虚，青尸见鬼，令人卒亡。
久坐湿地，强力入水，伤及在肾，肾为作强，强大元气，伎巧出府。
而有三虚，肾神失守，神志失位，神光不聚，恰逢水运，不及之年。
或辛不会，或丙失守，或之太阳，司天亏虚，黄尸见鬼，令人暴亡。
人或恚怒，气逆而上，不可下沉，损伤在肝，又遇厥阴，司管天气。
天运不盛，少阴作间，谓之天虚，天虚人虚，遇行疾走，恐惧发生。
汗出于肝，肝为将军，主管大军，谋虑出焉，神位失守，神光不聚。
又遇木运，不及之年，丁年不符，壬年失守，厥阴司天，虚而暴亡。
五脏失守，天虚人虚，神游失守，游离正位，五疫伤人，令人暴亡。
谓之尸厥，人犯五神，易位错位，神光不聚，皆为邪犯，神魂失守。
皆为神失，未守其位，得守者生，失守者亡，得神者昌，失神者亡。

七十四、至真要大论

（一）六气分治，必明六化

五气交合，盈虚更作，六气分治，司天地者，天地大纪，人神通应。
上合昭昭，下合冥冥，大道所主，工之所疑，取行于道，调合于术。
厥阴司天，其化为风，少阴司天，其化以热，太阴司天，其化为湿。
少阳司天，其化为火，阳明司天，其化以燥，太阳司天，其化为寒。
苍临藏位，命其病名，司天同候，间气皆然，司左右者，谓之间气。
主岁之年，予以纪岁，间气行运，予以纪步，六气主岁，间气为性。
厥阴司天，化生木风，在泉为酸，司气为苍，间气为劲，发生于春。
少阴司天，化生为热，在泉为苦，司天为赤，居气为灼，发生于夏。
太阴司天，化生为湿，在泉为甘，司气为黅，间气为柔，生于长夏。
少阳司天，化之为火，在泉苦化，司气为丹，间气为明，少阳相火。
阳明司天，化生为燥，在泉为辛，司气为素，间气清化，发生于秋。
太阳司天，化生为寒，在泉为咸，司气为玄，间气为藏，多发于冬。
治病良工，必明六化，彼此分治，五味五色，交互所生，五藏所宜。
厥阴风木，在泉行令，化生为酸，风化运行，风行于地，谓之本也。
本行在天，天之气令，本行乎地，地之气令，天地合气，六节分治。
万物化生，谨候气宜，循气而变，迎合其变，无失变机，此之谓从。
司岁备物，无遗内气，天地专精，司气行令，主岁之年，有余不足。
质同而异，气味成性，有薄有厚，性有躁静，治有多少，化有浅深。
不胜亏损，阴阳平衡，上淫于下，所胜平和，外淫于内，所胜并治。

（二）六气在地，病生分治

六气运行，行令地泉，各呈其性，阴阳交变，生命附和，各有呈象。
谨察阴阳，调其偏斜，平和为期，正者正治，反者反治，调和平衡。
人迎寸口，彼此相应，引绳小大，唯决齐等，命曰之平，阴之寸口。
北政岁年，少阴在泉，寸口脉象，不相呼应，厥阴在泉，右脉不应。
太阴在泉，左脉不应，六气运行，盛行在地，搏击身体，投影在脉。
南政岁年，少阴司天，寸口脉象，不相呼应，厥阴司天，右脉不应。

179

太阴司天，左脉不应，诸脉不应，反观诊察，望闻问切，倍加甚察。
北政岁年，三阴在下，寸脉不应，三阴在上，则尺不应，岁气错位。
南政岁年，三阴在天，寸脉不应，三阴在泉，则尺不应，左右相同。
知其要核，一言而终，领悟要领，不知其要，流散无穷，茫无头绪。
厥阴在泉，风淫胜出，地气不明，平野暗昧，草木知暖，提早秀荣。
民生疾病，洒洒振寒，善伸懒腰，哈欠数频，心痛胸满，两胁里急。
饮食不下，膈咽不通，进食则呕，腹胀善噫，得后气侵，身重如衰。
岁运少阴，行气在泉，热淫胜出，焰浮川泽，灼灼烈燃，阴处反明。
民生病疾，腹中常鸣，气上冲胸，咳喘发作，不能久立，寒热交替。
皮肤痛疼，目瞑齿痛，恶寒热疟，少腹中痛，腹中大满，蛰虫不藏。
岁运太阴，在泉行令，草乃早荣，湿淫胜出，昏埃岩谷，黄天反黑。
至阴入交，民生疾病，饮则内积，心胸疼痛，双耳聋鸣，浑浑敦敦。
嗌塞咽喉，喉肿生痹，阴病见血，少腹痛肿，不得小便，腹中内急。
病冲头痛，眼目若脱，项似拔除，腰似弓折，髀不回折，腘如绳结。
岁运少阳，地气行运，火淫胜出，焰明郊野，寒热更至，寒热不和。
民生病疾，泄注赤白，少腹疼痛，小便溺赤，甚重便血，少阴同症。
岁运阳明，行令气运，燥淫胜出，空气清寒，雾露早下，干寒交合。
民病多呕，呕吐口苦，善多叹息，心胁疼痛，不能反侧，躺卧不安。
病情甚重，干噎不出，面如尘土，身无润泽，皮肤干枯，足外反热。
岁运太阳，在地行气，寒淫胜出，河水早冻，凝肃惨烈，身寒体慄。
民生疾病，少腹疼痛，牵引睾丸，引行腰脊，心痛嗌痛，颔肿出血。
气行地泉，风淫于内，治以辛凉，佐以苦味，甘味以缓，辛味以散。
热淫于内，治以咸寒，以寒克热，佐以甘苦，以酸收敛，以苦发散。
湿淫于内，苦味燥湿，治以苦热，佐以酸淡，以苦燥湿，以淡泄下。
火淫于内，治以咸冷，佐以苦辛，以酸收敛，以苦泄火，驱除火邪。
燥淫于内，治以苦温，苦味去燥，化生津液，佐以甘辛，以苦邪下。
寒淫于内，治以甘热，佐以苦辛，以咸泻下，以辛润脏，以苦坚催。

（三）六气在天，病生各异

六气行运，行令在天，交争地气，侵扰生命，生命异变，各有呈象。
厥阴司天，风淫所胜，太虚埃昏，云雾缭绕，春生寒气，流水不冰。
民生病疾，胃脘牵心，彼此疼痛，上肢两胁，膈咽不通，饮食不下。
舌体强直，食则呕吐，冷泄腹胀，大便溏泄，小便癃闭，病根在脾。
天气寒意，蛰虫不去，暖阳不举，天地之间，阳气萎靡，身体虚弱。

少阴司天，热淫胜出，怫热时至，火行政令，天地之间，炙热盛行。
民生病疾，胸中烦热，咽喉嗌干，右胠大满，皮肤痛疼，寒热咳喘。
大雨时至，唾血泄血，鼻孔流血，呕逆喷嚏，小便色变，内伤心气。
发病甚烈，皮肤疡疮，手指肿大，肩背双臂，怯弱无力，缺盆中痛。
心痛肺虚，腹中大满，膨膨荡荡，喘咳不息，尺泽脉弱，病本在肺。
太阴司天，湿淫胜出，沉阴散步，雨变枯槁，胕肿骨痛，体内大湿。
阴痹发生，四肢麻木，关节疼痛，按之不得，腰脊头项，疼痛麻木。
时有目眩，大便艰难，阴精亏少，精神萎靡，虽有饥意，不欲进食。
咳嗽唾痰，时有带血，心如悬钟，病本在肾，太谿脉绝，危在旦夕。
少阳司天，火淫胜出，温气流行，金司在地，施政行令，迟迟不行。
民生病疾，头痛头晕，发热恶寒，寒热生疟，热上触皮，肌肤疼痛。
肤色黄赤，化生积水，身体面部，水积浮肿，腹中胀满，仰卧不安。
大便下泄，颜色赤白，口腔疮疡，咳嗽吐唾，痰中含血，胸中烦涌。
胸内积热，病情恶化，鼻孔出血，病本在肺，天府绝脉，病生危急。
阳明司天，燥淫胜出，盛行于春，树木晚荣，小草晚生，生机缓移。
民生病疾，筋骨内变，左胠胁痛，清寒聚中，寒热疟病，感冒发生。
寒凉逼喉，咳嗽喘息，腹中肠鸣，注泄糖稀，名木收敛，草枯上首。
心胁暴痛，仰卧之际，不可反侧，吞咽干噫，面如着尘，腰内疼痛。
男人㿉疝，妇人气乱，少腹疼痛，目盲生昏，疡疮发生，臀部痤痈。
蛰虫出现，病本在肝，阳明先行，入住于春，太冲绝亏，回天无力。
太阳司天，寒淫胜出，寒气反至，流水结冰，血变其中，发为痈疡。
民生病疾，厥寒心痛，呕血鼻血，心内多悲，时有眩晕，若欲仆倒。
胸腹大满，手心内热，肘部疼挛，两腋下肿，心内澹澹，若发突变。
胃脘充胀，塞满胸胁，惴惴不安，面赤目黄，善噫嗌干，病甚色黑。
渴而欲饮，病本在心，神门绝亏，病生危重，动气行运，悉知藏处。

（四）司行天地，各有治法

司天行气，风淫所胜，平以辛凉，佐以苦甘，以甘缓解，以酸泻下。
热淫聚集，内邪胜出，平以咸寒，佐以苦甘，以酸收敛，以味引行。
湿淫聚集，内邪胜出，平以苦热，佐以酸辛，以苦燥湿，以淡泄下。
湿上甚烈，内聚生热，治以苦温，佐以甘辛，以汗而出，以变应变。
火淫所胜，平以酸冷，佐以苦甘，以酸收敛，以苦发散，以酸复固。
燥淫盛行，内邪聚集，平以苦湿，佐以酸辛，以苦下泻，苦泻燥热。
寒淫盛行，内邪所胜，平以辛热，佐以甘苦，以咸泻下，克其寒邪。

风司在地，清寒盛行，反而胜出，治以酸温，佐以苦甘，以辛平和。
热司于地，寒冷盛行，反而胜出，治以甘热，佐以苦辛，以咸平和。
湿司于地，炙热盛行，反其胜出，治以苦冷，佐以咸甘，以苦平和。
火司于地，寒气盛行，反而胜出，治以甘热，佐以苦辛，以咸平和。
燥司于地，热反胜出，治以平寒，佐以苦甘，以酸平之，以和为利。
寒司于地，炙热盛行，反其所胜，治以咸冷，佐以甘辛，以苦平和。
风化于天，寒清盛行，反而胜出，治以酸温，佐以甘苦，平肝为主。
热化于天，寒气行令，反其胜出，治以甘温，佐以苦酸，加之辛味。
湿化于天，炙热施行，热反胜出，治以苦寒，佐以苦酸，平和内热。
火化于天，寒气运行，反而胜出，治以甘热，佐以苦辛，克寒回温。
燥火于天，热气盛行，反其胜出，治以辛寒，佐以苦甘，克其内热。
寒化于天，热气行运，反客为主，治以咸冷，佐以苦辛，去除内热。

（五）六气相胜，治有侧重

六气运行，天地之间，上下交织，交互错乱，交争称霸，自有胜者。
六气相胜，厥阴胜出，双耳有鸣，头疼目眩，憋胀欲吐，胃膈如寒。
胠胁气并，化生为热，小便浓缩，颜色黄赤，胃脘荡心，搏击而痛。
上肢两胁，肠道鸣叫，大便飧泄，小腹腹痛，大便下注，颜色白赤。
大风数举，倮虫生命，不得滋养，病发深重，时有呕吐，膈咽不通。
少阴胜出，心中下热，善多饥意，脐下燥动，气游三焦，三焦不安。
炎暑时至，木失润泽，草生枯萎，呕逆躁烦，腹满溏泄，传为赤沃。
太阴胜出，火气内郁，疮疡内生，流散体外，病在胠胁，甚则心痛。
热极上冲，头痛喉痹，颈项强直，独胜湿气，体内郁积，寒逼下焦。
痛留头顶，引绕眉间，胃中胀满，降雨数至，燥化发生，身体不安。
少腹大满，腰重强直，内不生便，多有注泄，足下温热，头部发重。
足部胫骨，足部脚趾，积水发肿，饮积腹内，内湿不泻，上肢浮肿。
少阳胜出，热客留胃，心烦心痛，目赤呕吐，呕酸多饥，耳痛溺赤。
善惊谵妄，暴热消烁，小腹疼痛，大便赤白，水涸草萎，介虫匿藏。
阳明胜出，清寒注胸，左胠胁痛，大便溏泄，内为嗌塞，外发㿉疝。
胸中不畅，嗌塞而咳，清凉肃杀，华英改容，一派萧瑟，毛虫遭殃。
太阳胜出，凝溧时至，水冰非时，羽虫后化，痔疟发生，寒厥注胃。
内生心痛，阴中溃疡，隐曲不利，互引阴股，筋肉拘苛，血脉凝泣。
络满色变，或为血泄，皮肤水肿，腹满食减，热反逆上，侵袭头颅。
头项囟顶，脑门疼痛，目如外脱，夺眶而出，寒注下焦，传为濡泻。

厥阴胜出，风木运气，内脏应肝，治以甘清，佐以苦辛，以酸泻下。
少阴胜出，君火运气，五脏在心，治以辛寒，佐以苦咸，甘泻下。
太阴胜出，湿土运气，五脏脾脏，治以咸热，佐以辛甘，以苦泻下。
少阳胜出，相火行令，抑火平衡，治以辛寒，佐以甘咸，甘泻下。
阳明胜出，燥气行令，多伤在肺，治以酸温，佐以辛甘，以苦泄下。
太阳胜出，寒水行令，多伤在肾，治以甘热，佐以辛酸，以咸泻下。

（六）六气来复，各施妙策

六气来复，厥阴风木，复气而来，偃木飞沙，尘昏行天，倮虫不荣。
少腹坚满，里急暴痛，厥逆心痛，汗发呕吐，饮食不下，入而复出。
筋疲目眩，清寒内积，甚则侵脾，食下而吐，冲阳绝脉，病生危急。
少阴君火，行气复来，洒淅恶寒，振慄谵妄，寒止生热，火灼内脏。
懊恼内热，烦躁鼻血，少腹绞痛，君火内注，咽嗌干燥，气动于左。
上行于右，咳嗽发生，皮肤疼痛，暴瘖心痛，郁热冒冲，不识故人。
渴而欲饮，骨痿少气，隔肠不便，外为浮肿，哕噫呕吐，赤气后化。
流水不冰，热气大行，介虫不复，病发皮肤，多生麻疹，内生疮疡。
痈疽在外，痤痔在内，甚则伤肺，咳振鼻渊，天府绝脉，命悬在崖。
太阴湿土，行气来复，湿变上举，体重中满，食饮不化，阴气上厥。
胸中不畅，饮食而下，咳喘有声，大雨时至，鳞虫着陆，头顶痛重。
吐唾清液，呕吐默默，病重归肾，泻下无度，太谿绝脉，难以救治。
少阳复来，大热将至，枯燥烁热，介虫耗力，痉挛咳血，心热烦躁。
便数增多，体表憎风，厥气上行，面如灰土，浮埃上升，目昏痉挛。
火气内发，上悉九窍，口糜呕逆，血溢血泄，发而为疟，恶寒战慄。
寒极反热，干噫喉痛，三焦槁枯，渴引水浆，色变黄赤，少气脉萎。
内热不去，化积为水，转为浮肿，病甚入肺，咳而血泄，尺泽不治。
阳明主燥，行气来复，清气大举，森木苍干，毛虫皮枯，内液散失。
病生之际，胠胁胀满，气归于左，多有叹息，病情恶化，心痛内满。
腹胀下泄，呕苦吐哕，心烦心乱，病生中膈，头痛头重，若有失魂。
病情日重，病重入肝，惊厥骇吓，筋生痉挛，太冲绝脉，病在危急。
太阳寒水，酷寒气令，厥气上行，气凝雨冰，羽虫不生，寒冻多亡。
心胃生寒，胸膈不利，心痛大满，头痛多悲，时有目眩，欲有前仆。
食欲减少，腰椎反痛，屈伸不利，地裂冰坚，阳光萎靡，阴寒内生。
少腹中内，搏击睾丸，引行腰脊，上冲心脏，唾出清水，吞吐哕噫。
病情持续，转移加重，甚则入心，善忘善悲，神门绝脉，病生危急。

治以平和，厥阴来复，治以酸寒，佐以甘辛，以酸泻下，以甘缓解。
少阴来复，治以咸寒，佐以苦辛，甘泻酸收，辛苦发散，以咸软坚。
太阴来复，治以苦热，佐以酸辛，以苦泻下，燥之泄散，辩证用术。
少阳来复，治以咸冷，佐以苦辛，咸软酸收，辛苦发散，无犯温凉。
阳明来复，治以辛温，佐以苦甘，以苦泄之，以苦下泻，以酸补益。
太阳来复，寒水行气，克其寒冷，治以咸热，佐以甘辛，以苦坚内。
治诸胜复，寒者用热，热者选寒，温者取清，清者以温，散者用收。
抑者取散，燥者以润，急者用缓，坚者用软，脆者选坚，衰者以补。
强者用泻，各安其气，求清趋静，病气衰去，归其所宗，治法大体。

（七）六气来复，主客异位

气居上下，上半身体，气行有三，归属天分，天气主令，司管上身。
下半身躯，气运有三，归属地分，地气主令，地气交合，主司下身。
以名命气，气之有名，以气命处，出处渊源，而言其病，穷其根源。
人体中心，谓之天枢，上气强盛，胜出行运，其下俱病，以地命名。
下气盛行，胜出行令，上俱生病，以天命名，上下之气，贵在和合。
谓之胜复，气势壮烈，报气蛰伏，而未发出，复至发病，复气为法。
胜复变动，时有常位，天地无常，气运行令，多有变化，搏击身体。
初气始发，至于三气，天气主令，天气盛行，气势宏大，胜出常至。
四气发生，至于终气，地气主令，复气常有，有胜则复，无胜则否。
胜至则复，无常多变，气衰终止，复气之后，随伴气运，行令胜出。
胜气行令，无有气运，复来改变，物极必反，灾害发生，多伤万物。
非居正位，不相得令，复气大胜，主胜施政，人反多病，谓火燥热。
气运胜出，微者随从，甚者压制，气运复来，和者平之，暴者夺之。
皆随胜气，屈伏安随，无问其数，以平为期，上下平衡，此乃其道。
主客二气，胜而无复，主气胜逆，客气胜从，客随主便，天之道也。
厥阴风木，司天行令，客胜耳鸣，目眩而咳，主胜胸痛，舌难言表。
少阴君火，司天施政，客胜之时，喷嚏鼻血，颈项强直，肩背发热。
头痛气虚，身体发热，耳聋目瞑，发病加重，身体浮肿，时有血溢。
疮疡发生，咳嗽喘息，主胜身体，心热烦躁，发病加重，胁痛支满。
太阴湿土，司天行令，客气胜出，头面浮肿，呼吸气喘，气出困难。
主气胜出，胸腹大满，不思饮食，食而不化，拥堵腹中，上下不畅。
少阳寒水，司天行令，客行运气，胜出施政，皮肤丹红，皮疹发作。
丹红疮疡，呕逆上行，喉咙疼痛，头痛嗌肿，耳聋血溢，内为惊风。

主气胜出，胸中大满，咳嗽仰息，病重咳嗽，痰内带血，手心发热。
阳明燥金，司天行令，清寒内余，咳嗽鼻衄，嗌塞喉咙，心膈中热。
太阳司天，客胜行气，胸中不利，鼻流清涕，感寒多咳，主胜喉嗌。
厥阴行气，运行在地，客气胜出，关节不利，内为强直，外不灵活。
厥阴风木，主气胜出，筋骨萎癉，活动不利，腰腹之间，时有疼痛。
少阴君火，在地行气，客气胜出，腰间疼痛，阴部股部，膝盖大腿。
双足生病，烦乱生热，肢体酸困，四肢浮肿，不能久立，小便频频。
少阴主胜，厥气上逆，心痛发热，发于胸肋，魄汗不藏，四逆并起。
太阴运气，行令在地，客气胜出，足痿下重，溲便不期，客湿下焦。
疾病发生，濡泻不止，时有浮肿，隐私之处，多生病疾，难以言表。
太阴主胜，寒气逆满，集聚体内，堵塞其中，食饮不下，甚则为疝。
少阳之气，在泉施政，客胜气行，腰腹疼痛，时有恶寒，下白溺白。
少阳主胜，热反上行，客行于心，心痛发热，膈中壅塞，多有呕吐。
阳明在地，客胜行气，清寒气运，惊扰下身，少腹坚满，便泻频频。
阳明主胜，腰间沉重，腹内疼痛，小腹生寒，大便排出，多有溏稀。
寒厥客留，存气于肠，上冲胸中，病情严重，时有咳喘，不能久立。
太阳在泉，寒复内余，腰尻疼痛，屈伸不利，大腿小腿，足膝内痛。
治之奈何，高者以抑，下者以举，有余以折，不足益补，佐以所利。
和以所宜，安其主客，适其寒温，同者用逆，异者选从，调和阴阳。

（八）六气主客，活用灵方

治寒克热，治热攻寒，主气客气，二者相同，逆反用法，相反从治。
厥阴风木，风木主气，施政行令，泻之以酸，补其以辛，平和主气。
少阴君火，少阳相火，火位主政，泻其以甘，补其以咸，减锐火位。
土位主令，泻其以苦，补其以甘，金位主令，泻其以辛，补其以酸。
水位主令，泻其以咸，补其以苦，厥阴为客，以辛补益，酸泻甘缓。
少阴君火，行令为客，以咸补益，以甘泻下，以咸收敛，强固肾水。
太阴湿土，客留施政，以甘补益，以苦泻下，以甘缓解，驱除内湿。
少阳相火，客行施政，以咸补益，以甘泻下，以咸软散，去除内火。
阳明燥金，客气盛行，以酸补益，以辛泻下，以苦泄解，以润制燥。
太阳寒水，行气为客，以苦补益，以咸泻下，以苦坚固，以辛泽润。
舒达腠理，开启玄府，激活细胞，兴奋精神，津液气运，通畅有力。
阴阳有三，气有多少，阳明何谓，两阳合明，厥阴何来，两阴交尽。
气有多少，病有盛衰，治有缓急，方有大小，气有高下，病有远近。

证有中外，治有轻重，适其至所，君一臣二，谓之奇方，贵在奇效。
君二臣四，配偶制方，君二臣三，奇妙制方，君三臣六，配偶制方。
近者奇方，远者偶方，汗不奇方，下不偶方，补上治上，制之以缓。
补下治下，制之以急，急气味厚，缓气味薄，适其至所，各有所适。
病所以远，中道气味，食而过往，无越制度，平气之道，阴阳平衡。
近而奇偶，制小其服，远而奇偶，制大其服，大则数少，小则数多。
多则九味，少则二味，奇方不效，则用偶方，灵活辩证，谓之重方。
偶方不效，反佐之药，顺其病情，寒热温凉，反其而为，求其平衡。

（九）六气标本，明晰逆顺

病有本标，病生于标，反其攻本，得标之病，治反其本，得标之方。
风木于春，清寒气来，燥气胜出，受邪侵入，搏击五脏，诱发肝病。
金燥归秋，热气大来，火气行令，寒热失序，入侵肺部，诱发肺病。
火热盛夏，寒气大来，水气胜出，当热而寒，心脏受邪，诱发心病。
寒水之冬，湿气大来，湿土胜出，邪入脏腑，寒伤肾气，诱发肾病。
湿土长夏，风气大来，木气胜成，风雨大作，内湿不散，诱发脾病。
趁虚而入，感邪生病，岁年反虚，邪行甚烈，时序失和，邪亦甚行。
遇月空缺，邪亦加重，邪行反复，重感六邪，脏腑失衡，病生危急。
邪气行令，有气徐来，二气交争，气若胜出，必有来复，扰乱天地。
厥阴风木，行令施政，内入身心，推行气血，波动心脉，脉象若弦。
少阴君火，脉象若钩，太阴湿土，沉稳柔和，少阳相火，洪大而浮。
阳明燥金，秋之清寒，脉象羽毛，太阳寒水，五脏在肾，脉若寒石。
至和则平，平乃常态，至甚则病，违其常态，至而反脉，反脉者病。
迎合四时，脉象随从，从而不至，未至而至，阴阳不平，多生疾病。
六气标本，所从不同，气有从本，亦有从标，不从标本，其象多变。
少阳太阴，从本而行，少阴太阳，从本从标，阳明厥阴，不从标本。
从其本者，化生于本，从象标本，标本之化，从象其中，中气为化。
脉至而从，按之不鼓，诸阳皆然，诸阴为反，脉象有变，变生多象。
百病始起，有生于本，有生于标，生于中气，生于本者，取本而得。
取标而得，取中气得，取标本得，逆取而得，从取而得，术异明道。
逆病发生，治疗以正，若以顺治，逆者愈逆，知标与本，用之不殆。
明知逆顺，二者之道，随其道理，辩证施治，烂熟在心，正行无问。
不知顺逆，不以言诊，若行诊治，错乱顺序，轻重偏失，扰乱经气。
粗工庸医，嘻嘻行治，自以可知，不明其道，热病未已，寒病复始。

同之一气，化为异形，迷惑表象，诊治之下，经气错伦，谓之失道。
标本道施，明白其要，知识博大，小处悟大，一言蔽要，百病之害。
标本描述，易而勿偏，察本与标，调和内气，知气胜复，天地人道。

（十）四时气运，气血无常

二气交争，胜出气运，胜至已病，病已惴惴，复气已萌，蠢蠢欲动。
复来行气，胜气殆尽，趁势而入，得位强势，施政行令，气色盛厉。
胜气在前，复气从和，胜有微甚，复有少多，胜和复和，胜虚复虚。
胜复交作，动不当位，或后时至，气运生变，其化衰盛，彼此相异。
寒暑温凉，盛衰使用，惟其四维，阳气运动，缘始于温，盛大于暑。
阴气运动，肇始于清，大盛于寒，春夏秋冬，四时更替，各差其分。
彼有春暖，有夏为暑，彼秋有忿，至冬生怒，谨按四维，气候归道。
四时四维，寒暑温凉，终其察验，预知其始，提前预判，明后变化。
更替变化，过度延续，亦有错差，气候变化，三十天内，归位司天。
差数变化，映象脉象，去除差数，回位正常，辩证看待，明白核要。
气血无常，春脉不沉，夏脉不弦，冬脉不涩，秋脉不频，谓之四塞。
沉而太过，弦而太过，涩而太过，数而太过，层差太过，气去脉复，
气运未去，脉已先去，气运已去，而脉未去，气脉相反，皆为病脉。
四时行气，相互联系，前后互根，过渡交替，求其平衡，平则和合。
阴阳二气，彼此交争，平和清静，生化安乐，过度频动，则生病疾。

（十一）六气幽明，对症用术

幽明之说，两阴交尽，谓之曰幽，两阳合明，谓之曰明，根在阴阳。
幽明参配，寒暑有异，至达谓至，气分谓分，至则气同，分则气异。
天地正纪，春秋二气，始行于前，冬夏二气，始行于后，六气往复。
主岁无常，上下所主，随其利害，巧用药味，正统运行，其为至要。
少阳相火，先甘润燥，后咸固本，阳明行令，先辛润肺，后酸收敛。
太阳寒水，先咸强肾，后苦泻火，厥阴风木，先酸收敛，后辛润肺。
少阴君火，先甘润肺，后咸强肾，太阴湿土，先苦泻湿，后甘健脾。
明辨六气，气运行令，各有所重，佐以利益，资生运化，谓之得气。
百病从生，生于六邪，风寒暑湿，外加燥火，随应变化，迎合其变。
引经辨论，借助水土，水土选用，盛者以泻，虚者益补，以期良效。
工巧神圣，必行要道，桴鼓相应，拔除棘刺，细雪污渍，首重其道。
诸风掉眩，头疼眩晕，皆源于肝，审察病机，无失气宜，此之谓道。

诸寒收引，皆归于肾，诸气愤郁，皆归于肺，湿肿胀满，皆属于脾。
视物昏花，肢体抽搐，皆属于火，疼痛瘙痒，内生溃疡，皆属于心。
凡有厥逆，二便不通，归于下焦，身心不振，喘逆呕吐，皆属上焦。
口紧难开，如丧神守，皆归于火，颈项强直，活动不力，皆归于湿。
气逆上冲，皆属于火，腹大内胀，皆属于热，急躁狂越，皆归于火。
突暴强直，皆属于风，肠鸣有声，击打如鼓，内热聚集，皆属于热。
身体浮肿，肢体疼酸，惊骇不安，皆属于火，排液浑浊，皆属于热。
外排水液，澄澈清冷，皆属于寒，呕吐酸液，急泄窘迫，皆属于热。
谨守病机，各司其属，有者求源，无者求问，盛者责除，虚者责部。
先胜五脏，疏通气血，舒达调和，身心平和，形神相守，归于一体。

（十二）幽明内外，妙选活用

辛甘发散，助生阳气，酸苦下泄，演变化阴，咸味涌泄，化生为阴。
淡味渗泄，化生为阳，味之变生，奏起效果，收纳于腹，转化为气。
或收或散，或缓或急，或燥或润，或软或坚，利而行之，调气平和。
非调内气，求之平和，选用药物，有毒无毒，以治为主，适大小制。
药物组合，君臣佐使，结合使用，君一臣二，制成复方，谓之小方。
君一臣三，佐药五味，制之中方，君一臣三，佐药九味，制之大方。
病之治疗，基于病征，方法多变，寒者用热，热者取寒，微者选逆。
病重之人，顺其道治，病生坚实，削弱其坚，客留在内，顺序驱散。
劳倦疲惫，取药温补，气血郁结，巧用疏散，淫邪内留，用药攻邪。
体内燥热，温养润泽，病生急剧，缓解有序，血气耗散，收敛为主。
损伤元气，温药补益，安逸身懒，行走运动，惊厥失魂，平息神明。
治病攻略，上治下治，按摩药浴，逼邪外泄，阻邪行进，适时为故。
逆者正治，从者反治，从少从多，基于制衡，随机应变，辩证用药。
以热治热，服药宜凉，以寒治寒，服药宜温，补药治中，攻药下泄。
制服主病，找其病源，治病有法，药物秉性，吻合病情，寒热相和。
破除积滞，消散坚块，调和气血，通达经络，营卫相扶，疾病得愈。
六气调和，或用逆治，或用从治，主药逆治，佐药从治，主药从治。
疏通气机，化生阴精，强固营卫，二气调和，里表合一，谓治正道。
邪生于内，后至达外，先调其内，病从外生，后至入内，先调其外。
病从内生，波及外部，重心在外，先调内部，后治其外，从根而治。
病从外生，牵损内部，重心在内，先调其外，后调内部，由外入内。
既不从内，又不从外，内外不联，抓住主流，分析根本，从根而治。

火热行气，行运来复，人身发病，恶寒发热，疟疾症状，间隔发病。
胜复气运，交争相遇，阴气盛多，阳气虚少，阳气不固，间隔日久。
阳气盛多，阴气虚少，间隔日短，胜气复气，相互逼迫，盛衰节制。
治在寒病，用以热药，治在热病，用以寒药，寒热互作，引发新病。
凡用寒药，用后反热，滋阴补益，用选热药，反有畏寒，补阳补牢。
五味入胃，依其喜好，各归脏器，先入脏腑，占据领地，生化发力。
酸先入肝，苦先进心，甘先入脾，辛先走肺，咸先入肾，积聚日久。
久而久之，脏气倍增，日久之后，脏气过胜，强加其味，物极必反。
制方组合，有君有臣，治疗主病，药味为君，辅佐君药，谓之臣药。
供应臣药，谓之使药，上中下者，三方用药，调和关系，增补使药。
调气用方，必别阴阳，定位内外，各守其司，内者内治，外者外治。
微者调和，其次平和，盛者夺取，汗之下泄，寒热温凉，迎合其道。
预判消退，借势诱导，谨道遵法，万举万全，气血平和，长延天命。

七十五、著至教论

医者学医，不能全解，虽悟粗浅，不能分辨，虽能分辨，不解精奥。
虽解精奥，不能活用，欲知穷尽，立天之数，合应四时，明辨阴阳。
日月星辰，光之变化，测量观察，知其道理，上通神农，功拟二皇。
阴阳表里，上下雌雄，相互应和，彼此呼应，看似脱离，实则环抱。
学医精诚，上通天文，下通地理，中知人事，才可近仙，心性欲佛。
著书传世，教导群众，不生困惑，传于后世，怜爱苍生，守护华夏。
十二经脉，三阳三阴，太阳阳明，少阳太阴，少阴厥阴，依次排序。
手足经络，有序走行，交错链接，构成回路，循环往复，折射脏腑。
经络萎靡，脏腑失司，脏腑损伤，经络不畅，邪并经络，侵袭营卫。
三阳之气，主护周身，卫人体表，适应天气，随变应变，声声不息。
上下经脉，纵横循行，交织成网，失其常度，内外生邪，相合致病。
三阳莫当，三阳独至，三阳之气，邪气并入，合并行至，阳气过盛。
病来之势，疾如风雨，犯于头项，头癫神昏，犯于下身，二便失禁。
三阳当家，变化无常，外无显象，内无征象，不合常规，上下难辨。
三阳合并，极盛之阳，积并而至，发而为惊，病起之速，迅如疾风。
病至身体，猛如霹雳，九窍闭塞，阳气磅礴，盈溢填堵，咽干喉塞。
若并于阴，盛阳之气，内搏脏腑，上下无常，威逼迫下，发为肠澼。
三阳之气，直冲心膈，坐不得起，卧下壅塞，坐卧不是，作怪中胸。
欲悟真道，人与天地，交相互应，别辨阴阳，上应四时，下合五行。
融汇变通，至与道合，何谓之道，天地之道，顺应生昌，逆则生病。
病伤五藏，筋骨以消，肾且欲绝，惋惋日暮，从容不出，人事不殷。

七十六、示从容论

医者学医，诵读医书，广阅群书，取象比类，贯通天地，融会古今。
五脏六腑，哭泣悲哀，五液运行，生命所系，认识疏忽，必酿过失。
五脏之病，六腑不和，针石治疗，汤液滋味，药物治疗，结果有败。
肝虚肾虚，脾虚病症，身体发病，沉重烦闷，方术穷尽，不得其效。
脾脉之性，本自微软，今现虚浮，肺脉相似，肾脉微沉，脾脉相似。
所述三脉，多易混乱，脾肝肾脏，分土木水，均居膈下，部位相近。
病人发病，头痛发作，筋脉拘挛，骨节沉重，畏怯少气，哕噫腹满。
时常惊骇，不欲卧睡，脉象浮弦，重按之下，坚硬如石，三脏辨析。
老人生病，首从六腑，探求病因，少年生病，多从经络，探求发病。
壮年生病，辩证五脏，探求病起，年龄不同，求源各异，各有侧重。
八风郁热，消烁五脏，邪气传递，彼有次第，上下易乱，脉象浮弦。
肾气不足，脉沉而坚，硬如盘石，肾气内住，滞而不行，无以外联。
畏怯少气，水道不畅，行气消散，咳嗽烦闷，肾气上逆，病在肾脏。
病人发病，四肢懈怠，软弱无力，气喘咳嗽，痰液血泄，首视肺伤。
脉浮大紧，治以砭石，病可治愈，出血颇多，血止身快，飘若鸿毛。
鸿雁飞翔，虽亦能搏，上冲于天，浩渺长空，不得边际，后劲不足。
圣人治病，遵循法度，引物比类，冥冥莫测，游刃其中，预测变化。
察上循下，不泥常法，脉浮大虚，脾气外绝，胃失根基，归于阳明。
心肾二火，不胜三水，脉乱无常，四肢无力，脾精不生，输布亏空。
气喘咳嗽，水气泛滥，压入胃内，侵袭喉咙，咳血外泄，血行失度。
肺气受伤，脾气不守，胃气不清，经气紊乱，不为所使，在肺在脾。
肺脏损坏，治节不通，经脉偏绝，五脏之气，俱发漏泄，不衄呕血。
二脏不辨，混沌未开，天之无形，不可求得，地之无位，不可理顺。
引物比类，明晓类推，从容应对，玄经真理，至真至确，明德在心。

七十七、疏五过论

（一）郁生奇病，系铃解铃

道之远大，幽远深邃，视察深渊，迎看浮云，不晓边际，医道亦然。
生活变迁，先贵后贱，未感外邪，奇异发生，病从内生，曰之脱营。
先富后贫，谓之失精，五脏之气，留连不运，积并为病，应运而生。
病之初期，不在脏腑，形体无变，诊而疑惑，不知其病，不知有病。
日久累积，逐渐消瘦，气虚精亏，病势深重，真气耗损，阳气日虚。
洒洒恶寒，心怵时惊，病势转换，日益深重，外耗卫气，内夺营血。
不闻不问，不明病因，仓促治疗，不能治愈，贻误时机，错上加错。
凡欲诊治，饮食起居，居住环境，精神状态，突发情绪，悉知于心。
突然欢乐，乍然忧苦，先乐后苦，皆伤精气，精气遏绝，形体溃败。
暴怒伤阴，暴喜伤阳，阴阳俱伤，使人气厥，逆而上行，充塞经脉。
邪气并积，精气日耗，守神浮越，抛离形体，不解病情，唯有良术。
病有奇恒，比类辨别，从容分析，得知病情，明悟其道，术为道用。
社会地位，贵贱有别，削爵失势，欲作侯王，心有所想，化生七情。
地位高贵，失势沉退，情志抑郁，未中外邪，精神内伤，脏腑败亡。
先富后贫，未伤邪气，皮毛憔枯，筋脉拘屈，足痿拘挛，不能行走。
此类病人，开导疏解，整顿思想，改变面貌，提升精神，助阳克阴。
一味痴迷，柔弱顺从，任其发展，心智失常，五脏俱损，不见显效。
诊治疾病，前后察视，发病之初，当下病情，知其本末，预知未来。

（二）察考详尽，术为道用

男女生理，各有差异，年龄阶段，各有强弱，脉象呈现，自有不同。
人生在世，难脱世事，牵挂在心，亲爱佳人，分离日久，怀念不绝。
情志郁结，难解其怀，忧恐喜怒，长此以往，五脏空虚，血气离守。
富贵之人，不测风云，失去财势，大伤心神，筋脉重伤，形存津萎。
旧伤败结，血气留置，聚而不散，郁而化热，归于阳分，久则成脓。
脓血蓄积，寒热交作，气血津液，不生不长，虽有形存，元气薄西。
病系劳伤，脓积体内，多次刺灸，阴阳经脉，内气外散，气血更虚。

身体懈散，四肢转筋，危在旦夕，不问原因，只说危重，贻误时机。
圣人治病，必知天地，阴阳变化，四时寒暑，交替规律，人必应对。
五脏六腑，梳理关系，经脉运行，阴阳表里，刺灸砭石，药物所宜。
人情事理，周密祥审，明白内情，梳理轻重，把握缓急，抓住重心。
贵贱贫富，区分体质，发病症状，各有特点，问其年龄，知其勇怯。
审察病色，发病部位，知病本始，四时八风，三部九侯，脉象分析。
治病道理，重视元气，强弱有别，元气变化，探求其病，固本扶阳。
求之不得，病在表里，阴阳之间，遵守气血，多少深浅，针刺到位。
取穴理法，不知其道，妄施针石，五脏积热，痈发六脏，便是失常。

七十八、徵四失论

十二经脉，络脉穴位，三百六五，众人皆知，医生所循，有踪有影。
引经据典，治病之时，不见奇效，年岁轻轻，智力不足，考虑不全。
精神用处，不能专一，志意施行，条理无序，脉证内病，未有合并。
不知阴阳，逆从大道，不通天地，不合人体，治病失败，首要根源。
随师学艺，未有卒业，道术不精，乱用杂术，以错为真，自圆其说。
自以为功，乱施砭石，自己遗留，过错多多，治病失败，次之原因。
治病救人，贫富贵贱，生活特点，环境好劣，形体寒温，饮食适宜。
个性勇怯，比类异同，不闻不问，不查不管，自不足明，败因其三。
诊病粗放，不问始末，不顾精神，饮食失节，生活起居，无常有常。
过往用药，无问清楚，仓促救治，诊视寸口，乱言病名，败因之四。
人之话语，散布开来，千里之外，好事未行，坏事恶传，亏对本心。
诊治疾病，不明尺寸，不参人事，不知诊道，不循医理，失信于民。
医道之大，拟于天地，配于四海，不晓医道，妄自受人，反成暗晦。

七十九、阴阳类论

（一）三阳三阴，表里呈象

四季春季，一年之始，属甲乙木，其色主青，五脏主肝，肝旺于春。
七十二日，肝脉当令，肝脏最贵，阴阳有变，贵贱参比，辨别论述。
三阳为经，二阳为维，一阳为游，洞悟内涵，五脏气令，运行终始。
三阴为表，二阴为里，一阴为阴，气行终末，阳气开始，朔侮交界。
三阳之名，谓之太阳，脉至于手，太阴寸口，弦浮不沉，参合阴阳。
谓之二阳，即为阳明，脉至于手，太阴寸口，弦浮不沉，略有急速。
内火热至，鼓而起搏，不击于指，此时病脉，病势蔓延，危重难测。
一阳之象，曰之少阳，脉至于手，太阴寸口，参伍人迎，脉象如弦。
少阳病脉，急悬不绝，有阴无阳，阳气殆尽，真脏脉象，病重身危。
三阴脉象，太阴肺经，肺朝百脉，六经之主，气之交汇，太阴寸口。
脉象沉浮，鼓动不浮，太阴脉气，陷下不升，心志空虚，郁郁寡欢。
二阴脉象，少阴经脉，至于肺脏，气归膀胱，外连脾胃，交织一起。
一阴厥阴，独至太阴，经气已绝，脉气浮动，浮而不鼓，脉如滑钩。
六种脉象，阳脏阴脉，阴脏阳脉，相互交错，会聚寸口，相通五脏。

（二）变中有变，不离阴阳

阴阳之道，交互相合，化生脉象，先见寸口，谓之主人，后现为客。
三阳如父，高尊在上，二阳外卫，日夜守护，一阳枢纽，不可有错。
三阴如母，慈爱有加，善于养育，二阴雌雄，内守其中，各有所司。
一阴使者，交通阴阳，调和其中，三阴三阳，不同时节，各乘时态。
二阳一阴，阳明主病，二阳不胜，阳明脉软，九窍行气，沉滞不利。
三阳一阴，太阳脉胜，寒水大盛，一阴肝气，不制寒水，内乱外惊。
二阴二阳，少阴脉沉，少阴之气，胜肺伤脾，伤及四肢，软弱无力。
二阴二阳，交互为患，土邪侮水，病在肾脏，骂詈妄行，癫疾狂乱。
二阴一阳，病发肾脏，阴气上逆，堵塞心气，脘下阻隔，闭塞不通。
一阴一阳，脉象代绝，厥阴之气，上至于心，发生病变，飘忽游离。
或存上部，或游下部，飘忽不定，饮食无味，便泻无度，咽喉干痛。

二阳三阴，脾土至阴，阴湿不通，行至阳处，阳气不畅，不达和阴。
阴阳二相，相互隔绝，阳浮在外，内成血瘕，阴沉于里，外成脓肿。
阴阳二气，俱盛强壮，病邪下趋，男子发病，阳器生病，女子阴器。
上观天道，下察地理，阴阳转变，决断病情，参合岁运，决气行令。
四时之变，冬季三月，大地冰封，草和柳叶，大势将尽，皆要苦亡。
春天时至，阴阳二气，全部绝失，春季三月，所发之病，名为阳杀。
夏季三月，阳不克阴，病不痊愈，至阴之时，病情大作，危在旦夕。
阴阳交错，合并为病，立而不坐，坐而不起，三阳脉至，独阳无阴。
危险之期，冰结如石，三阴独至，独阴无阳，危险之期，正月雨水。

八十、方盛衰论

（一）阴阳变化，盛衰有别

阳气主升，气之行进，从左至右，阴气主降，气之走行，从右至左。
老年之气，先衰于下，少年之气，先盛于下，其气行走，从下而上。
春夏之病，阳证阳脉，病多属阳，脉象浮大，以阳归阳，为顺为生。
秋冬之病，阴证阴脉，以阴归阴，为顺为生，阴证阳脉，逆则生厥。
阳气走行，上而不下，阴阳两气，不相顺接，足部厥冷，留存双膝。
少年发病，多在秋冬，病情严重，老年见病，发在秋冬，契合其气。
上而不下，上实下虚，头痛癫顶，疾患发生，谓之厥病，归属于阳。
本非阳盛，谓之属阴，又非阴盛，五脏之气，彼此隔绝，无相可循。
宛若一人，置身旷野，居于空室，无所见闻，病势绵绵，一息生命。
气虚生厥，使人多梦，荒诞不经，厥逆盛极，黑夜梦起，离奇迷乱。

（二）五脏阴虚，呈现梦象

三阳之脉，悬绝无影，三阴之脉，细微绵绵，少气之侯，触及五脏。
肺脏气虚，梦见悲惨，被杀流血，尸体狼籍，金旺之时，梦见战争。
肾脏气虚，梦见舟船，沉船淹人，水旺之时，梦变大异，大火燔灼。
脾脏气虚，梦欲饮食，饿之难耐，土旺之时，饱则思温，盖房起屋。
五脏气虚，阳气有余，阴气不足，参合五脏，调其阴阳，平衡脏腑。
诊法十度，脉度脏度，肉度筋度，俞度揆度，阴阳虚实，多维判定。
时至阴虚，天之阳气，离绝消散，时至阳盛，地之阴气，不足匮缺。

（三）把握阴阳，多维查验

阴阳二气，互济交通，阳气先至，阴气后至，掌握先后，交互通融。
切度阳气，不解其阴，知左之状，不知其右，知右之弊，不知其左。
知上之情，不知其下，知先其来，不知后从，皆为片面，盲人摸象。
知其弊端，亦知好优，要知有病，亦知无病，既知道大，亦知道微。
既知道坐，也知道起，既知道行，也要道止，知情知理，了如指掌。
有条不紊，反复推演，步步有算，全备过程，慎之又慎，不可有错。

疾病初期，邪气有余，洞察其情，正气不足，虚而受邪，趁势入侵。
上下各部，脉证参合，穷究其理，形弱气虚，亏虚过度，慎重对待。
形气有余，脉气不足，血虚血空，脉气有余，形气不足，阴血丰盛。
起坐有常，一举一动，保持仁德，思维敏捷，头脑清静，上下察验。
四时八节，易生奇邪，辨别邪气，中于五脏，入住何处，一一对应。
脉息动静，探切尺部，皮肤变化，滑涩寒温，大小之便，病状参合。
知道逆顺，知了病名，视其呼吸，看其神情，不失条理，防患未然。
失经绝理，不知仁术，随性而发，乱谈病情，妄言妄期，此谓失道。

八十一、解精微论

（一）心肾生情，涕泪俱下

传道授业，知行经论，从容弘法，阴阳刺灸，汤药滋润，行治有贤。
多有遗误，未必十全，先言七情，悲哀喜怒，燥湿寒暑，阴阳妇女。
所以此然，卑贱富贵，人之形体，所从众群，通使临事，以适道术。
哭泣有状，泪不泣出，若出少涕，不知水道，不知从生，涕所生源。
五脏心脏，五藏专精，双目有光，为心开窍，光华色泽，为其外荣。
内心有喜，得意之时，神气飞扬，悦于两目，心有失意，折射忧愁。
悲哀忧愁，激发情绪，情感化生，自然哭泣，泣下泪水，水之异化。
水之来源，体内积聚，积聚水液，至阴之物，所谓至阴，肾藏阴精。
源于肾精，平时藏匿，受精约制，精为神基，精旺神充，生机勃勃。
心主神明，五行归火，肾脏归水，水火交感，神志俱悲，泪水自流。
内心悲伤，亦谓志悲，肾志心精，同时涌现，上凑于目，心肾俱悲。
神气传导，触及心精，不传于肾，肾志独悲，精不制水，泪水自出。
脑为髓海，开窍于鼻，脑部表里，脑髓渗漏，成之为涕，哭泣流涕。
肾志主骨，骨内充髓，神惊肾精，波及髓海，泪水流出，鼻涕随流。
涕与泪水，譬如兄弟，危急之时，同生共死，安乐共存，荣辱与共。
肾志先悲，脑髓随从，涕随泣出，泪涕横流，涕泪相随，同属水类。

（二）哭而无泪，另有隐情

哭而无泪，内心之中，并不悲伤，不出眼泪，心神触发，未至感动。
神不感动，志亦不悲，心神肾志，相持之下，互不交感，眼泪不下。
大凡志悲，凄惨之意，凄惨冲动，入住脑部，肾志窈窈，目光凄凉。
肾志去目，神不守精，精神二象，离目而去，眼泪鼻涕，声泪俱下。
身体厥逆，并行阳气，走于上部，并行阴气，走于下部，各行其道。
并阳于上，上部亢热，并阴与下，足冷发胀，一水存生，不胜五火。
厥阴发生，目不视物，阳气内守，火气燔目，风邪于目，迎风流泪。
火热蒸腾，气炽甚烈，烈气生风，风生有雨，内热炽盛，遇风生泪。

第二部分　灵枢

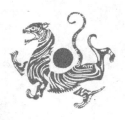

一、九针十二原

（一）九针刺学，气运为基

普天之下，民交租税，供养百官，然民病疾，倾尽布囊，救民水火。
抚爱万民，不服苦药，不用砭石，用以微针，通达经脉，调理血气。
调和逆顺，出入气会，有序自然，必明针法，终而不灭，久而不绝。
易用难忘，确立经纪，异处谱章，别辨表里，深研始终，先立针经。
九针生成，推而次序，制墨纲纪，始出于一，终归于九，述言立道。
小针旨要，微处难入，粗处守形，其上守神，神乎神兮，客在穴门。
睹视病疾，恶知其原，进刺妙处，其速迟缓，粗守关节，上守机要。
经气运行，机要蠕动，不离孔穴，孔中玄机，清静微妙，深悟其道。
经气逆袭，切勿逢迎，经气往走，不可穷追，机要通道，不失时机。
不知枢道，如同弓弩，扣住不发，知其往来，入刺相期，论述粗要。
经气往来，往者为逆，来者为顺，明知逆顺，借机发力，事半功倍。
迎而夺之，恶得无虚，追而济之，恶得无实，迎随顺经，以意求和。
凡用针刺，虚则以实，满则用泄，宛陈除旧，邪胜虚减，虚实结合。
徐而疾实，疾而徐虚，言实与虚，若有若无，察后与先，辨别虚实。
若存若亡，为虚与实，若得若失，虚实枢要，九针最妙，补泻当时。
针刺而为，必持入内，放而出之，升阳得针，邪气得泄，驱邪扶正。
按而引针，是谓内温，血不得散，无有循环，气不化生，气不得出。
如用补法，不拘时日，随时用针，心无杂念，行去自如，心手合一。
随用己意，进针妄行，若行若按，蚊虻止行，如留如还，去如弦绝。
令左属右，脉气故止，外门已闭，中气乃实，必无留血，急取诛伐。
持针之道，坚者为宝，进针坚意，正直刺下，不偏左右，正中穴位。
神察秋毫，归属意病，审视血脉，流经之处，刺之回避，规避危险。
方刺之际，审视病患，鼻梁额头，神聚勿散，全神贯注，知病存亡。
血脉走行，横居腧穴，视看清晰，触摸坚实，明确存在，用针回避。

（二）九针铸成，各有形性

九针起名，各不同形，其名各异，一曰镵针，亦箭头针，一寸六分。

二曰员针，曰圆头针，一寸六分，三曰鍉针，亦称推针，长三寸半。

四曰锋针，亦三棱针，一寸六分，五曰铍针，针长四寸，宽二分半。

六员利针，一寸六分，七曰毫针，三寸六分，八曰长针，长有七寸。

九曰大针，针长四寸，九针九形，九形九性，明辨其形，巧用其性。

镵针形性，头大末锐，去泻阳气，头疼身热，浅刺出血，疏解体表。

员针形性，针如卵形，按摩分间，不伤肌肉，以泻分气，肉间邪气。

鍉针形性，锋如黍粟，圆钝微尖，按压血脉，疏导气血，祛邪扶正。

锋针形性，针刃三隅，以除痼疾，铍针形性，末如剑锋，泻除脓液。

员利针者，尖如氂丝，且圆且锐，中身微大，以取暴气，泄其暴虐。

毫针形性，针尖细长，如蚊虻喙，静以徐往，微以久留，以取痛痹。

长针形性，锋利有加，身薄体轻，九针之中，惟其最长，可取远痹。

大针形性，粗如竹筵，尖锋微圆，以泻机要，水肿泄湿，强化循环。

气行在脉，内气化生，留上中下，邪气在上，浊气在中，清气在下。

进针陷脉，邪气泄出，进针中脉，则浊气出，进针太深，邪气反沉。

皮肉筋脉，各有居处，病生诊治，各有所宜，各不同形，各任所宜。

行针进刺，无实无虚，损伤不足，丰益有余，阴阳甚偏，病生甚重。

精亏气虚，五脏腧穴，针刺身亡，阳气不足，三阳经穴，刺后怯弱。

耗伤阴经，诱发厥症，损伤阳经，导致狂症，用针不当，多生危害。

针刺有余，气运不至，持续多次，刺至气达，针乃拔去，切勿复针。

针各所宜，各不同形，各任其为，明差所在，刺中所要，恰到其处。

气至有效，效之有信，若风吹云，五运散去，天空朗朗，长空万里。

（三）五脏六腑，原穴立本

五脏五俞，五五相乘，二十五俞，六腑六俞，六六相乘，三十六俞。

经脉十二，络脉十五，二者合计，二十七气，上下行进，出入其间。

所出谓井，留者谓荥，所注谓俞，所行谓经，所入谓合，皆在五俞。

谓言节处，神气所游，关节交和，三百有余，六十五会，核心要地。

知其枢要，一言而终，明其所旨，不知其要，流散无穷，离散无穷。

节处贵要，皮肉非比，亦非筋骨，观其色相，察验双目，知其复散。

首辨外形，听其动静，知其邪正，右主推之，左持御之，气至而去。

凡将用针，必先诊脉，明脉沉浮，视气运行，轻缓剧烈，乃可主治。

五脏行气，内已气绝，而用针刺，反实其外，南辕北辙，谓之重竭。

重竭必亡，其死亦静，治疗其病，辄反气运，取经腋下，及于胸膺。

五脏气运，外已气绝，而用进针，反实于内，内外偏失，谓之逆厥。

逆厥必亡，内实不去，化生恶邪，情急身躁，治之逆厥，取四肢末。
刺中要害，中而不去，内精外泄，枢要萎靡，则致淫气，气生壅塞。
精泄病重，内阴不足，怯弱无力，浊乱气生，内生淫邪，生为痈疡。
五脏六腑，五俞之外，六腑有余，十二原穴，出于四关，通行交织。
合谷太冲，位居手足，合称四关，四关穴位，密连五脏，主映五脏。
五脏病疾，当取经穴，十二原穴，五脏所禀，枢纽要地，内外呼应。
三六十五，节间气行，承载于此，五脏有疾，出十二穴，各有所出。
明知起源，睹视应变，寻根溯源，五脏孙害，沿行原穴，悉知在心。
阳中少阴，肺经走行，原出太渊，阳中太阳，心经所行，原出大陵。
阴中少阳，肝经行运，原出太冲，阴中至阴，脾经行运，原出太白。
阴中太阴，肾经行运，原出太溪，以上原穴，左右各一，计数有十。
膈之原穴，在之鸠尾，属之任脉，肓之原穴，在于气海，属之任脉。
以上二穴，各有一穴，共十二穴，脏腑经络，气行枢要，治病关键。
患有腹胀，应取足部，胃胆膀胱，三阳经络，飧泄疾病，取脾肝肾。
五脏生病，犹如皮肤，其内污浊，汇集闭合，结聚一起，譬犹定刺。
刺生虽久，犹可拔除，污虽久聚，犹可雪去，结虽久亦，犹可散解。
淤闭虽久，犹可决口，或言久疾，之不可取，一言而概，其说有偏。
善用针道，取其疾处，犹如拔刺，犹去雪污，犹解结节，犹决淤闭。
疾生虽久，明其脏腑，知握枢要，正中要穴，巧用仁术，可除病疾。
刺诸热病，其症所现，如手探汤，刺病清寒，外出行走，不欲外行。
阴分发生，阳邪热象，应取足部，三里穴处，准确用针，不能懈怠。
邪气退去，停至针刺，邪气不退，继续再刺，泄其内邪，驱除阳邪。
病生上部，属于内脏，取阴陵泉，病发上部，属于外腑，取阳陵泉。

灵枢（第一至二十七篇）

二、本输

（一）手部阴经，五腧穴位

凡刺之道，十二经络，必通终始，络脉出处，井荥输经，合五腧穴。
十二经络，五腧留止，六腑相合，四时气运，出入孔穴，神秘至要。
络脉奇异，五脏停留，宽阔有状，浅深有度，高下所至，自有差异。
太阴肺经，外出少商，少商穴位，手大指端，内侧一点，亦为井木。
溜走鱼际，鱼际之处，徐行有穴，为之荥穴，鱼后一寸，注入太渊。
太渊穴处，陷中有穴，为之俞穴，行于经渠，寸口中处，动不居经。
入于尺泽，尺泽穴处，肘中动脉，行走于此，与之会合，手太阴经。
心出中冲，中冲穴位，双手中指，末端至极，为其井木，发源起始。
流于劳宫，劳宫穴处，掌中中指，本节内间，手心内陷，为之荥穴。
注入大陵，大陵穴处，掌后两骨，二者之间，下方居处，为之输穴。
行于间使，间使穴处，两筋之间，三寸之中，有过则至，无过则止。
前后通畅，为之经穴，入于曲泽，曲泽穴处，肘之内廉，下陷居位。
屈而得穴，故而有名，于此会合，手少阴经，出于中冲，会于曲泽。

（二）足部阴经，五腧穴位

足部肝经，出于大敦，大趾末端，毗邻二趾，为之井木，肝经发出。
大敦前行，溜于行间，行间穴处，足大趾处，内间之处，为之荥穴。
行进徐行，注于太冲，太冲穴处，行间之上，二寸陷处，为之输穴。
转向徐行，行于中封，中封穴处，内踝之前，一寸半处，陷者之中。
逆行蜿蜒，使和则通，摇足疏解，太冲中封，二者通畅，为之经处。
沿行胫骨，小腿内侧，抵达膝部，入于曲泉，曲泉穴处，进而会合。
曲泉穴处，辅骨下方，大筋之上，屈膝而得，为之合穴，足厥阴经。
太阴脾经，始发隐白，隐白穴处，足部大趾，末端内侧，为之井木。
持续前行，溜于大都，大都穴处，本节之后，下陷之中，为之荥穴。
持续前行，注于太白，太白之处，足部腕骨，腕骨之下，为之俞处。
沿行小腿，胫骨前方，行于商丘，内踝之下，陷者之中，为之经处。
持续前行，入阴陵泉，辅骨之下，陷者之中，伸而得之，与之会合。

少阴肾经，出于涌泉，涌泉之处，脚下底板，足心之处，为之井木。
上溜然谷，然骨穴下，为之荥处，沿行然谷，持续前行，抵达内踝。
注于太溪，太溪一穴，内踝之后，跟骨之上，陷中聚点，为之俞处。
绕踝一周，向上而行，行于复溜，踝上二寸，动而不休，为之经行。
小腿内侧，沿途前行，入于阴谷，阴谷穴处，膝部内侧，辅骨之后。
大筋之下，小筋之上，按之应手，屈膝而得，为之合处，足少阴经。

（三）足部阳经，五腧穴位

太阳膀胱，出于至阴，足部小趾，末端外侧，至达阴处，为之井金。
沿路徐行，溜于通谷，通谷穴处，本节前行，外侧之缘，为之荥处。
顺走通谷，持续前行，注于束骨，本节之后，陷中据点，为系输处。
持续前行，过京骨穴，京骨穴处，足之外侧，大骨之下，为之原处。
至达昆仑，昆仑穴处，外踝之后，跟骨之上，畅行通道，为之经处。
小腿后侧，入于委中，委中一穴，腘窝中央，为之合处，委而取之。
少阳胆经，始于窍阴，足窍阴穴，足部小趾，次趾之端，为之井金。
伦比太阳，略显其上，溜于侠溪，小趾次趾，二者之间，为之荥处。
侠溪前行，上一寸半，陷者之中，注于临泣，临泣穴处，为之俞处。
越过丘墟，丘墟穴处，外踝前下，陷中位处，为之原处，在此聚力。
行于阳辅，阳辅穴处，外踝之上，辅骨之前，绝骨之端，为之经行。
入阳陵泉，阳陵泉穴，膝外陷中，为之合处，伸而得之，足少阳经。
阳明胃经，始发厉兑，厉兑穴处，足大趾内，次趾末端，为之井金。
前进徐行，溜于内庭，内庭穴处，次趾外间，为之荥处，第二节点。
徐行向前，注于陷谷，陷谷穴处，中趾内间，上行二寸，陷中为俞。
持续前行，过于冲阳，足跗之上，五寸陷中，为之原位，摇足而得。
行于解溪，解溪穴处，上至冲阳，一寸半处，陷者之中，为之经处。
入于下陵，下陵穴处，膝下三寸，腓骨之外，足三里穴，为之合处。
复下走行，三里三寸，巨虚上廉，再趋复下，上廉三寸，巨虚下廉。
大肠属上，小肠属下，足阳明经，胃脉走行，大肠小肠，皆属于胃。

（四）手部阳经，五腧穴位

少阳三焦，上合手部，出于关冲，小指次指，无名指端，为之井金。
沿指而行，溜于液门，液门穴处，小指次指，根部之间，为之荥处。
循经前行，注于中渚，中渚穴处，本节之后，陷者之中，为之输处。
行至手腕，穿越阳池，阳池之穴，腕上陷处，集聚力量，为之原位。

行于支沟，支沟之穴，上腕三寸，两骨之间，中陷之处，为之经行。
入于天井，天井穴处，肘外大骨，其上陷处，屈肘而得，为之合处。
三焦下行，通于足部，大趾之前，少阳之后，出于腘窝，中外廉处。
此处一穴，名曰委阳，太阳络脉，三焦下行，少阳太阴，二经经处。
太阳别出，上踝五寸，别入小腿，出于委阳，并入太阳，入经膀胱。
此之行运，约束下焦，实则闭癃，虚则遗溺，遗溺则补，闭癃则泻。
小肠经络，上合手部，太阳经脉，出于少泽，小指末端，为之井金。
溜于前谷，前谷穴处，沿手外廉，本节前陷，位居于此，为之荥处。
徐徐前行，注于后溪，后溪穴处，手之外侧，本节之后，为之俞处。
持续行进，跨越腕骨，腕骨一穴，在手外侧，腕骨之前，为之原处。
行于阳谷，阳谷穴处，居锐骨角，下陷之处，为经留处，贯通前行。
小臂外侧，入注小海，小海穴处，肘内大骨，大骨之外，去端半寸。
陷者之中，伸臂而得，为之合处，自此前行，联络内脏，手太阳经。
大肠阳明，上合手部，出于商阳，大指次指，食指末端，为之井金。
溜于本节，指前二间，为之荥处，注于本节，指后三间，为之俞处。
过于合谷，合谷穴处，大指食指，沿行之间，为之曰原，持续前行。
行于阳溪，阳溪穴处，两筋之间，内陷之处，为之曰经，通畅贯通。
入于曲池，肘外辅骨，内陷者中，屈臂而得，为之合处，手阳明经。
五脏六腑，其中腧穴，五脏五腧，彼此交乘，二十五腧，排列开来。
六腑腧穴，五腧之外，多一原穴，三十六腧，六腑出足，上合于手。

（五）脏腑行经，各有刺法

左右缺盆，二者中间，任脉天突，次于首行，近任脉侧，动脉应手。
感知脉动，足阳明经，人迎穴处，次第二行，手阳明经，曰扶突穴。
次第三行，手太阳经，天窗穴处，次第四行，足少阳经，天容穴处。
决第五行，手少阳经，天牖穴处，次第六行，足太阳经，天柱穴处。
次第七行，居项中央，属于督脉，曰之风府，腋下动脉，天府穴处。
腋下三寸，手心所主，天池穴处，依次排开，诸穴密集，在之于上。
针刺上关，张开大口，不能合闭，针刺下关，闭合其口，不能张开。
针刺犊鼻，收屈双足，不能伸足，内关外关，二穴针刺，伸手不屈。
足阳明经，侠喉动脉，气行膺中，手阳明经，针刺之处，在其俞外。
不至曲颊，略差一寸，手太阳经，当在曲颊，足少阳经，耳下曲颊。
手太阴经，尺泽穴上，三寸动脉，手阳明经，五里穴处，枢要之地。
经隧要害，行刺无礼，脏气竭绝，刺穴慎重，禁针穴位，进针慎微。

肺合大肠，大肠功性，传导之腑，心合小肠，小肠功性，受盛之府。
肝合胆囊，胆囊功性，中精之腑，脾合于胃，胃者功性，五谷之腑。
肾合膀胱，膀胱功性，津液之腑，五脏六腑，脏合于腑，交相呼应。
少阳君火，属之归肾，肾上连肺，肾肺二脏，肺司换气，肾主纳气。
三焦功性，中渎之腑，水道出行，司属膀胱，孤单之腑，六腑相合。
春取络脉，诸荥大经，分肉之间，甚者深取，间者浅取，深浅相用。
夏取诸俞，孙络肌肉，皮肤之上，秋取诸合，取脉之法，亦如春刺。
冬取诸井，诸俞之分，欲深而留，四时有序，气客留处，病之所舍。
脏之所宜，转筋经脉，立而取刺，可令遂已，痿厥之人，张而行刺。

三、小针解

（一）针灸玄机，贵在精专

针灸术语，所谓易陈，易述言语，难悟之意，精深微妙，难明其意。
初学医工，粗守形体，根基不深，针刺之法，形而上学，不知内要。
上守神者，深悟经络，明白气血，运行刚要，掌握虚实，补泻得当。
神客病患，神者正气，客者邪气，正邪交争，交汇一处，不可疏散。
门户要地，邪气行进，循伴正气，出入门户，侵袭机体，久累成疾。
病者病状，未睹其疾，邪正二气，知其行进，走行经脉，前进方向。
恶知根源，不理邪正，不知去向，不明病因，不知穴要，贻误病情。
针刺微妙，出针之际，手法快慢，针刺次数，掌握病机，恰到好处。
粗供守关，聚焦四肢，不知血气，正邪往来，前行后退，重在关节。
上工守机，悉知血气，存留动向，气运动机，不离其孔，知气虚实。
藉此用针，快慢迅疾，孔穴悬机，气机已至，清静微弱，进针守气。
邪气徐来，气势盛大，不可补益，邪气已去，正气恢复，气虚不泻。
细观气变，及时补泄，不错时机，不懂气血，随意补泻，血气匮竭。
知其往来，明气逆顺，盛衰虚实，针刺用期，把握时机，正当其时。
粗工行治，冥冥之中，不知气血，行运微妙，娴熟上工，尽知针意。
邪气去时，脉虚微小，小而逆行，来者正气，行气摆平，平气和顺。

（二）逆顺正邪，多维评判

明知逆顺，正行无间，知所取处，邪气袭来，迎而夺势，针刺以泻。
气运刚去，追而周济，以补行气，补泄之间，衡量气行，因势诱导。
虚则实之，气口脉虚，当以补益，口脉满大，当之以泄，口盛当泻。
血脉之中，蓄积淤血，破穿血脉，排出淤血，恶血去除，通畅气血。
经脉走行，邪气正盛，皆泻其邪，病实之人，进针枢要，徐入疾出。
针刺之际，内多虚者，疾入徐出，言实与虚，实者有气，虚者无气。
察后与先，若亡若存，言气虚实，补泻先后，察气已下，或之尚存。
为虚与实，若得若失，言之补益，必然若得，言之泻者，恍然若失。
邪气入侵，客留经脉，邪气攻上，邪气伤人，亦在高位，邪气居上。

浊气居中，水谷化气，皆入于胃，精气上行，注入于肺，浊潴肠胃。
寒温不适，饮食不节，病生肠胃，故之命曰，浊气居中，诱发病疾。
清气居下，清湿地气，入侵人体，中伤身躯，必从足入，清气居下。
热气上攻，针刺头部，邪气外泄，针入中脉，浊气出者，取阳明合。
邪气漂浮，萦绕体表，入针太深，邪气反沉，深则邪入，故曰反沉。
皮肉筋脉，运行走向，各有定位，经络蕴含，各有所司，二者呼应。
人体五脏，内气不足，进针猛泄，五脏阴脉，阴不摄阳，多有身亡。
取三阳脉，一意孤行，唯言尽泻，三阳气脱，身体憔悴，阳气不复。
夺阴者亡，取尺泽后，五里穴位，泻其五次，夺三阳气，人易发狂。
审视颜色，观察双目，血气存留，知其散复，首要观形，听其动静。
观知外相，五色于目，尺寸二脉，判定脉象，小大缓急，滑涩言病。
辨知邪正，二气运行，运行轨迹，二者交争，虚邪正邪，知其风向。
右主推之，左持而御，持针出入，进出精术，气至而去，补泻调气。
调气旨要，持心专注，终始如一，节交之会，三六十五，络脉渗灌。
人体五脏，化生脏气，已绝于内，脉口气象，内绝不至，浮沉不定。
反取其外，病处阳经，交合汇处，留针助阳，阳气时至，则内重竭。
五脏之气，已绝于外，脉口之气，外绝不至，四肢末梢，反取其穴。
留针之时，阴气时至，阳气内陷，阳气反入，入则逆行，逆行则亡。
四肢厥逆，阳气匮竭，阳气反攻，阴气有余，过于盛大，狂躁不安。
察看目色，五脏精气，汇聚于目，精神饱满，目光有神，别于常人。

四、邪气藏府病形

（一）邪气藏府，各有选取

邪气入侵，身体上身，邪中要地，身体下身，湿中之地，上下有别。
邪气入侵，居无常处，侵入阴处，溜于六腑，侵入阳处，溜于经脉。
阴阳化生，异名同类，上下相会，经络相贯，如环无端，周而复始。
邪气中伤，或中于阴，或中于阳，上下左右，无有恒常，皆有根源。
诸阳交会，汇聚头面，中伤身体，偷乘虚时，趁势发力，饮食汗出。
当遇之际，腠理开启，邪入其内，邪中面部，承下阳明，阳明胃经。
中伤颈项，下接太阳，太阳膀胱，中伤双颊，下连少阳，少阳胆经。
邪气入侵，袭入中部，膺背两胁，顺势而下，并合阳经，手足三阳。
中伤阴处，经络行运，双臂胫腿，内侧徐行，皮肤较薄，肌肉润泽。
风邪侵袭，易深入内，独伤内阴，唯独阴经，易受风害，波及内脏。
身体中风，不动内脏，邪入阴经，脏气实满，入不留客，转侵入腑。
邪气入侵，中伤阳经，溜行阳经，中伤阴经，溜于六腑，诱发病疾。

（二）偷入邪气，首身各异

五脏受累，多样呈象，愁忧恐惧，激发情绪，牵动神明，伤在心脏。
形弱寒饮，伤侵入肺，两寒相感，中外皆伤，内外虚弱，气逆上行。
气血循环，有所堕坠，恶血留内，气发大怒，气上不下，积胁伤肝。
击仆倒地，大醉入房，汗出当风，伤中脾脏，脾主运化，运化失畅。
竭力举重，伤及腰肋，房室过度，大汗淋漓，汗出浴水，伤累在肾。
五脏中风，阴阳俱感，邪乃得往，首面身形，属骨连筋，血合融气。
天寒地裂，河生凌冰，卒寒至极，手足懈惰，人体面部，无需遮防。
十二经脉，三百有余，六十五络，血气行运，上走至面，走泄孔窍。
精阳化气，上走入目，化生精神，余气走行，入耳闻听，皆为孔窍。
宗气上行，出走鼻孔，化生味臭，胃纳浊气，走行唇舌，化生为味。
气与津液，熏居面部，面皮敦厚，肌肉坚挺，气虽甚寒，无以胜阳。
邪气中人，虚邪入身，身体异象，战栗恶寒，若取厚衣，遮盖身躯。
四时风邪，正邪入侵，病情轻微，外先见色，不知于身，若有若无。

若亡若存，有形无形，莫知其情，邪气行运，变化多样，病情随变。

（三）望闻问切，融汇贯通

观望气色，知其病处，谓之曰明，切按脉动，了知病处，谓之曰神。
问听病状，知其病处，谓之曰工，见而判知，按而得理，问而穷极。
气色脉象，尺脉相应，桴鼓敲击，形性相应，不得相失，二者吻合。
本末根叶，根茎枝叶，宛若人体，根死叶枯，色脉形肉，与之随变。
知一为工，明了病状，知二为神，知病脏腑，知三神明，融会贯通。
颜色青苍，脉象弦脉，颜色红赤，脉象钩脉，颜色黄腊，脉象代脉。
颜色羽白，脉象毛脉，颜色黑油，脉象石脉，色脉相合，脉应色相。
颜色外现，不得脉象，反得胜脉，疾病危重，得脉相生，病已发生。
五脏受累，疾病发生，变化征象，先定五色，应合五脉，病可判别。
色脉已定，调脉缓急，小大滑涩，病变定性，色脉有形，以形定性。
脉象急促，尺处皮肤，亦应急紧，脉象缓和，尺处皮肤，亦有缓柔。
脉象小微，尺处皮肤，减弱少气，脉象洪大，尺处皮肤，愤然隆起。
脉象滑腻，尺处皮肤，亦现飘滑，脉象涩萎，尺处皮肤，枯涩萎靡。
脉象变化，有微有甚，各有差异，辩证尺寸，融合气色，系统评判。
善断尺脉，不虑于寸，尺寸二脉，善断脉象，望色为辅，贵在通达。
望察气色，诊断尺脉，融合寸脉，参合色脉，循症行治，谓曰上工。
上工治病，十病九愈，选二遵行，为之中工，中工治病，十病七愈。
随选其一，为之下工，下工治病，十病六愈，仁心仁术，盖莫大意。

（四）心脏脉象，异病多彩

五脏病变，应在脉象，脉象缓急，小大滑涩，各有症状，各有病因。
心脉急烈，手足痉挛，惊风癫痫，脉象微急，心痛引背，食不下行。
脉象甚缓，精神错乱，发生狂笑，脉象微缓，淫秽邪结，阻滞气血。
心脏之下，上下而行，时有唾血，脉象宏大，喉内疥疮，吞咽不利。
脉象微大，心痹引背，多善流泪，脉象微小，多有呕吐，鼻内发音。
脉象微小，多有消渴，三多一少，脉象滑极，口内善渴，三焦有火。
脉象微滑，阴气内积，寒气不散，上冲于心，牵引脐部，小腹空鸣。
脉象沉涩，口不能言，微涩血溢，四肢厥逆，双耳轰鸣，若生癫疾。

（五）肺脏脉象，异病多彩

肺脉微急，肺脏寒热，懈怠懒惰，咳嗽唾血，引腰背胸，鼻道不通。

肺脉急甚，癫疾发生，脉象缓甚，体表多汗，微缓为痿，萎靡中风。
脉象大烈，胫腿浮肿，脉象微大，痹舍肺脏，引发胸背，恶见日光。
脉象小微，出现泻泄，脉象微小，消渴病人，滑甚无力，息贲上气。
肺脉微滑，上下出血，肺脉枯涩，多为呕血，气血亏虚，脉象弱微。
肺脉微涩，颈部腋下，溃疡腐烂，气不胜上，下肢无力，足趾酸软。

（六）肝脏脉象，异病多彩

肝脉急甚，情绪失常，胡言乱语，肝脉微急，肥气积胁，若扣杯子。
脉象缓极，多生呕吐，脉象微缓，饮水不化，集聚体内，不可外泄。
脉象洪大，内痈发生，多有呕血，脉象微大，肝痹阴缩，咳引小腹。
脉象小极，口渴多饮，脉象微小，消化不灵，肝脉滑甚，阴囊肿大。
肝脉微滑，多有遗尿，脉象涩甚，出现痰饮，肝脉微涩，痉挛筋痹。

（七）脾脏脉象，异病多彩

脾脉急甚，惊风癫痫，脉象微急，膈中阻滞，食饮吐出，大便浓沫。
脉象缓甚，四肢酸软，萎靡不振，脉象微缓，四肢僵呆，心慧无病。
脉象大烈，若如攻击，前仆倒地，脉象微大，疝气发生，脓血积腹。
脉象小甚，寒热客留，脉象微小，消化障碍，脉象滑甚，阴囊肿大。
脉象微滑，体内生虫，腹内发热，脉象涩甚，肠道肿大，妇科多病。
脉象微涩，肠道溃疡，饮食摩擦，内部出血，久而化脓，多下脓血。

（八）肾脏脉象，异病多彩

肾脉急烈，骨萎癫痫，脉象微急，沉厥奔豚，足不收回，不得前后。
脉象缓甚，腰部损伤，脉象微缓，五谷不化，食后上逆，进食复吐。
脉象大甚，为之阴痿，脉象微大，肿胀脐周，直至小腹，彰显重坠。
脉象小微，下泄无度，脉象微小，消化障碍，脉象滑甚，阴囊重大。
脉象微滑，骨痿发生，坐不能起，坐后起身，目无所见，一片茫然。
脉象涩甚，体内大痈，脉象微涩，妇人有病，月经不来，久痔不愈。

（九）脉象多变，刺法活用

病生六变，各有其性，脉急多寒，脉缓多热，脉象宏大，多气少血。
脉象小弱，血气滞留，二者皆少，脉象滑腻，阳气盛大，微有积热。
脉象涩者，多血少气，微有积寒，脉象多变，针刺随脉，各有侧重。

针刺急象，深刺久留，针刺缓象，浅刺其内，疾而发针，驱除内热。
脉象洪大，微泻邪气，无出其血，脉象滑腻，疾针而浅，泻出阳气。
脉象涩沉，必中其脉，随应逆顺，久而留滞，先按而循，循经进刺。
疏通经络，气血运行，针已拔出，按压针孔，止血外溢，调和经脉。
脉象细小，阴阳形气，二者不足，勿取进针，调以甘药，补和阴阳。
五脏六腑，脏腑化气，荥俞所入，为之曰合，阳脉有别，入内属腑。
荥俞与合，荥俞之穴，治在外经，合治内腑，取穴于合，应在脏腑。
胃经行运，合位三里，大肠合应，巨虚上廉，小肠合应，巨虚下廉。
三焦经气，合于委阳，膀胱合应，于委中央，胆囊合应，于阳陵泉。
针刺三里，低跗取穴，针刺巨虚，举足定穴，针刺委阳，屈伸索穴。
进刺委中，屈膝取穴，阳陵泉者，正坐体位，双膝齐并，委阳外取。
外经穴为，荥腧各穴，取穴手法，或之摇针，或之神之，灵活取穴。

（十）六腑病变，各有取穴

足阳明病，面部发热，两跗之上，血脉内陷，足阳明经，阳明胃经。
手阳明病，手部鱼际，瘀滞血斑，手阳明经，归属大肠，病在大肠。
肺与大肠，互为表里，大肠疾病，肠内切痛，如刀切割，鸣音濯濯。
冬日重感，于寒即泄，当脐而痛，不能久立，与胃同候，巨虚上廉。
胃中有病，腹泄膜胀，胃脘逆心，上逆而痛，上肢两胁，膈咽不通。
食饮停滞，滞留肠胃，留而不下，取经小腿，外侧有穴，足三里穴。
小肠疾病，小腹疼痛，牵拉腰脊，系连睾丸，诱发疼痛，时多窘迫。
窘迫成象，苦恼生烦，耳前不适，或有发热，或有发冷，肾气受抑。
独有肩上，发热甚烈，波及手部，小指次指，二指之间，发热倍加。
脉象内陷，病象症候，手太阳病，小肠经络，取经穴位，巨虚下廉。
三焦病变，腹气胀满，小腹内坚，小便不泻，窘急发作，外溢尿水。
尿液潴留，无以外泄，潴留为胀，症候在足，太阳外侧，膀胱大络。
大络行走，太阳少阳，少阳三焦，二者之间，亦见经脉，取穴委阳。
膀胱病疾，小腹偏肿，内肿生痛，以手按压，欲排小便，排而不得。
肩胛上部，出现发热，若脉内陷，足部小趾，外廉胫骨，踝后皆热。
膀胱归经，足太阳经，经络走行，沿足外侧，若脉内陷，取委内心。
胆病疾病，多生叹息，胆囊失司，口内泛苦，呕吐胆汁，心下淡淡。
胆主勇气，胆有病疾，恐人将捕，口中梗塞，如有异物，频频吐痰。
足少阳经，少阳胆经，经络本末，亦视脉象，脉象下陷，热灸穴位。
胆囊有病，寒热往来，取穴治病，取阳陵泉，膝盖外侧，胫腓之间。

针刺之疾，必中气穴，无中肉节，中在气穴，针走游行，如走街巷。
刺在肌肉，皮肤疼痛，补泻之法，不可颠倒，二法相逆，病情加重。
针刺在筋，筋现驰缓，邪气不出，真气相搏，乱而不去，复返内客。
用针不审，以顺为逆，不得其法，不明虚实，不知补泄，背道而驰。

五、根结

（一）足部阳经，各司枢要

天地相感，寒暖相移，阴阳之道，孰少孰多，阴道偶数，阳道奇数。
气发春夏，气温升高，阳气蒸腾，阴气减少，阳气增多，阴阳不调。
气发秋冬，阳气渐少，阴气增多，阴气盛大，阳气渐衰，阴阳有变。
秋冬二季，茎叶枯槁，湿雨下临，阴阳相移，阴多阳少，二者偏移。
邪气化生，袭入经络，变化多端，不知根结，五脏六腑，功能失常。
机关失灵，枢纽败伤，开阖失常，精气走泄，阴阳大伤，精气不复。
九针玄机，洞明终始，能知终始，一目了然，不知终始，针道无施。
足太阳经，归于膀胱，小趾外侧，根于至阴，沿经而行，结于命门。
命门穴位，若像窗目，人体背侧，第二腰椎，棘突之下，督脉要穴。
阳明胃经，根于厉兑，结于颡大，颡大穴位，额头大角，气血归聚。
少阳胆经，根于窍阴，结于窗笼，窗笼之处，亦天窗穴，位居耳下。
太阳经络，人身外门，开关功能，阳明经络，外门门扇，少阳枢轴。
太阳失司，肉节溃疡，多生暴病，诊治暴病，取足太阳，膀胱经络。
阳明失司，失去阖闭，阳气无止，痿病发生，诊治痿病，取足阳明。
少阳失司，骨摇不定，行走窘迫，诊治骨摇，取足少阳，胆经经络。
三阳经络，各有其用，辩证阴阳，泻其有余，补益不足，恰到其处。

（二）足部阴经，各司枢要

太阴脾经，根植隐白，结于太仓，少阴肾经，根于涌泉，结于廉泉。
厥阴肝经，根于大敦，结于玉英，络于膻中，小腿大腿，内侧徐行。
太阴在身，内门插关，厥阴在身，内门门扇，少阴于身，内门转枢。
太阴失常，脾脏失运，水谷转输，无以通行，腹内膈塞，久滞不泄。
太阴失能，气运不足，腹内拥堵，阻隔五谷，内有破洞，取足太阴。
厥阴失常，气机弛缓，多生悲伤，悲伤之余，七情无明，取肝经穴。
少阴失常，肾脉结滞，肾气不畅，下焦不通，取之肾经，泻余补缺。
太阳膀胱，起于至阴，流于京骨，注于昆仑，上入天柱，下入飞扬。
少阳胆经，起于窍阴，流于丘墟，注于阳辅，上入天容，下入光明。

阳明胃经，起于历兑，流于冲阳，注于解溪，上入人迎，下入丰隆。
太阳小肠，起于少泽，流于阳谷，注于小海，上入天窗，下入支正。
少阳三焦，起于关冲，流于阳池，注于支沟，上入天牖，下入外关。
阳明大肠，起于商阳，流于合谷，注于阳溪，上入扶突，下入偏历。
经脉运行，一日一夜，五十周次，五脏精化，周而复始，循环往来。
太过不及，名曰狂生，谓五十营，五脏受气，持盈脉口，数其至达。
五十搏动，无一停歇，五脏受气，脏腑精满，气血畅行，周而复始。
四十搏动，有一停歇，一脏无力，三十搏动，一次停歇，二脏无力。
二十搏动，一次停歇，三脏无力，十次搏动，一次停歇，四脏无力。
不满十次，一次停歇，五脏无力，预知五脏，搏动次数，停歇判知。
五十搏动，无有停歇，谓之常态，乍数乍疏，内脏病变，融合其中。

（三）生命各异，针法有别

人体逆顺，类分有五，人体骨节，或大或小，全身肌肉，或坚或脆。
皮肤所在，或厚或薄，血液存生，有清有浊，气之行运，或滑或涩。
脉象变化，有长有短，血液流量，有多有少，经络编织，网络周身。
普通常人，人体逆顺，皆为常态，相互牵制，相互转换，以平为和。
达官贵人，美食奉养，身体柔脆，肌肉软柔，血气慓悍，行运滑利。
类比常人，气滑之人，出针迅疾，气运微弱，出针迟缓，各有侧重。
气性慓悍，小针浅入，气行萎靡，大针深至，深则徐留，浅出欲疾。
布衣常人，深以留针，富贵达人，气势慓悍，行运滑利，微以徐入。
形气不足，形神不定，病气有余，正邪交争，邪气胜出，急泻淫邪。
形气有余，虽有病疾，病气不足，正气若失，急补正气，固本扶阳。
形气不足，病气不足，阴阳二气，俱为不足，二气萎靡，生克维艰。
阴阳情形，不可针刺，刺后逆反，背道而驶，加重病情，恶化病机。
重复恶化，阴阳俱竭，血气耗尽，五脏空虚，筋骨髓枯，内外失守。
五脏失营，脏气萎靡，无以重振，年老体迈，危及生命，壮年失强。
形气有余，病气有余，阴阳二气，俱有之余，速泻邪气，调和虚实。
针刺之际，明晰行气，洞察病气，余者泻之，不足补益，辩证使用。
针刺之时，不知逆顺，真邪相搏，盈满反补，如湖之水，阴阳四溢。
肠胃充盈，肝肺内满，五脏归阴，六腑归阳，阴阳错位，虚实乱象。
虚亏反泻，经脉空虚，血气枯竭，肠胃虚弱，皮肤失营，毛腠枯焦。
用针之要，阴阳二象，知其调和，调阴与阳，阴阳平和，身体稳态。
精气内蓄，折射有光，合形与气，神明内藏，形气合一，身体稳健。

高明上工，平和阴阳，二气通畅，中工治病，不明其理，多易乱经。
下工医人，略知一二，自以为是，已获病机，贻误绝气，危及生命。
欲治其病，谦虚谨慎，不可不慎，审视五藏，前后变化，明其脏气。
五脉迎合，吻合深浅，经络虚实，皮表柔粗，明确判定，而后取定。

六、寿夭刚柔

（一）病生多样，有形无形

天地之间，人之生身，有刚有柔，有弱有强，有短有长，有阴有阳。
人之身体，五脏实质，归属于阴，六腑空腔，归属于阳，互为表里。
有形之物，归属为阴，气化无形，归属于阳，二者相对，相生相克。
阴中有阴，阳中有阳，审知阴阳，明察转化，把握核要，针刺有方。
得病起始，穷追根源，刺下有理，谨度病端，推演来去，与时相应。
内合身体，五脏六腑，外合体表，筋骨皮肤，内有阴阳，外有阴阳。
身体内部，五脏为阴，六腑为阳，身体外部，筋骨为阴，皮肤为阳。
病生多样，阴阴为基，刺阴荥腧，病变发生，在阳之阳，刺阳之合。
病变发生，在阳之阴，刺阴之经，病变发生，阴之阳象，刺在络脉。
病生在阳，名曰之风，病在阴者，名曰之痹，阴阳俱病，曰之风痹。
病生有形，无有疼痛，阳类之病，病生无形，而有疼痛，阴类疾病。
病生无形，而有疼痛，阳病顽疾，阴之有伤，急治其阴，无攻其阳。
病生有形，而不痛者，阴病顽疾，病伤在阳，急治其阳，无攻其阴。
阴阳俱动，乍然有形，乍然无形，加以烦心，阴气胜出，制约其阳。
值此病变，若有若无，不表不里，其形不久，阴阳相争，阴有胜出。

（二）病因多元，形神为基

风寒伤形，忧恐忿怒，伤损在气，气伤内脏，心肝受累，病生在脏。
寒伤在形，乃应形弊，风伤筋脉，筋脉不畅，形气异变，内外相应。
病生九日，刺之三次，病生一月，刺之十刺，三日一次，为其疗程。
久患痹病，邪气留滞，诊视血络，倾尽精术，驱除恶血，通畅血络。
六邪入侵，形先有病，未入内脏，刺之半日，疏解在表，通畅经络。
病生日久，内脏先病，体外相应，内外映像，针刺时间，治疗加倍。
人体生病，形有缓急，气有盛衰，骨有大小，肉有坚脆，皮有厚薄。
形与之气，形神合一，二者匹配，彼此和谐，身体稳态，自可长寿。
皮与之肉，互为因果，相濡以沫，休戚相关，肌肉之外，裹有皮毛。
血气通行，经络流畅，外形刚强，折射其内，内外强固，形胜多寿。

（三）形体呈象，内外表里

形体充实，皮肤舒缓，生命长寿，形体充实，皮肤急收，异生病疾。
形体充实，脉象坚大，身体和顺，形体充实，脉象弱小，气衰身危。
外形充实，颧骨不隆，或者骨小，骨小之人，多生病疾，危及生命。
形体充实，胳膊大腿，纹理清晰，肌肉坚实，内外合一，身体康健。
形体充实，胳膊大腿，纹理无序，谓之肉脆，肉脆之人，多生病疾。
天生之命，确立外形，定守神气，视人健康，而后临病，必明形神。
人命寿夭，面部肌肉，内藏骨骼，推演可知，人之双耳，生命全息。
耳周骨骼，内陷萎靡，低于耳前，三十岁前，危急生命，内病加速。
生命存亡，贵在形气，形气相胜，平和常人，气胜形者，多有长寿。
生病之人，形肉相脱，气胜出形，多危生命，形胜出气，病亦危险。

（四）病生有异，刺法有别

刺法三变，有刺营气，有刺卫气，刺在寒痹，留驻经脉，三者有别。
刺在营气，静脉出血，血色暗红，释放恶血，卸除内邪，扶本固阳。
刺之在卫，释放邪气，刺在寒痹，驱除湿邪，外敷药物，助增内热。
营气发病，寒热往来，气短不畅，血液行进，上下妄行，无有次序。
卫气发病，多在气痛，时来时去，腹部郁胀，内生鸣叫，多为风邪。
寒痹为病，寒邪留存，经络之间，长久不去，肌肉疼痛，麻木不仁。
针刺寒痹，针后药熨，酒二十升，蜀椒一升，干姜一斤，桂心一斤。
药物粉碎，制备粗粒，浸入酒中，丝绵一斤，细布四丈，放入酒中。
酒器泥封，密封坛口，酒器置放，马粪上面，五天五夜，完成蕴热。
白布丝绵，捞出晒干，再入酒内，酒药汁液，充分浸泡，吸完吸干。
白布丝绵，每浸一次，一天一夜，取出晒干，药滓丝绵，放入夹袋。
夹袋双层，长六七尺，制六七个，夹袋烤热，熨热身体，熨三十次。
熨后汗出，夹袋擦身，三十次止，松解情怀，密室散步，不可见风。

七、官针

（一）九针九刺，各有所宜

凡刺至要，官针最妙，九针取宜，长短大小，各有所为，各有所施。
不得其用，病弗能移，疾浅针深，内伤良肉，干扰功能，皮表成痈。
病深针浅，邪气不泻，反化大脓，病小针大，气泻太甚，疾必危重。
病大针小，气不泄泻，复来为败，施针选宜，大者泻之，小者不移。
病在皮肤，定无常处，取以镵针，刺病留处，皮肤白皙，勿取用针。
疾病发生，分肉之间，取以圆针，病在经络，久病痼痹，取以锋针。
病在血脉，气虚且少，当补内气，取以鍉针，井荥分俞，取经定穴。
病生恶化，化血大脓，取以铍针，病生寒湿，肢体疼痛，取圆利针。
病生痹气，痛而不去，取以毫针，病深至中，取以长针，直抵病灶。
病生水肿，不通关节，取以大针，疏通关节，通畅气血，驱除内邪。
病在五脏，邪气固居，取以锋针，井荥分俞，泻其内邪，迎合四时。
凡刺九法，以应九变，一曰俞刺，俞刺救治，刺诸经络，荥俞脏俞。
二远道刺，远道刺法，病在上方，取经下方，刺腑俞穴，五输穴位。
三曰经刺，经刺疾患，针刺选处，大小经络，结络位点，疏通卡点。
四曰络刺，络刺病患，皮肤之下，小络血脉，通畅血行，以血行气。
五曰分刺，刺分肉间，六大泻刺，大泻刺者，化生脓液，刺以铍针。
七曰毛刺，刺之浮痹，皮肤之上，八曰巨刺，左病取右，右病取左。
九曰焠刺，焠刺病患，刺之燔针，取痹病处，九针各异，各有所长。

（二）十二刺法，自成针道

针循道法，人十二节，应十二经，一曰偶刺，偶刺之人，以手直伸。
心若后背，直达痛处，一针刺前，一针刺后，以治心痹，刺此傍针。
二曰报刺，报刺病人，痛无常处，上下行移，直刺入内，无用拔针。
左手随病，随从按压，乃拔出针，反复进刺，汇聚痛点，用以除痛。
三曰恢刺，恢刺病人，直刺傍侧，举针前后，恢复筋急，以治筋痹。
四曰齐刺，齐刺病人，寒气微深，直入一针，傍入二针，以治其病。
或曰三刺，三刺病人，内寒气盛，营卫不调，痹气小深，以泄内寒。

五曰扬刺，扬刺病人，正内一针，围傍四针，寒气博争，以治交争。
六直针刺，直针刺法，引皮行刺，驱治寒气，停留肌表，病留浮浅。
七曰输针，气盛而热，直入直出，巧妙用针，发针至深，以泄内热。
八曰短刺，针刺骨痹，稍摇入深，进针至骨，上下磨骨，驱除骨痹。
九曰浮刺，浮刺病人，肌肉强急，内有寒邪，傍入而浮，以治病疾。
十曰阴刺，左右针刺，以治寒厥，中寒病厥，足踝之后，针刺少阴。
十一傍针，傍针刺法，留痹久居，直刺傍刺，各进一针，以治留痹。
十二赞刺，赞刺患处，直入直出，数次发针，浅而出血，以治痈肿。
走脉所居，深不见脉，刺下微入，内针久留，空留脉气，助增脉行。
脉行浅表，勿用深刺，按压脉绝，针乃下刺，无令精出，独出邪气。

（三）三刺遵法，五脏迎合

三刺遵法，谷气外出，首次在皮，浅刺绝皮，排出阳邪，疏解表皮。
再刺之法，阴邪外出，徐进益深，绝皮触肌，触及肌肉，未入分肉。
入分肉间，谷气即出，始刺微浅，以逐邪气，引行血气，通畅气血。
后刺深入，以致阴气，阴邪外逼，终末用针，极深而刺，以下谷气。
欲用针治，不知阴阳，年岁所加，气运盛衰，虚实生起，不为良工。
凡刺有五，以应五脏，一曰半刺，浅入其内，疾而发针，针无伤肉。
半刺之术，如拔毛状，其速迅疾，以取皮气，肺主皮毛，应合肺脏。
二豹文刺，左右前后，用针进刺，中脉为故，取经络血，应在心脏。
三曰关刺，直刺左右，尽在筋上，以取筋痹，慎无出血，迎合肝脏。
四合谷刺，合谷刺者，正中一针，左右一针，针刺之状，若如鸡足。
针刺入深，于分肉间，松解肌肉，缓和肌痹，脾主肌肉，应合脾脏。
五曰输刺，直入直出，深内至骨，以取骨痹，疗治骨病，应合肾脏。

八、本神

（一）本神根心，化生六要

凡刺效法，先本基神，血脉营气，五脏所藏，精神旨要，固守人身。
六要失根，离脏精遗，魂魄飞扬，志意恍乱，智虑去身，脏腑难安。
天道载我，在之于德，地道载我，在之于气，德流气薄，生命有存。
人之初生，源之于精，两精相搏，化生为神，随神往来，谓之曰魂。
伴精并行，出入身体，谓之曰魄，万物存留，在之于心，心生万物。
心有意想，谓之曰意，意之所存，充盈在胸，趋势行为，谓之曰志。
因志存变，谓之曰思，因思原谋，谓之曰虑，因虑处物，谓之为智。
智者养生，顺应四时，适于寒暑，和于喜怒，身安居处，节制阴阳。
调和刚柔，阴阳平衡，刚柔有度，如是而已，僻邪不至，体健长生。
人心多变，怵惕思虑，多伤在神，神伤恐惧，流淫不止，神耗内精。
心生悲哀，心肺不安，竭绝失生，喜乐多狂，神惮散失，失多藏少。
心生愁忧，气郁闭塞，拥堵不行，盛怒之下，情志错乱，迷惑不治。
心生恐惧，神荡忧惮，神魂飘飘，无有归宿，飘忽不收，错乱心智。
五脏心脏，怵惕思虑，多伤神魂，神伤恐惧，身躯受累，久而失健。

（二）五脏六要，和谐平衡

神魂身体，二者分离，不合一体，筋肉离散，肌肉剥脱，毛悴色夭。
愁忧不解，意伤累脾，心智混乱，四肢不举，毛悴色夭，病重在春。
悲哀动劫，肝脏将军，多伤在魂，魂伤神乱，狂忘失精，精不滋生。
精乏萎靡，阳气亏虚，阴缩筋挛，两胁不举，毛悴色夭，病重于秋。
喜乐无节，多伤肺脏，伤损在魄，魄伤人狂，心驰人狂，意不内敛。
肺主皮毛，伤累在肺，皮革焦枯，毛悴色夭，萎靡不振，病危于夏。
盛怒之下，伤累肾脏，恶绪不止，多伤在志，志伤喜忘，前后失虑。
狂怒伤肾，腰脊不坚，仰伸屈弯，不达其位，毛悴色夭，危亡季夏。
恐惧持续，恐伤不解，多伤于精，精缺匮乏，骨酸痿厥，行走无力。
五脏之性，主藏气精，不易多伤，过伤失守，脏内阴虚，虚不化气。
阴不摄阳，气空则亡，用针之道，慎察病人，气态变化，把握阴阳。

精神魂魄，存生消亡，得失有到，明辨存生，已伤五脏，针不可治。
肝脏藏血，血客舍魂，肝气空虚，多生恐惧，肝气牢实，多生嗔怒。
脾脏藏营，营客舍意，脾主肌肉，脾气空虚，四肢不用，伸举无力。
脾为中洲，脾脏失营，五脏不安，实则腹胀，经溲不利，上下不通。
心脏藏脉，脉舍于神，心气空虚，多生悲观，心气牢实，盈笑不休。
肺脏藏气，气客舍魄，肺虚少气，鼻塞不利，实则喘喝，胸盈仰息。
肾脏藏精，精舍与志，肾气空虚，多生阴厥，四肢阴冷，阳气不举。
肾气牢实，小腹胀满，五脏不安，审视五脏，知气虚实，谨而调之。

九、终始

（一）平人稳态，阴阳制衡

凡刺旨道，五脏为纪，阴阳定性，阴者主脏，阳者主腑，阴阳互动。
阳者受气，源从四时，阴者受气，源发五脏，阴阳生克，趋于平和。
五脏六腑，补泻有道，融合脏腑，调和阴阳，泻者迎合，补者随从。
知迎知随，气可调和，和气发生，必通阴阳，五脏为阴，六腑为阳。
传经后世，以血为盟，敬畏者昌，慢待者亡，无道行私，必得夭殃。
谨奉天道，终始遵行，经脉为纪，持抚脉口，人迎二处，明察阴阳。
人迎要地，颈部动脉，通行枢要，以知阴阳，有余不足，平与不平。
阴阳相平，平人无病，无病之人，寸脉人迎，顺应四时，随应而变。
上下相应，往来有序，六经脉相，不结不滞，本末寒温，相守平和。
人体外形，肌肉气血，充盈饱满，彼此相称，形神合一，是谓平人。
少气之人，寸脉人迎，血脉俱少，尺脉寸脉，不相匹称，气少血虚。
如是之人，阴阳二气，俱有不足，补阳阴竭，泻阴阳脱，阴阳相离。
阴阳病人，服以甘药，调补气血，不愈病人，可饮数剂，调整气血。
少气之人，不可以灸，不愈之人，慎忌泻精，五脏气乱，脏器亏空。

（二）人迎寸口，映像六经

人迎寸脉，切脉要地，人迎脉动，大其寸脉，一倍呈象，谓之一盛。
人迎一盛，病在胆囊，足少阳经，一盛而躁，病在三焦，手少阳经。
人迎二盛，病在膀胱，足太阳经，二盛而躁，病在小肠，手太阳经。
人迎三盛，病在胃部，足阳明经，三盛而躁，病在大肠，手阳明经。
人迎四盛，脉象洪大，搏动数复，名曰溢阳，溢阳征象，谓之外格。
寸脉盛大，类比人迎，一倍呈象，谓曰一盛，籍以而推，定其经脉。
脉口一盛，病在肝脏，足厥阴经，一盛而躁，病在心经，手心主之。
脉口二盛，病在肾脏，足少阴经，二盛而躁，病在心脏，手少阴经。
脉口三盛，病在脾脏，足太阴经，三盛而躁，病在肺脏，手太阴经。
脉口四盛，且大且数，名曰溢阴，溢阴内关，内关不通，病生危重。
人迎脉象，太阴脉口，二者俱盛，四倍以上，名曰关格，生命危急。

（三）人迎寸口，补泻得当

人迎一盛，泻足少阳，少阳胆经，补足厥阴，厥阴肝经，补泻有度。
泻法取穴，取经二穴，补法取穴，取经一穴，依次推之，二泻一补。
一日之内，补泻取穴，一日一刺，日一取穴，依次而推，定日取刺。
一日一刺，切脉验证，燥取在上，气和乃止，气行和畅，通行有序。
人迎二盛，泻足太阳，太阳膀胱，补足少阴，少阴肾经，二泻一补。
二日一刺，切脉验效，躁取在上，气行通畅，和顺有序，气和乃止。
人迎三盛，泻足阳明，阳明胃经，补足太阴，太阴脾经，二泻一补。
一日二刺，切脉验之，躁取之上，脾脏与胃，互为表里，气和乃止。
脉口一盛，泻足厥阴，厥阴肝经，补足少阳，少阳胆经，二补一泻。
一日一刺，切脉验效，躁而取上，肝脏胆囊，互为表里，气和乃止。
脉口二盛，泻足少阴，少阴肾经，补足太阳，太阳膀胱，二补一泻。
二日一刺，切脉验证，躁取之上，肾脏膀胱，互为表里，气和乃止。
脉口三盛，泻足太阴，太阴脾经，补足阳明，阳明胃经，二补一泻。
一日二刺，切脉验效，躁而取上，脾脏与胃，互为表里，气和乃止。
一日二刺，太阳主胃，大富谷气，取其穴位，一日二刺，调和气血。
人迎脉动，寸口脉动，俱盛之状，三倍有上，阴阳俱溢，气血反闭。
血脉闭塞，气无所行，流淫于中，五脏内伤，误用灸术，变易他病。
凡刺有道，气调而止，补阴泻阳，声气益彰，耳目聪明，血气不行。

（四）用针有道，贵在通经

气至经通，针刺有效，过泻益虚，虚者呈象，脉大而浮，浮而不坚。
脉坚疾快，虽适言快，病未彻去，虚上益虚，阴阳不和，体内不实。
补则益实，实者呈象，脉象洪大，快而益坚，如其之故，实为不坚。
虽适言快，病未彻去，故补则实，泻则其虚，痛不随针，病自衰去。
先通经脉，所生病疾，阴阳不移，虚实不倾，取之行经，通畅经络。
凡刺之道，三刺之下，至于谷气，邪僻妄合，阴阳易位，逆顺相反。
沉浮异处，四时不得，稽留淫泆，把针而去，针刺有数，恰到其处。
入针一刺，阳邪乃出，入针再刺，阴邪乃出，进针三刺，至于谷气。
谷气至达，已补而实，已泻而虚，邪气独去，阴阳未调，病必衰去。
阴盛阳虚，先补其阳，后泻其阴，阴虚阳盛，补阴泻阳，阴阳合和。
足部三脉，阳明胃经，厥阴肝经，少阴肾经，三脉经脉，运动徐行。
三脉搏动，足大趾间，必审实虚，虚而用泻，谓曰重虚，重虚病甚。

凡刺重虚，以指按压，脉动而实，疾者疾泻，虚而徐行，则用补益。
反此呈象，病益甚烈，脉象波动，阳明在上，厥阴在中，少阴在下。

（五）针刺补泄，各有技法

定穴进针，胸部腧穴，必中其胸，背部腧穴，必中其背，正入其处。
肩背有病，酸胀麻木，谓之虚症，取经上肢，经脉腧穴，通畅气行。
重舌之病，选取铍针，舌下大筋，刺在其上，舌下恶血，徐而排出。
手指弯曲，不能伸直，病伤在筋，手指直伸，无以弯曲，病伤在骨。
病伤在骨，取穴进针，治疗在骨，病伤在筋，取穴进针，治疗在筋。
补泻之法，欲泻邪气，察脉气实，针刺要深，出针徐缓，轻按针孔。
补益脉气，察脉气虚，用针浅刺，以养脉气，出针后急，按压针孔。
邪气来时，针下行运，倍感紧急，谷气来时，针下行运，感知徐和。
脉气盛实，当用深刺，以泄邪气，脉气虚弱，当用浅刺，以保精气。
精气内收，不致外泄，以养经脉，排出邪气，针刺疼痛，深刺泻实。

（六）病生多样，进刺有别

病生头部，必觉头重，病生手部，必觉臂重，病生足部，必觉足重。
腰上生病，手太阴经，太阴肺经，手阳明经，阳明大肠，二经主司。
腰下之病，足太阴经，太阴脾经，足阳明经，阳明胃经，二经主管。
病生上身，取穴进针，下部腧穴，病在下部，取穴进针，上部腧穴。
病在头部，取穴进针，足部腧穴，病在腰部，进针取穴，腘部腧穴。
春天邪气，客留毫毛，夏季邪气，隐藏皮肤，秋天邪气，住分肉处。
冬天邪气，侵扰筋骨，病生四时，针刺时病，明晰时令，深浅补泄。
刺肥胖者，取穴进针，选以秋冬，刺瘦弱者，取穴进针，春夏浅刺。
疼痛之病，多属阴症，疼痛发生，用手按压，不得其处，亦属阴症。
病在下部，深层属阴，阴症深刺，以泻内邪，阴邪离去，阳气复原。
病在上部，或之表层，瘙痒发病，仅存皮表，病生属阳，当用浅刺。
病生蔓延，先起阴经，先治阴经，后治阳经，先起阳经，先阳后阴。
针刺热厥，留针徐侯，针下觉寒，而后去针，散热迎寒，气已乃至。
针刺寒厥，留针候等，针下觉热，而后去针，散寒获热，气已徐入。
针刺热厥，补其阴经，行刺二次，泻其阳经，行刺一次，补泻得当。
针刺寒厥，补其阳经，行刺二次，泻其阴经，行刺一次，阴阳平和。
谓之二阴，针刺阴经，行刺二次，谓之二阳，针刺阳经，针刺二次。
久病之人，邪气入侵，深留脏腑，久病宿疾，深刺留针，慢留其内。

久病针刺，隔日再刺，察明病邪，左右盛衰，去除郁滞，通畅气血。

（七）进针行刺，必明禁忌

凡刺肇始，必察形气，形肉未脱，少气脉躁，躁厥之人，用选缪刺。
散气可收，聚气可布，深居静处，聚神往来，闭户塞牖，魂魄不散。
专意一神，精气合一，毋闻人声，以收专精，必一其神，令志在针。
浅而留之，微而浮之，以移其神，气至乃休，神气相依，交相呼应。
男内女外，坚拒勿出，谨守勿内，谓之得气，气行经运，气脉合一。
凡刺禁忌，阴阳辩证，交合勿刺，新刺勿交，已醉勿刺，已刺勿醉。
新怒勿刺，已刺勿怒，新劳勿刺，已刺勿劳，已饱勿刺，已刺勿饱。
已饥勿刺，已刺勿饥，已渴勿刺，已刺勿渴，大惊大恐，刺必伤气。
乘车而来，卧而缓休，食顷乃刺，步行来客，坐而换歇，缓休乃刺。
十二禁刺，脉乱气散，营卫逆行，经气不振，籍此行刺，通畅气脉。
阳病发生，入于阴处，阴病外出，外出为阳，邪气复生，扰乱脏腑。
粗工贻误，谓之伐身，形体淫乱，乃消脑髓，津液不化，脱其五味。
消耗骨髓，津液失营，五行无形，不知本末，神失体变，谓之失气。
太阳经脉，太阳寒水，脉气终绝，瞪眼仰视，腰背反折，筋脉痉挛。
肤色苍白，皮肤绝皮，体表绝汗，津液亏脱，绝汗失润，病生危亡。
少阳经绝，面色青白，耳聋发生，百节尽纵，目中无光，一日半亡。
阳明经绝，口目动作，喜惊妄言，面色枯黄，上下经盛，上下不行。
少阴经绝，面色枯黑，齿长厚垢，腹胀闭塞，上下不通，淤塞而亡。
厥阴经绝，中热溢干，喜溺心烦，病重舌卷，阴囊上缩，病危身亡。
太阴经绝，腹胀闭塞，不得休息，气噫善呕，呕则上逆，逆则面赤。
上逆拥堵，上下不通，面色沉黑，皮毛憔枯，营卫气绝，危及生命。

十、经脉

（一）肺经不畅，呈现病象

凡刺法理，经脉为始，营气走行，知其度量，内察五脏，外别六腑。
生命始生，阴阳生克，从无到有，先化成精，精有汇聚，脑髓化生。
骨骼筑干，血脉为营，筋为刚韧，肉为墙壁，皮肤坚实，毛发生长。
谷入胃海，脉道以通，血气乃行，气血津液，各有归属，营润脏腑。
人体经脉，调理虚实，处置百病，以决死生，不可不通，堵则生疾。
肺手太阴，经脉运行，起于中焦，下络大肠，循绕胃口，上膈属肺。
自肺循行，横出腋下，下循臑内，行少阴经，心主之前，行达肘中。
循臂内上，走骨下廉，入于寸口，上行鱼际，循行鱼际，出大指端。
太阴分支，腕后直出，次指内廉，外行端出，太阴脉动，多生肺病。
肺病胀满，膨膨喘咳，缺盆中痛，病生危重，交于两手，目眩心烦。
肺主生病，咳嗽喘息，上气逆行，口渴烦心，胸中胀满，臂困沉痛。
两臂内侧，前有廉痛，肺主皮毛，多生厥汗，肺经应手，双掌内热。
气盛有余，肩背疼痛，风寒侵袭，汗出中风，小便频数，排溲不畅。
气虚发病，肩部背痛，体表恶寒，气少不足，多以叹息，尿色多变。
为此诸病，盛则泻散，虚则补益，热则疾去，寒则留滞，陷下灸至。
不盛不虚，以经取穴，脉盛发病，寸口脉大，人迎三倍，虚者反小。

（二）手阳明经，失司病变

手大肠经，阳明经脉，行进起始，大指次指，食指末端，循指上廉。
出于合谷，两骨之间，上入两筋，入行其中，循臂上廉，入肘外廉。
至达臑上，外前廉处，走行上肩，髃骨前廉，出缘徐行，走行巨骨。
上出而行，柱骨会上，下入缺盆，联络肺脏，潜入下膈，属大肠经。
经脉分支，缺盆上行，至于颈上，贯穿面颊，下入齿中，复出挟口。
交汇人中，左右交叉，彼此对称，左经入右，右经入左，上挟鼻孔。
阳明不通，病生齿痛，颈项浮肿，主司津液，所生病疾，症状明显。
目黄口干，鼽衄喉痹，肩前臑痛，投射在手，大指次指，疼痛无力。
内气有余，经脉行处，发热浮肿，身体内虚，寒栗发作，不复常态。

阳明诸病，盛则以泻，虚则补益，热则疾除，寒则留之，陷下灸之。
不盛不虚，以经取穴，盛者人迎，大于寸口，三倍脉象，虚者反小。

（三）足阳明经，壅塞纳差

足阳明经，阳明胃脉，走行起点，鼻交頞中，旁纳经脉，太阳经脉。
下循鼻外，入上齿中，复出挟口，环唇下行，交于承浆，徐徐走行。
循行颐后，下廉走行，出走大迎，循走颊车，上至耳前，发际额颅。
分支走行，大迎前下，走行人迎，循走喉咙，入于缺盆，至达膈下。
膈下属胃，阳明胃经，联络脾脏，脾脏与胃，互为表里，交相呼应。
直行经脉，缺盆下行，走乳内廉，下挟脐部，入至气街，走行其中。
顺支经脉，起于胃口，下循腹里，下至气街，入中而合，下过髀关。
抵至伏兔，入膝膑中，下行循胫，外廉绕行，抵达足跗，入中趾内。
足部分支，分支经脉，下廉三寸，分道扬镳，下入中趾，走行外间。
其细分支，别行跗上，入大趾间，末端外出，胃经不畅，多生病疾。
洒洒振寒，善多呻吟，伸欠懒腰，颜色乌黑，病至身体，厌见人火。
闻木声声，惕然而惊，心中欲动，独闭门户，塞牖孤处，闭门不出。
病生甚危，欲上高歌，弃衣而走，贲门鸣响，腹中内胀，谓之骭厥。
主司血脉，所生病疾，狂疟温淫，汗出鼽衄，口喎唇胗，颈有肿大。
喉生病痹，若有堵塞，胃内五谷，无以化消，大腹水肿，膝膑肿痛。
循行膺乳，气街股部，伏兔穴位，骭外廉处，足跗之上，皆有疼痛。
中趾失活，屈伸疼痛，经络循行，拥堵不同，自上至下，多有堵塞。
气盛患病，腹侧皆热，消谷善饥，尿溺色黄，五谷有余，盈满胃中。
内气不足，身前寒栗，胃中寒凉，五谷沉积，多生胀满，滞纳其中。
为此诸病，盛则泻之，虚则补之，热则疾去，寒则留之，陷下灸之。
不盛不虚，以经取之，盛者人迎，大于寸口，三倍有余，虚者反小。

（四）足太阴经，不畅病生

足太阴脉，太阴脾经，脾经行运，起于大趾，出走末端，徐徐前行。
循趾内侧，白肉之际，过核骨后，上至内踝，绕行前廉，上端内侧。
沿胫骨后，出厥阴前，上循膝股，内前廉处，入行腹内，归属脾经。
联络胃腑，循行至膈，上行挟咽，连系舌根，抵达终点，散于舌下。
脾经分支，复从胃出，别行上膈，入注心中，经络不通，脾经生病。
脾经病生，舌体强直，食则多呕，胃脘疼痛，腹中满胀，善多噫嘘。
得病气虚，快然如衰，身体沉重，脾主生病，脾经末端，舌本疼痛。

脾主肌肉，体不灵动，左右难摇，食饮不下，烦心作乱，心下急痛。
大便溏塞，多有闭瘕，泄下人注，体内水闭，水行不畅，多生黄疸。
不能仰卧，强逼站立，股部双膝，内肿厥痛，足部大趾，屈伸不利。
为此诸病，盛则泻之，虚则补益，热则疾去，寒则留之，陷下灸治。
不盛不虚，以经取穴，盛者寸口，脉象洪大，虚者寸口，反小人迎。

（六）手太阳经，萎靡病生

手少阴脉，少阴心经，起于心中，出属心系，下行至膈，联络小肠。
心脏小肠，互为表里，心经脉支，系心从行，上行挟咽，系于双目。
心经直支，复从心出，系上入肺，下出腋下，下循臑内，沿行后廉。
行于太阴，心主其后，下行肘内，循臂而行，走内后廉，抵达掌部。
入至掌后，锐骨之端，行走掌内，后廉而行，循小指内，出走末端。
经脉不畅，病生嗌干，心胸疼痛，渴而欲饮，心烦臂厥，肩背沉困。
心主病生，目黄胁痛，臑臂内侧，后廉痛厥，掌中热痛，心热难消。
为此诸病，盛则泻除，虚则补益，热则疾去，寒则留之，陷下热灸。
不盛不虚，以经定穴，盛者寸口，脉大人迎，虚者寸口，反小人迎。
手太阳脉，太阳小肠，行走发起，小指末端，循手外侧，上行至腕。
别出腕骨，直行上循，臂骨下廉，出肘内侧，两骨之间，上循臑外。
后廉而行，出走肩解，绕行肩胛，交于肩臂，入于缺盆，联络在心。
循咽而行，下越膈处，抵达至胃，属小肠经，小肠心脏，互为表里。
小肠一支，缺盆上行，循颈上颊，至目锐眦，拐路折行，入注耳中。
小肠二支，别颊而走，上出抵鼻，至目内眦，斜络布散，覆盖颧骨。
脉动无力，病生嗌痛，颔内肿疼，不可环顾，肩似拔脱，臑似木折。
小肠主液，太阳病生，耳聋目黄，颔内肿疼，颈颔肩臑，肘臂后痛。
为此诸病，盛则泻之，虚则补益，热则疾去，寒则留之，陷下热灸。
不盛不虚，以经取穴，盛者人迎，脉象洪大，倍于寸口，虚者反小。

（七）足太阳经，病生多样

足膀胱经，太阳膀胱，起于双目，双目内眦，至于上额，交聚头巅。
膀胱分支，头巅发出，至耳上角，膀胱直支，自巅入脑，联络颅内。
复出而行，别走下项，循肩髆内，挟脊抵腰，循背络肾，归属膀胱。
其间分支，自腰中下，挟脊贯臀，入注腘中，委阳委中，二者贯通。
下行分支，髆内左右，别走下行，贯通双胛，挟脊内行，越过髀枢。
循髀外侧，从行后廉，下合腘中，下贯踹内，外出踝后，循行京骨。

膀胱经络，终止小趾，指端外侧，经脉不通，病冲头痛，双目若脱。
颈项如拔，脊著痛疼，腰似弓折，髀不可曲，腘如绳结，踹如决裂。
经络主筋，所生病疾，痔疟发狂，情绪癫疾，头囟项痛，目黄泪涌。
鼻腔衄衄，项背腰尻，腘窝趾踹，双脚皆痛，小趾失灵，不可灵活。
为此诸病，盛则泻之，虚则补之，热则疾之，寒则留之，陷下灸之。
不盛不虚，以经取之，盛者人迎，脉大寸口，虚者人迎，脉象反小。

（八）足少阴经，不通病相

足少阴脉，少阴肾经，起于小趾，走行下方，斜出足心，别出然谷。
然谷下行，循内踝后，别入足跟，上至踹内，出腘内廉，徐行上移。
走行抵臀，股内后廉，贯通脊柱，归属肾经，联络膀胱，互为表里。
肾经直支，从肾上行，贯通肝膈，入于肺脏，循行喉咙，挟行舌根。
肾经分支，自肺而出，联络心脏，注入胸中，肾经一脉，牵兮多脏。
肾经不通，病生饥饿，不欲进食，面如漆柴，咳唾有血，喝喝而喘。
坐宁不安，坐而欲起，目光恍惚，如无所视，心如悬钟，若有饥状。
内气不足，多善恐惧，心惕惕然，如人将捕，肾脏主骨，发生骨厥。
肾主生病，口热舌干，咽肿上气，嗌干及痛，烦心心痛，黄疸肠澼。
脊股内后，廉有疼痛，萎靡惊厥，多嗜睡卧，足下生热，伴生疼痛。
病生甚重，强食生肉，缓解衣带，披头散发，木杖为拐，重履而步。
为此诸病，盛则泻除，虚则补益，热则疾去，寒则留之，陷下热灸。
不盛不虚，以经取穴，盛者寸口，倍大人迎，虚者寸口，反小人迎。

（九）手厥阴经，不通病象

手厥阴经，心包经络，起于胸中，出属心包，下行至膈，历络三焦。
心包分支，循胸出胁，腋下三寸，上抵腋下，前臂内行，行走太阴。
少阴之间，入注肘中，下行走臂，行两筋间，入于掌中，至中指端。
经行终点，中指末端，心包分支，别出掌中，循行小指，次指末出。
经脉不通，手心内热，臂肘挛急，腋下发肿，胸胁支满，心中拥堵。
心动之势，憺憺大动，面赤目黄，精神错乱，喜笑不休，无以自持。
心包主脉，不通生病，内心郁烦，心口疼痛，心火不沉，掌中多热。
心包诸病，盛则泻除，虚则补益，热则疾去，寒则留之，陷下热灸。
不盛不虚，以经取穴，盛者寸口，脉大一倍，于之人迎，虚者反小。

（十）手少阳经，不畅异象

手少阳经，三焦少阳，起于次指，无名末端，上行外出，两指之间。
循手表腕，出走臂外，两骨之间，上贯肘部，循前臂外，上行至肩。
交足少阳，交合出行，入会缺盆，布散膻中，散络心包，下行至膈。
少阳分支，膻中上行，外出缺盆，入走颈项，系于耳后，耳后上移。
直上行进，出耳上角，弯曲绕行，下行至颊，行至颧骨，分散面部。
次有分支，耳后入耳，出走耳前，交于面颊，至于双目，停住锐眦。
经脉不畅，病生耳聋，浑浑焞焞，嗌干肿大，喉中生痹，若有异物。
三焦主气，不通生病，大汗涌出，目锐眦痛，面颊疼痛，面肌受累。
双耳后方，肩肘前臂，臂外皆痛，双手小指，次指失灵，不可活动。
少阳诸病，盛则泻下，虚则补益，热则疾去，寒则留之，陷下热灸。
不盛不虚，以经取穴，盛者人迎，脉大寸口，虚者人迎，反小寸口。

（十一）足少阳经，不畅病象

足少阳脉，少阴胆经，起于双目，锐眦之处，上抵头角，下行耳后。
循颈行走，手少阳前，至达肩上，交手少阳，出离交点，入走缺盆。
少阳分支，耳后徐行，入注耳中，出走耳前，至达双目，锐眦之后。
另走分支，别走双目，眼睛外角，下至大迎，合手少阳，抵达颧骨。
下行夹颊，颈下而行，合于缺盆，下入胸中，贯穿越膈，络肝属胆。
循行胁里，出走气街，绕行毛际，横穿直入，大腿前行，穿行转子。
少阳直支，缺盆下腋，循行胸中，绕过季胁，下合大腿，股骨转子。
下身循行，大腿外侧，出膝外廉，下外走行，辅骨之前，直通下行。
抵达绝骨，悬钟末端，下出走行，外踝之前，循足跗上，入走小趾。
走行终点，小趾次趾，位其末端，其有分支，别行跗上，入大趾间。
循行大趾，歧骨以内，外出末端，贯行爪甲，胆囊经络，不通多病。
病生口苦，善太叹息，心胁疼痛，不能转侧，病生恶化，面微有尘。
体表枯燥，无膏泽润，足外反热，谓之阳厥，胆汁无生，口内多苦。
胆囊不畅，生病异象，头痛颔痛，目锐眦痛，缺盆肿痛，腋下水肿。
颈部侠瘿，汗出振寒，疟热发生，胸胁两肋，大腿膝外，至于胫骨。
绝骨之处，外踝前面，诸之关节，皆有疼痛，小趾次趾，失活不利。
胆囊诸病，盛则泻下，虚则补益，热则疾去，寒则留之，陷下热灸。
不盛不虚，以经取穴，盛者人迎，脉大寸口，虚者人迎，反小寸口。

（十二）肝经不畅，身体征象

足厥阴脉，厥阴肝经，走行起点，足部大趾，丛毛之际，徐徐上行。
上循走行，足跗上廉，走行内踝，去踝一寸，上踝八寸，交于太阴。
太阴之后，上至腘窝，沿行内廉，循走股阴，入至毛中，过走阴器。
抵至小腹，挟行胃部，归属肝经，联络胆囊，上行贯膈，散布胁肋。
循走喉咙，绕行喉后，上入颃颡，连至目系，循上出额，督脉会巅。
肝脏主目，主藏血液，肝经分支，循目而下，行于颊里，环行唇内。
另行分支，复从肝出，别支走行，贯膈逆上，上注肺脏，肝肺交联。
肝经不通，病生腰痛，不可弯仰，男子㿗疝，妇人生病，小腹肿大。
病生危重，肝气郁结，口内嗌干，面色如尘，脱变本色，多有色黄。
肝经生病，胸中胀满，呕吐呃逆，飧泄狐疝，小便遗尿，多有闭癃。
肝经诸病，盛则泻去，虚则补益，热则疾除，寒则留之，陷下热灸。
不盛不虚，以经取穴，盛者寸口，脉大人迎，虚者寸口，反小人迎。

（十三）脉绝互动，前后受牵

手太阴脉，太阴肺经，肺经气绝，肺主皮毛，皮毛焦枯，无有膏泽。
太阴肺经，行气增温，温煦皮毛，内气不荣，津液不通，皮毛干枯。
皮毛焦枯，津液脱失，皮节萎靡，津液去失，皮节无润，爪枯毛脱。
毛发折脱，皮毛先亡，肺主皮毛，毛发不存，投影肺脏，肺脏病重。
五行之中，肺脏属金，丙丁属火，丙时病危，丁时身王，火胜燥金。
手少阴脉，少阴心经，心脏主脉，气绝神散，经脉不畅，不畅萎靡。
脉不通畅，血不流通，血不前行，发色不泽，面黑色枯，如若漆柴。
经脉不通，内血先亡，心脏属火，壬癸属水，壬重癸亡，水胜制火。
足太阴脉，太阴脾经，脾主肌肉，脾经气绝，无化阴津，难荣口唇。
人体口唇，肌肉之本，脉不荣泽，肌肉软萎，舌体萎靡，人中淤满。
人中满淤，反牵拉唇，唇本僵直，活动无力，折射投影，肌肉先亡。
五行之中，脾脏归土，甲衣归木，病危甲日，身亡乙日，木胜克土。
足少阴脉，少阴肾经，肾经气绝，肾脏主骨，骨无营润，骨骼枯亡。
少阴肾经，应合冬脉，伏行在骨，濡骨生髓，骨不濡养，肉不着骨。
骨肉本亲，彼不相亲，肌肉软萎，肉萎不丰，口齿疯长，多生污垢。
肾脏亏虚，肾气不足，发无黑泽，发无泽光，暗示信号，骨骼先亡。
五行之中，肾脏归水，戊己归土，戊是病重，己时多亡，土胜克水。
足厥阴脉，厥阴肝经，肝脏主筋，肝经气绝，筋韧断绝，伸展无力。

厥阴肝经，筋之合会，筋者汇聚，据点阴器，脉络聚合，根植舌本。
肝脉萎靡，筋急强直，筋急牵拉，引舌阴睾，唇青舌卷，睾丸萎缩。
五脏之中，肝脏属木，庚辛属金，庚时病重，辛时身亡，金胜木气。
五阴之气，五气俱绝，目不转动，转动目眩，目动眩晕，其志先亡。
志先亡者，一日之半，危亡之时，六阳气绝，阴阳相离，彼此消散。
阴阳相离，腠理发泄，绝汗狂出，大如贯珠，转出不流，内气先亡。
五阴经脉，六阳脏气，经脉败行，旦占夕死，夕占旦死，十二经败。

（十四）经脉络脉，因邪而堵

十二经脉，伏行潜入，分肉之间，深藏其内，藏而不见，潜行隐匿。
常有外现，足太阴脉，太阴脾经，绕过外踝，越行直上，无所隐故。
诸脉浮走，多有常见，皆属络脉，络脉漂浮，联络主脉，交织成网。
六经大络，手部大络，阳明大肠，少阳三焦，起五指间，上合肘中。
饮酒过后，卫气先行，穿行皮肤，充填络脉，络脉先盛，卫气满平。
卫气盈平，营气乃满，经脉获营，营运徐行，经脉大盛，营卫一体。
脉象生变，卒然变动，皆源邪气，客留居停，留于本末，干扰经脉。
经脉不畅，不动生热，经脉不坚，内陷虚空，不与众同，以知何脉。
经脉络脉，二者有别，经脉通行，常不可见，辨其虚实，寸口脉知。
诸行络脉，脉行可见，皆属络脉，络脉走行，大节之间，皆不通经。
络脉必行，绝道出入，复合上浮，走于皮中，会合体表，皆有见外。
诸刺络脉，循其走行，必刺结上，血液淤积，虽无结聚，急取针刺。
针刺泻血，泄血去邪，邪随血出，若有留血，恶血作祟，多生麻木。

（十五）手部经络，枢要选穴

凡诊络脉，脉色青沥，内寒且痛，脉色红赤，内多有热，寒热有色。
胃中凉寒，双手鱼际，络脉多青，胃中有热，鱼际络脉，其色多赤。
鱼际黑色，病邪久留，肢体麻木，有赤黑青，寒热二气，交争作怪。
鱼际色相，色青而浅，病人气虚，内气不足，少气无力，气不统血。
凡刺寒热，皆多血络，间日取刺，取刺一次，血尽而止，调其虚实。
色青而短，多为少气，甚者泻血，心生烦闷，闷甚前仆，不得言语。
若此境况，胸生烦闷，病发紧急，缓坐调和，稳定心功，调理气息。
手太阴经，别出络脉，名曰列缺，行走起点，腕上分间，并太阴经。
直入掌中，散于鱼际，病生内实，手锐掌热，虚多呵欠，小便遗数。
治疗之际，取穴腕后，一寸之半，列缺穴位，本络别走，手阳明经。

手少阴经，络脉别出，名曰通里，手腕内侧，一寸陷中，别而上行。
循经而行，入于心中，系栓舌根，联系双目，病生之际，有实有虚。
病生实象，心肋不适，支撑胀满，病生虚象，心气不足，不能言语。
生病治疗，取穴掌后，一寸通里，别走络脉，手太阳经，小肠经脉。
手心主脉，别行络脉，名曰内关，去腕上行，二寸之处，两筋之间。
出行别走，少阳经脉，循经徐行，上系心包，联络心系，属归心包。
病生实症，多生心痛，虚则头强，取之内关，两筋之间，施针救治。
手太阳经，上腕五寸，别行络脉，走行起点，名曰支正，内注少阴。
别行络脉，上走肘部，联络肩髃，病生实症，关节松弛，肘部痉挛。
病生虚者，多生赘疣，大小有形，小如痂疥，取经穴位，支正之穴。
手阳明经，别出经络，走行起点，名曰偏历，去腕三寸，别入太阴。
别行络脉，上循前臂，乘行肩髃，上至曲颊，直入齿部，入住齿根。
令有别络，入行耳中，合于宗脉，实则龋聋，虚则齿寒，膈中闭塞。
病生救治，取穴偏历，偏历一穴，隶属大肠，大肠肺脏，交互表里。
手少阳经，少阳三焦，络脉别出，出行支点，去腕二寸，名曰外关。
外绕前臂，入注胸中，合于心主，病生实症，肘部制挛，不可灵活。
病生虚症，肘部受限，无以内收，取之救治，取穴外关，施针救治。

（十六）足部经络，枢要选穴

足太阳经，太阳膀胱，络脉别出，分道支点，去踝七寸，名曰飞扬。
别走少阴，少阴肾经，病生实症，鼻道堵塞，拥堵不通，头背疼痛。
病生虚症，鼻流清涕，多有出血，救治取穴，经络外出，飞扬穴位。
足少阳经，少阳胆经，络脉别出，外踝之上，相距五寸，名曰光明。
络脉别行，出走厥阴，厥阴肝经，并经下行，联络足跗，肝经走行。
病生实症，身体厥逆，病生虚症，无以行走，坐不能起，筋骨无力。
足阳明经，络脉别出，出走支点，外踝徐行，距上八寸，名曰丰隆。
别走太阴，太阴脾经，别行络脉，循行胫骨，外廉徐行，上络头项。
合并诸经，诸经脉气，下络喉嗌，病气逆行，咽喉红肿，声音沙哑。
病生实症，多有狂巅，病生虚症，足不内收，胫骨枯颓，萎靡无力。
足太阴经，太阴脾经，络脉别行，足内侧缘，第一趾骨，名曰公孙。
络脉别走，行于阳明，阳明胃经，别行分支，脾胃表里，入络肠胃。
厥气上逆，多生霍乱，病生实症，肠中切痛，病生虚症，腹中鼓胀。
足少阴经，少阴肾经，络脉别行，踝后绕跟，内踝后方，名曰大钟。
络脉走行，别走太阳，太阳膀胱，别行分支，并经上走，入注心包。

沿行心包，下外走行，贯穿腰脊，发病气逆，上扰心包，多生烦闷。
病生实症，闭癃潴留，病生虚症，腰部疼痛，治疗取穴，灸刺大钟。
足厥阴脉，络脉别出，内踝上行，五寸有穴，名曰蠡沟，别走少阳。
络脉别行，经行胫骨，上至睾丸，结于阴茎，病气逆行，睾肿卒疝。
病生实症，阴茎挺长，病生虚症，阴部暴痒，取之治疗，取穴蠡沟。

（十七）任督脾络，枢要选穴

任脉走行，络脉别出，起始支点，名曰尾翳，下沿鸠尾，散于腹中。
病生实症，腹皮痛疼，虚则痒搔，治疗救治，取经穴位，尾翳之穴。
督脉走行，络脉别出，名曰长强，挟背而行，上行至项，布散头巅。
下行布散，肩胛左右，别走太阳，入贯肩背，沿行后背，阳脉之海。
病生实症，脊柱强直，不可仰俯，病生虚症，头重沉闷，挟持脊背。
脾经大络，腋下三寸，第六肋间，前锯肌中，名曰大包，布散胸胁。
病生实症，身体尽痛，虚生虚症，百节弛缓，脉络包罗，诸脉血气。
此十五络，邪气盛实，必可外见，正气亏虚，经络内下，视察不见。
十五络脉，求之上下，明辨其处，人经不同，络脉各异，灵活寻穴。

十一、经别

（一）天人相应，足经走行

天人相应，人体宇宙，合道天地，内有五脏，心肝肾脾，肺脏应合。
五脏相应，五音五色，五时五味，五方居位，外有六腑，以应六律。
六律建立，阴阳诸经，合十二月，十二星辰，十二节气，十二经水。
十二时辰，十二经脉，五脏六腑，以应天道，天道纲纪，人体应合。
生命化生，十二经脉，病有所成，病有所起，病在经络，循经救治。
学欲所止，学道肇始，粗学简易，上求惟难，问其离合，务需明辨。
足太阳经，别入腘中，其一道行，下尻五寸，别入肛门，属于膀胱。
散布肾脏，循背而行，至心散开，沿背直行，上出于项，复属太阳。
足少阴经，至于腘中，别路太阳，二经相合，上至于肾，抵十四椎。
出属带脉，沿途直行，系于舌根，复出颈项，并合太阳，此为一合。
足少阳经，少阳胆经，绕行髀部，入至发际，并合厥阴，别入季胁。
循胸里行，归属胆囊，散布肝脏，贯穿心脏，上行挟咽，出颐颔中。
散行面部，系于双目，合少阳经，根末外眦，肝脏胆囊，互为表里。
足厥阴经，厥阴肝经，别行跗上，上至毛际，并合少阳，俱行二合。
足阳明经，阳明胃经，上至髀部，入注腹腔，归属于胃，散步脾脏。
上通至心，循行至咽，前行出口，抵达头颅，系在双目，合于阳明。
足太阴经，上至髀部，并合阳明，与别俱行，上结于咽，贯行舌中。

（二）手经走行，分中有并

手太阳经，小指末端，别走肩解，入注腋窝，走行于心，系属小肠。
手少阴经，别入渊腋，两筋之间，属于心脏，上走喉咙，外出面部。
合于双目，双目内眦，四经合处，双目内眦，经络要地，多经汇聚。
手少阳经，少阳三焦，别出头巅，下入缺盆，贯走三焦，散于胸中。
手心主行，渊腋别下，其下三寸，入住胸中，别属三焦，出循喉咙。
行出耳后，完骨下方，并少阳经，此为五合，经络相交，闭合循环。
手阳明经，沿手循行，穿膺乳线，别至肩髃，入柱骨下，走行大肠。
上循喉咙，出走缺盆，并合阳明，阳明经络，肺与大肠，二者表里。

手太阴经，别入渊腋，少阴前方，入住肺脏，散布大肠，上出缺盆。循行喉咙，复合阳明，此为六合，经络行进，衔接交错，闭环交织。

十二、经水

（一）十二经水，应十二脉

经脉十二，外合天地，十二经水，体内归位，五脏六腑，投影体表。
十二经水，大小深浅，广狭远近，各有不同，应合脏腑，亦有差别。
经水行进，受力而行，五脏之藏，神气魂魄，合而藏之，蕴涵其内。
六腑呈性，受谷而行，受气张扬，经脉行进，受血而营，循循而行。
审视脏腑，皮肉坚脆，血脉津液，针刺深浅，灸取壮数，各有差异。
苍天至高，不可以度，地至广阔，不可尺量，天地博远，此之谓大。
天地之间，六合之内，天之高远，地之广阔，一己之力，非人度量。
夫身八尺，皮肉居此，外可度量，切循而得，身亡之后，解剖察验。
五脏坚脆，六腑大小，纳谷多少，脉象长短，血液清浊，气存多少。
十二经脉，多血少气，少血多气，皆多血气，皆少血气，各有粗略。
治以针艾，各调经气，固其有常，合乎气血，顺应经脉，内通外达。
参配天地，应合阴阳，足太阳经，外合清水，内属膀胱，司通水道。
足少阳经，外合渭水，内属归胆，足阳明经，外合海水，内属归胃。
足太阴经，外合湖水，内属归脾，足少阴经，外合汝水，内属归肾。
足厥阴经，外合渑水，内属归肝，足部六经，应和经水，各有归属。
手太阳经，外合淮水，内属小肠，手少阳经，外合漯水，内属三焦。
手阳明经，外合江水，内属大肠，手太阴经，外合河水，内属于肺。
手少阴经，外合济水，内属归心，手心主外，合于漳水，内属心包。

（二）十二经脉，进针有别

五脏六腑，十二经水，外有源泉，内有禀承，内外相贯，如环无端。
经脉经水，交相呼应，取天为阳，择地为阴，腰上为天，腰下为地。
海之以北，谓之定阴，湖之以北，阴中之阴，漳水以南，归属为阳。
河水以北，至于漳水，阳中之阴，漯水以南，至于江水，阳中太阳。
一隅阴阳，人与天地，相参相应，经水经脉，远近浅深，水血各异。
足阳明经，阳明胃经，五脏六腑，汇聚入海，脉大血多，气盛壮热。
针刺有道，不深不散，不留不泻，刺深六分，留针呼吸，十呼之间。

足太阳经，深入五分，留针七呼，足少阳经，深刺四分，留针五呼。
足太阴经，深刺三分，留针四呼，足少阴经，刺深二分，留针三呼。
足厥阴经，针深一分，留针二呼，足部六经，深浅各异，留存有别。
手部阴阳，受气之道，毗邻脏腑，气来迅疾，针刺深度，无过二分。
针留之时，无过一呼，长短大小，合以肥瘦，以心明察，法效天常。
灸法亦然，灸法有过，恶火烧身，骨枯脉涩，刺发有过，内气外脱。
经脉大小，血量多少，皮肤厚薄，肌肉坚脆，䐃之大小，可为量度。
不甚脱肉，血气不衰，可为度量，折取中度，中庸之道，适合而止。
形体消瘦，形肉脱相，审切循扪，按压肌肤，视其寒温，盛衰而调。

十三、经筋

（一）足太阳经，以经悟道

十二经脉，各有走行，或直或驱，或合或分，或行或绕，或进或退。
经脉走行，宛若江河，曲折绕走，滋养大地，宛若山脉，力撼九州。
足太阳经，太阳膀胱，起于足部，小趾末端，结聚踝部，斜上徐行。
汇聚膝盖，徐徐下行，循足外侧，聚结足踵，上循脚跟，结聚腘窝。
太阳别支，小腿肌肉，腓肠肌部，结于肌外，沿之上行，腘中内廉。
入注腘中，并行上移，汇至臀部，沿行臀部，上挟脊柱，上行抵巅。
其一分支，另选别路，结聚舌根，舌根留居，分支终点，经脉要地。
其直脉络，结于枕骨，上行头巅，下行颜面，根居鼻部，走行九窍。
其二分支，以目结网，下绕颧骨，其三分支，腋后外廉，聚结肩髃。
其四分支，入行腋下，上出缺盆，沿项而行，至达耳后，结于完骨。
其五分支，出走缺盆，斜行上移，聚点颧骨，投射面部，辐射肌肉。
太阳脉病，小趾趾跟，肿大疼痛，腘窝紧急，掣制痉挛，脊住反折。
颈项筋急，肩不上举，腋下分支，缺盆纽痛，肩部强直，左右不摇。
治用火针，无虑迎随，治以劫刺，以知定数，激痛腧穴，曰仲春痹。

（二）足少阳经，以经悟道

十二经脉，各有走行，或直或驱，或合或分，或行或绕，或进或退。
经脉走行，宛若江河，曲折绕走，滋养大地，宛若山脉，力撼九州。
足少阳经，少阳胆经，走行起点，小趾次趾，沿足上行，上结外踝。
出行外踝，上循胫骨，胫骨外廉，徐行至膝，结合膝部，入于外廉。
其一分支，别走起行，沿腓骨外，上走大腿，分行两处，前后结聚。
前者一支，结点腿外，伏兔穴上，后者分支，上至阴部，留阴尻穴。
其一直支，沿乘季肋，上走腋窝，行腋前廉，系于膺乳，结于缺盆。
其二直支，上出腋窝，贯穿缺盆，太阳经脉，前方出行，循达耳后。
持续前行，上至额角，交于颅巅，折回下行，上结颧骨，下抵下巴。
其二分支，结绕双目，双眼外角，目为外维，肝胆表里，肝脏主目。
胆经疾病，第四小趾，足部转筋，牵引膝盖，向外转筋，膝难屈伸。

腘窝筋急，牵引大腿，后引阴尻，筋拉上行，至于胸腹，不得安宁。
向上牵掣，肋下软骨，软肋疼痛，上行牵引，缺盆膺乳，颈维筋急。
从左至右，筋拉拘禁，右目不开，筋带前行，上绕右角，并行蹻脉。
左侧筋带，联络右侧，左脚损伤，右足受制，不可动用，维筋相交。
治用火针，燔针劫刺，病愈定数，痛处取穴，谓之腧穴，曰孟春痹。

（三）足阳明经，以经悟道

十二经脉，各有走行，或直或驱，或合或分，或行或绕，或进或退。
经脉走行，宛若江河，曲折绕走，滋养大地，宛若山脉，力撼九州。
足阳明经，阳明胃经，走行起始，足部次趾，走行足跗，斜外上行。
沿行腓骨，上行结聚，膝部外廉，直上走行，大腿枢纽，枢要结聚。
髀枢内折，上循胸胁，联络脊柱，其一直支，上循腓骨，结聚于膝。
其一分支，腓骨外侧，结聚徐上，合并少阳，二者交合，缓缓上行。
其二直支，上循伏兔，聚结阴器，布散上腹，环绕髀脏，结点缺盆。
持续上移，至达颈项，上挟于口，合于颧骨，下结在鼻，上合太阳。
太阳经脉，目上结网，拉成纲纪，阳明经脉，目下布穴，编织纲网。
其二分支，从颊出行，始入大迎，越行颊车，至抵下关，结聚耳前。
阳明生病，足部次趾，牵连胫骨，转筋拘禁，双脚起跳，举步维艰。
伏兔穴处，转筋拘禁，大腿前肿，多生㿗疝，腹部筋急，牵拉腹肌。
牵缺盆穴，上至面颊，突如其来，口生歪斜，双目圆睁，无以闭合。
身体发热，筋带松弛，双目闭合，颊筋有寒，急引面颊，移行至口。
体内有热，筋弛纵缓，无能收合，不由自主，口歪眼斜，若如受风。
治用马膏，膏治急症，生病患者，白酒桂墨，涂抹患处，辅助他法。
桑木炭火，至于炕中，坑中深浅，平人坐高，桑钩钩牵，钩引口角。
马膏熨压，病患面颊，且饮美酒，美食炙肉，素不饮酒，自强饮用。
转筋病人，治用燔针，劫刺筋行，以知为数，以痛为数，名季春痹。

（四）足太阴经，以经悟道

足太阴经，太阴脾经，行走起始，足部大趾，末端内侧，上结内踝。
其一直支，络聚膝内，行走辅骨，上循阴股，结聚大腿，聚点阴器。
上行小腹，汇聚肚脐，循行腹里，结聚肋骨，散布胸中，投射脏器。
其内行支，附着脊柱，沿行脊柱，贯行后背，越行颈项，至达头顶。
脾经病生，足部大趾，趾内踝痛，转筋疼痛，膝内腓骨，隐隐作痛。
阴股牵引，大腿疼痛，阴器掣制，纽拉绞痛，上引肚脐，牵扯两胁。

肚脐两肋，同受牵引，引发疼痛，牵引胸中，波及脊内，皆生痛疼。
治用燔针，劫刺用针，知缓定数，以痛定穴，选穴针刺，曰孟秋痹。

（五）足少阴经，以经悟道

足少阴经，少阴肾经，走行起始，起于脚底，小趾下方，徐徐走行。
徐行合并，足太阴筋，斜行内走，内踝下方，结聚脚跟，客留转行。
换道并入，入太阳经，与之相合，沿途上行，结于辅骨，内辅骨下。
结聚并入，太阴经筋，徐徐上行，循行阴股，结于阴器，停留复启。
循行脊内，挟行脊梁，上行至项，足太阳筋，结聚会合，汇聚枕骨。
病生在足，脚底转筋，走经路线，结聚居处，皆生痛疼，结处转筋。
病在少阴，狂躁拘挛，病生在外，不可前俯，病生在内，不能后仰。
阳病病人，腰部反折，不能前俯，阴病病人，不能后仰，阴阳有别。
治病肾经，火针劫刺，以愈定数，以痛定穴，选穴行刺，直达病处。
病生内者，熨引饮药，若筋折纽，纽发数次，病重不治，曰仲秋痹。

（六）足厥阴经，以经悟道

足厥阴经，走行起始，起点大趾，趾端之上，上行结聚，内踝前方。
上循胫骨，上行结聚，内辅骨下，沿行阴股，结点阴器，联络诸筋。
厥阴经病，大趾足趾，内踝前方，发生疼痛，内辅骨痛，阴股疼痛。
厥阴转筋，阴器不振，伤损内气，不挺不起，伤于寒邪，阴器内缩。
伤于热邪，纵挺不收，治疗热邪，通行水道，清除阴气，阴阳平和。
转筋病治，治在燔针，劫刺除疾，知愈定数，以痛定穴，曰季秋痹。

（七）手太阳经，以经悟道

十二经脉，各有走行，或直或驱，或合或分，或行或绕，或进或退。
经脉走行，宛若江河，曲折绕走，滋养大地，宛若山脉，力撼九州。
手太阳筋，太阳小肠，行走起始，起于小指，末端上方，结聚腕部。
上循手臂，沿臂内缘，结于肘内，肘骨后方，弹敲此处，神经感应。
神经传导，感觉走行，应合小指，末端之上，肘部上行，入结腋下。
其一分支，后走腋窝，腋窝后缘，上绕肩胛，太阳经前，循颈出走。
出走附着，耳后完骨，结聚于此，其二分支，内抵耳中，穿行定点。
直行分支，出走耳上，绕行下结，汇聚颔骨，上行归属，双目外眦。
疾病发生，小指指体，肘内锐骨，锐骨后廉，皆生疼痛，徐行牵引。
循臂内侧，入至腋下，腋下疼痛，腋窝后缘，兼发疼痛，持续前行。

绕行肩胛，引颈疼痛，应合耳中，鸣鸣作痛，牵颔目瞑，良久有视。
颈项筋急，则为筋瘘，颈不浮肿，寒热在颈，燔针劫刺，定数定穴。
发病救治，选以火针，循行常规，肿痛不消，复而锐针，进针行刺。
太阳分支，上入颊车，循行耳前，属目外眦，至于上额，结汇夹角。
疼痛发生，疼痛等级，急剧明显，强过转筋，燔针劫刺，曰仲夏痹。

（八）手太阳经，以经悟道

十二经脉，各有走行，或直或驱，或合或分，或行或绕，或进或退。
经脉走行，宛若江河，曲折绕走，滋养大地，宛若山脉，力撼九州。
手少阳筋，走行起始，起行无名，内侧末端，结于腕部，上行循臂。
汇结肘部，上绕前臂，循行外廉，上至肩部，走行颈部，合手太阳。
其一分支，当行面颊，入系舌根，其二分支，上至曲牙，循行耳前。
循耳入目，属目外眦，至眼外角，上走沿乘，至于头额，结于额角。
少阳生病，筋经走行，筋支转筋，舌体卷曲，言语不利，吞咽受阻。
治用火针，燔针劫刺，以愈定数，以痛定穴，选穴入刺，曰季夏痹。

（九）手阳明经，以经悟道

十二经脉，各有走行，或直或驱，或合或分，或行或绕，或进或退。
经脉走行，宛若江河，曲折绕走，滋养大地，宛若山脉，力撼九州。
手阳明筋，走行起始，起于食指，食指末端，结聚腕部，上循前臂。
上行结聚，汇结肘外，沿臂上行，徐徐前走，行走至肩，结于肩髃。
其一分支，绕行肩胛，挟脊而行，其一直支，从行肩髃，上行至颈。
其二分支，上行面颊，结于颧骨，其二直支，上行出走，太阳经前。
直支上行，至左额角，联络头部，折返下行，至右颔骨，左右交叉。
本筋生病，病生疼痛，走行转筋，肩不上举，颈部僵直，不可环视。
病生治疗，燔针劫刺，治愈状态，定针刺数，以痛定穴，曰孟夏痹。

（十）手太阴经，以经悟道

手太阴之筋，太阴肺经，行走起始，起于大指，大指上端，循指上行。
结聚鱼际，绕至际后，行至腕部，寸口外侧，上行循臂，结聚肘中。
沿臂内缘，入注腋下，外出缺盆，结于双肩，肩部前髃，结聚于此。
反折绕行，上结缺盆，下结胸内，下络胸中，贯行贲门，下抵软肋。
太阴筋病，筋支转筋，胸中疼痛，贲门窒息，胸胁紧急，多有吐血。
治疗疾病，燔针劫刺，以愈之态，定针刺数，以痛定穴，曰仲冬痹。

（十一）手厥阴经，以经悟道

手心主筋，厥阴心包，走行起始，起点中指，太阴经筋，二者并行。
结于肘部，肘部内廉，上循臂内，结聚腋下，下行布散，前后挟胁。
其一分支，入行腋下，散布胸中，结于贲门，病生转筋，胸痛息贲。
治疗救治，燔针劫刺，以愈定数，以痛定穴，二者相合，曰孟冬痹。

（十二）手少阴经，以经悟道

手少阴筋，少阴心经，走行起始，起于小指，小指内侧，结点锐骨。
上行结聚，肘部内缘，上行入腋，交合太阴，挟行乳里，结聚胸中。
循行贲门，下系脐部，经筋发病，胸内拘急，心下坚积，谓曰伏梁。
筋行汇聚，交会肘部，屈伸纲维，病有发生，本筋经行，转筋疼痛。
燔针劫刺，以知为数，以痛为输，病成伏梁，唾血化脓，病生危急。
经筋生病，寒则收缩，反折筋急，热则筋松，弛纵不收，阴痿不用。
背部拘急，腰脊强直，紧急反折，腹部拘禁，身体前俯，不可伸直。
火针治寒，以除寒邪，人体内热，筋纵不收，无用燔针，巧选用针。
足阳明经，手太阳经，筋急之时，口目偏斜，目眦内急，不可顾视。

十四、骨度

经脉走行，长短不一，先度骨节，测量大小，广狭长短，测脉定度。
常人身度，人体身躯，自上而下，七尺五寸，经脉循行，潜伏其中。
头骨一周，二尺六寸，胸围一周，四尺五寸，腰围一周，四尺二寸。
头发覆盖，前后发际，尺余二寸，前发至颐，长约一尺，参考计算。
喉结以下，循序下行，至于缺盆，抵达中线，颈项枢要，长达四寸。
缺盆下起，至于胸骨，其长九寸，九寸为标，过则肺大，不满肺小。
胸骨下行，抵至天枢，长有八寸，过越八寸，则其胃大，不及胃小。
天枢以下，至于横骨，长六寸半，过六寸半，大肠广长，不满狭短。
横骨规矩，长六寸半，横骨上廉，下至内辅，上廉之长，一尺八寸。
内辅上廉，下至下廉，长三寸半，内辅下廉，至达内踝，一尺三寸。
内踝以下，直至脚底，长有三寸，膝部腘窝，下至附属，一尺六寸。
附属以下，直至脚底，长之三寸，骨围宽大，则有太过，小则不及。
头角以下，至于锁骨，亦称柱骨，长有一尺，行于腋中，长有四寸。
腋窝以下，至于季胁，一尺二寸，季胁以下，至达髀枢，长之六寸。
髀枢以下，至于膝中，一尺九寸，膝盖以下，至于外踝，一尺六寸。
外踝以下，至于京骨，长有三寸，京骨以下，至于地面，长有一寸。
耳后完骨，宽有九寸，耳前耳门，一尺三寸，两颧之间，相距七寸。
两乳之间，宽九寸半，两髀之间，宽六寸半，人体左右，各有其宽。
足体有长，一尺二寸，宽四寸半，自肩至肘，徐徐下行，一尺七寸。
肘部至腕，其长一尺，余二寸半，腕部至手，中指本节，长有四寸。
中指本节，至其末节，长四寸半，项发以下，至于背骨，长二寸半。
第一胸椎，棘突居处，下至尾骶，顺序排列，二十一节，长有三尺。
颈椎七块，一节有长，一寸四分，分之有一，七节颈椎，至于胸椎。
气节有长，九寸八分，分余之七，众人骨度，以骨为框，立经长短。
视察经脉，游走身体，见浮而坚，见明而大，血液丰盛，细沉多气。

十五、五十营

周天之内，二十八宿，每宿之间，三十六分，应合经脉，昼夜不息。
谓一周天，运行之分，一千零八，一昼夜中，历经走行，二十八宿。
人体经脉，从上到下，自左至右，由前到后，二十八脉，交织周身。
二十八脉，周身计长，十六丈长，外余二尺，与此相应，二十八宿。
漏水滴下，百刻标准，划分昼夜，人有呼吸，呼气一次，脉动两次。
脉动气行，气走行运，徐行三寸，吸气一次，脉动两次，气行三寸。
呼吸一次，定为一息，气行六寸，往复十息，气行六尺，行进二分。
呼吸数息，二百七十，气行有长，十六丈长，外余二尺，经脉应息。
气行经脉，交通贯行，循行周身，滴水漏下，选用计数，谓之两刻。
气行经脉，行程度数，二十分整，呼吸定息，数息定气，以气定时。
呼吸有息，五百四十，气走行运，再循周身，下水四刻，行四十分。
二千七百，呼吸频息，气行循环，周身十次，滴水漏下，水二十刻。
水二十刻，日行五宿，余二十分，十次周身，周天星宿，五分有一。
呼吸息数，一万三千，余五百息，气走行运，五十循环，营润于身。
滴水漏下，计数百刻，日行周身，二十八宿，漏水皆尽，经脉走毕。
谓之交通，周天之中，二十八宿，人体经脉，二十八脉，二者相应。
人体脉气，保持通畅，昼夜之间，循行走动，五十周毕，谓曰平人。
五十周行，脉气走动，八百丈长，外余有十，周而复始，阴阳有序。
平人稳态，健康无病，天地之道，人体寿数，本有常数，源于脉气。

十六、营气

营气通道，内谷为宝，纳谷入胃，传导至肺，流溢于中，布散体外。
精化专属，经隧行运，常营无休，终而复始，人体之道，天地有纪。
营气出走，手太阴经，太阴肺经，注手阳明，阳明大肠，上行至面。
下移走行，注足阳明，阳明胃经，下行而走，至于足背，注大趾间。
入留趾间，合行太阴，太阴脾经，上行抵脾，自脾而出，注入心中。
循手少阴，少阴心经，出走腋下，下沿手臂，入注小指，停滞末端。
末端并合，于手太阳，太阳小肠，上行腋窝，出行眼眶，注目内眦。
双目内眦，徐行上走，驻停头巅，折返下行，沿行颈项，合足太阳。
足太阳经，太阳膀胱，循行脊背，下行阴尻，跨股沿行，行走至足。
入至小趾，汇聚末端，循足中心，驻足少阴，足少阴经，少阴肾经。
上行出走，注入肾脏，自肾而出，注入心区，外散辐射，布散胸中。
循行而走，心脏主脉，出走腋窝，下行手臂，出行通途，两筋之间。
入走掌中，中指末端，出行别走，复注小指，次指末端，合手少阳。
手少阳经，少阳三焦，上行而走，入注膻中，散布三焦，贯上中下。
三焦从行，注入胆囊，出走胁间，入足少阳，足少阳经，少阳胆经。
下行走向，至达足背，复从足跗，注大趾间，合足厥阴，上行至肝。
从肝而走，穿越中膈，上注肺脏，循至喉咙，入鼻内窍，终于畜门。
其有别支，上行额头，循行头巅，下行项中，循脊而行，入至骶骨。
后背行走，在之阳背，阳背走行，命之督脉，阳脉之海，贯穿后脊。
联络阴器，上过阴毛，入注脐中，上循腹里，入定缺盆，下注肺中。
复出太阴，营气走行，所行在腹，腹谓之阴，阴脉任脉，阴阳相对。

十七、脉度

（一）人体经脉，各有长短

左右两手，六条阳脉，从手至头，长有五尺，五六相乘，经长三丈。
手六阴经，自手出行，至达胸中，三尺五寸，三六相乘，一丈八尺。
余下五寸，五寸乘六，有之三尺，二者相合，六阴经长，二丈一尺。
足六阳经，自足出行，上至头部，其长八尺，六八相乘，四丈八尺。
足六阴经，自足出走，至于胸中，六尺五寸，六六相乘，三丈六尺。
外余六寸，五六相乘，有长三尺，二者合计，六阴经长，三丈九尺。
跷脉走行，自足出发，至达目中，七尺五寸，二七相乘，一丈四尺。
外余五寸，二五一尺，二者相合，跷脉之长，上下走行，一丈五尺。
督脉任脉，各有其长，四尺五寸，二四八尺，二五一尺，合计九尺。
周身经脉，环绕成网，相合而计，一十六丈，外余二尺，气行大隧。

（二）阴脉连窍，各有归属

经脉里藏，支而横出，谓之曰络，络之别支，谓之孙络，层次分支。
盛满血丰，血丰淤血，堵塞不通，盛者泻除，虚者饮药，用以补虚。
五脏阅察，投射头部，其上七窍，肺气通鼻，肺脏和畅，鼻知臭香。
心气通舌，心脏和顺，舌知五味，肝气通目，肝脏和合，目辨五色。
脾气通口，脾脏和通，口知五谷，肾气通耳，肾脏和畅，耳闻五音。
五脏不和，七窍不通，六腑不合，停滞堵塞，拥堵气血，化生痈肿。
邪气舍腑，阳脉不和，气行留滞，气留滞纳，阳气盛大，阳脉洪大。
阳气太盛，不利于阴，阴脉不利，阴血留滞，血留久积，阴气大盛。
血不通畅，投射阴经，经气太盛，阳气停滞，荣运不力，曰之名关。
腑气不畅，头部阳经，阳气太盛，阴经停滞，气脉不畅，曰之为格。
阴阳俱盛，互不相让，不得相荣，故曰关格，关格之人，鲜享寿期。

（三）阴阳跷脉，各有呈象

阴跷经脉，足少阴经，少阴肾经，肾经别脉，走行起始，然骨之后。
循行内踝，内侧而上，直上循行，入至阴股，阴股阴器，循入胸内。

胸内上行，入于缺盆，人迎穴前，出行而走，抵达颧骨，属目内眦。
足太阳经，经脉合行，上行徐走，阳跷阴跷，二脉合行，绕行于目。
阴盛盈满，阴精丰盛，目泪濡湿，内气不荣，无以内守，目睁不闭。
周身走气，如水之流，日月叠换，行不休止，盈润周身，微妙无声。
阴脉畅行，荣泽五脏，阳脉畅行，荣润六腑，环行无端，莫知其纪。
循环不断，终而复始，流溢内气，内溉脏腑，外濡腠理，无处不在。
跷脉分类，阴阳有分，其脉之长，男女有别，一丈五尺，各有所指。
一丈五尺，男子阳跷，女子阴跷，其数为经，不在其数，为之络脉。

十八、营卫生会

（一）营卫生会，阴阳循序

人体生命，存生于气，受气源谷，纳谷入胃，徐传至肺，五脏六腑。
皆以受气，化生清气，纯正甘润，滋养脏腑，活跃细胞，清气为营。
营气为基，化生将士，各有所长，无形有形，守护身躯，浊气为卫。
营气留存，伴行血脉，卫气行运，走行脉外，营卫二气，循环不休。
五十度后，往复相遇，二者大会，阴阳相贯，如若圆环，无有终端。
卫气行运，并入阴分，二十五度，行于阳分，二十五度，昼夜有为。
气至阳分，白昼而起，至于日暮，夜晚而眠，白昼黑夜，交替往复。
日中之时，阳气盛大，谓之重阳，夜半之刻，阴气盛大，谓之重阴。
太阴主内，太阳司外，各行其途，二十五度，平分秋色，分为昼夜。
夜半阴陇，夜半之后，阴气逐衰，平旦阴尽，阳主受气，与时俱增。
日中之时，谓之阳陇，日西行移，阳气渐衰，日落黄昏，阳气殆尽。
阳尽阴始，受气逐丰，夜半大会，万民皆卧，天地寥寂，命曰合阴。
平旦阴尽，而受阳气，如是而已，生命循环，天地同纪，随日应时。
人处壮年，气血旺盛，肌肉丰盈，气道通畅，营卫二气，运行有序。
白昼之际，精力旺盛，时至夜幕，顺势而瞑，阴阳互补，二者和合。
岁至老年，气血衰退，肌肉枯萎，气道沉涩，五脏之气，相搏交争。
日食五谷，逐渐减少，运化萎靡，内生阴精，顺次减少，营气衰微。
营气萎靡，卫气内伐，营卫二气，内外失衡，白日疲倦，夜不能瞑。

（二）营气走行，常伴卫气

营气化生，脾胃运化，小肠吸收，出于中焦，卫气始出，起于上焦。
上焦走行，出胃上口，至咽以上，贯穿隔膜，散布胸中，走行腋下。
循沿太阴，太阴肺经，沿路而行，返至阳明，上至舌中，下足阳明。
卫气路线，与营伴行，行至阳分，二十五度，行于阴分，二十五度。
五十度后，复还大会，循环一周，于手太阴，太阴肺经，周而复始。
纳进热饮，食入下胃，其气未定，食气不和，汗多外出，在外多变。
或出于面，或出于背，或于身半，不循卫气，二者逆行，未有同途。

外感风邪，皮肤失控，内开腠理，毛蒸内泄，卫气走行，不循其道。
气性慓悍，滑利疾行，见开之口，借机而出，不得其道，故命漏泄。

（三）上中下焦，营气多变

中焦地处，出走上焦，并合胃中，五谷容纳，所受谷气，运行转化。
泌解糟粕，蒸腾津液，化生精微，上注肺脉，乃化为血，奉养生命。
贵重精微，生命之源，独行经隧，注入脏腑，脏腑获能，命曰营气。
营气为基，化生细胞，组成血液，替补修复，血液流通，动力为气。
血与之气，异名同类，营卫二者，精气之属，血之有存，神气之基。
血气呈性，异名同类，由此而来，血与营气，交互为基，彼此支持。
血液丰盛，脏腑活跃，营气化生，五谷不济，营气匮乏，血液减少。
病患夺血，亦无有汗，病患夺汗，亦然无血，仅有两死，而无两生。
下焦走行，水谷循走，水谷运化，居于胃中，化生糟粕，俱沉大肠。
渗出水液，随流俱下，参与代谢，反复循环，成之污浊，渗入膀胱。
饮酒之后，酒亦入胃，谷之未熟，顺沿小便，独行先下，不同五谷。
酒之美味，熟谷精液，气行彪悍，以清若水，后谷而入，先谷而出。
上焦行运，如雾弥漫；中焦之处，如沤五谷，下焦之功，泻渎外排。

十九、四时气

四时气运，各不同形，百病起始，皆有所生，灸刺有道，各有其别。
四时气起，各有所在，灸刺遵道，得定气穴，选穴定刺，以时取经。
春季灸刺，取选经脉，血脉走行，分肉之间，病重深刺，间者浅刺。
夏季灸刺，取经阳脉，经脉孙络，穿越皮肤，分肉之间，定经取穴。
秋季选经，取五腧穴，各经腧穴，邪在六腑，末端汇聚，取在合穴。
冬季取穴，选五腧穴，取穴井荥，井穴起始，荥穴客留，必深以留。
病生温疟，汗不外泄，灸刺热病，五十九穴，疏解肌肤，排出恶汗。
风水内积，皮肤水肿，灸刺水病，五十七穴，皮下淤血，泻尽恶血。
患飧泄病，治疗取穴，三阴交穴，灸刺补法，上刺穴位，阴陵泉穴。
进针行刺，长时留针，针下有感，刺处发热，热以汇聚，热聚止针。
手足外侧，转筋痉挛，取穴居处，手足外缘，阳经穴位，灸刺救治。
手足内侧，转筋痉挛，手足内廉，阴经取穴，灸刺以治，选用焠针。
焠针命名，亦曰火针，金属制针，火烧泛红，迅速进针，迅疾出针。
水肿之病，针刺救治，脐下三寸，关元取穴，铍针针刺，进针泄水。
针刺去针，竹管应孔，沿孔放水，反复数次，泄出滞水，排尽去肿。
病人平和，针刺之际，进针迅疾，内生烦躁，无以安歇，进针缓慢。
隔日进针，排水一次，水尽即止，水尽伤津，津为精生，耗损阴精。
针刺之时，配以补药，针灸肇始，合用补药，不可进食，进食忌补。
水肿病生，一三五天，禁忌药食，不可内服，免伤内气，病生反复。
患病湿邪，身困肢麻，经久不愈，常感寒冷，身不由已，针刺里骨。
病患肝痹，腹中不适，取三里穴，邪盛用泻，正气内虚，针用补法。
患麻风病，肿胀之处，阴邪汇聚，多次针刺，刺后挤压，针刺之处。
挤出邪毒，消除恶气，肿消为止，平日进食，禁忌食物，不可摄取。
腹中常鸣，气行上冲，逆顶胸部，气喘息息，不能久立，病邪在肠。
取穴针刺，气海穴兮，上巨虚穴，足三里穴，依次进针，安抚小肠。
小腹牵控，引行睾丸，连及腰脊，内生疼痛，上冲心胸，邪在小肠。
小肠牵引，睾丸神经，附着脊椎，贯通肝肺，联络心系，上下不安。
邪气盛大，厥气上逆，冲击肠胃，干扰肝脏，散于肓膜，聚结在脐。
治疗救治，取气海穴，驱散邪气，针刺经脉，手太阳经，排泄邪气。

取穴针刺，足厥阴经，下泄邪气，巨虚下廉，除去病邪，邪去调经。
呕吐不止，常吐苦水，叹气喘息，心中空荡，惴惴不安，如临大难。
内心恐惧，如有抓捕，病邪在胆，胆气不盛，气逆于胃，气机不盛。
胃气上逆，呕吐苦水，胆汁呕吐，口内甚苦，苦不堪言，曰之呕胆。
救治取穴，足三里穴，上逆胃气，折返而降，刺足少阳，抑胆上逆。
病人忌口，饮食不入，隔膜阻塞，上下不通，病邪搅乱，胃脘狂躁。
病邪客留，客留上脘，刺上脘穴，抑制病邪，顺势上逆，引邪下沉。
病邪滞留，留滞下脘，刺下脘穴，消散病邪，祛除邪气，通畅胃肠。
小腹肿痛，不能小便，邪在膀胱，治疗取穴，取足太阳，经委阳穴。
足太阳经，大络淤血，足厥阴经，小络充血，肿势上延，循行腹部。
太阳膀胱，厥阴肝经，合并侵扰，至达胃脘，取足三里，定穴针治。
察验气色，观人双目，参伍观色，明了疾病，存留居处，病重深浅。
依病证候，气口人迎，诊脉取象，脉坚而盛，内有滑腻，与日病重。
脉象软绵，病情趋好，各经脉象，强实有力，三天之后，病自趋好。
寸口脉象，浮沉坚滑，证候主阴，人迎脉象，轻重缓急，证候主阳。

二十、五邪

邪在肺脏，诱发病疾，皮肤疼痛，寒热往复，上呼气喘，时有汗出。
病在肺脏，咳嗽发生，牵拉肩背，取穴胸侧，中府云门，此之二穴。
背上椎骨，第三椎节，五脏布穴，肺俞穴处，以手疾按，感觉快然。
肺病患者，感觉舒展，针刺肺俞，亦可取穴，锁骨之间，刺缺盆穴。
邪在肝脏，两胁中痛，寒气聚集，停滞中焦，肝主藏血，恶血淤内。
肝脏主筋，行走抽筋，时有痉挛，小腿关节，双足足背，多患浮肿。
取穴行间，引胁邪气，下行外泄，小腿外缘，刺三里穴，温顺三焦。
次取血脉，散泄恶血，清除瘀滞，耳间青脉，针刺松解，消除掣制。
邪在脾胃，病疾发生，肌肉疼痛，阳气有余，阴气不足，内热善饥。
阳气不足，阴气有余，寒中肠鸣，腹中疼痛，阴阳呈象，辨别明晰。
阴阳二气，俱盛有余，俱亏不足，有寒有热，皆调三里，调和脾胃。
邪在肾脏，肾脏主骨，病则骨痛，肩背头项，多有疼痛，谓曰阴痹。
阴痹病人，腹胀腰痛，大便难下，肩背颈项，时有疼痛，多生眩晕。
阴痹疾患，疼无定处，按之不得，涌泉昆仑，定取二穴，疏通肾经。
经络走行，视有紫血，针刺泄血，恶血除尽，击退邪气，招引正气。
邪在心脏，病生心痛，喜悲交加，时有眩晕，血不生气，身欲前仆。
心主血脉，血为气母，气为血帅，诊治慎重，查明虚实，洞悉阴阳。

二十一、寒热病

（一）寒热多样，各有取穴

皮肤寒热，不可着席，毛发枯焦，鼻孔干燥，如若干蜡，汗不外泄。
取足太阳，太阳膀胱，补手太阴，手太阴经，太阴肺经，肺主皮毛。
皮肤寒热，肌肉疼痛，毛发枯焦，口唇枯槁，不得排汗，取足三阳。
足三阳经，祛除恶血，补足太阴，太阴脾经，脾主肌肉，发令出汗。
骨有寒热，病无所安，寝食不安，汗出如注，不休不止，齿未枯槁。
取穴少阴，阴股络脉，齿已槁枯，病入膏肓，回天无力，亡而不治。
骨有厥寒，病已危重，亡在旦夕，骨生痹病，周身关节，转动不利。
关节疼痛，汗出如注，心烦气乱，取足三阴，三阴不养，固本扶阳。

（二）经脉致病，病异穴异

身有残伤，血出颇多，并重风寒，若有堕坠，肌肉萎靡，四肢懈惰。
内收无力，懒以活动，名曰体惰，取定穴位，小腹脐下，三结交穴。
三结交穴，阳明胃经，太阴脾经，阴脉任脉，三脉交合，曰关元穴。
身患厥痹，厥气上逆，上行冲腹，腹内不安，阴经阳经，取络定穴。
察视病因，辩证主次，病在阳经，以泻为主，病在阴经，补益为主。
颈侧动脉，曰之人迎，人迎穴居，颈筋之前，属足阳明，阳明胃经。
一筋之隔，颈筋之后，名曰扶突，扶突穴位，属手阳明，阳明大肠。
次有经脉，足少阳脉，名曰天牖，再次经脉，足太阳也，名曰天柱。
腋下动脉，手太阴经，名曰天府，阳逆上行，引发头痛，胸中胀满。
胀满瘀滞，呼吸不畅，取定穴位，人迎穴位，通达胃气，上下贯通。
突然失音，气道堵塞，取穴扶突，舌体本根，针刺出血，去除内邪。
突发耳聋，经气蒙蔽，耳不闻音，目不视明，取天牖穴，通畅耳目。
突生痉挛，癫痫目眩，足不载重，无法站立，取穴天柱，针刺除疾。
突然口渴，内脏气逆，肝肺二脏，邪气相搏，血溢鼻口，取天府穴。
天牖五部，人迎扶突，天牖天柱，天府五穴，暴烈病症，多虑五穴。
上臂阳明，走行颧骨，遍布齿内，名曰大迎，下颚齿龋，疼痛发生。
取穴大迎，下巴凹陷，针刺松解，取臂肩穴，恶寒补益，不寒泻处。

足太阳经，太阳膀胱，入行颧骨，向内投射，遍及上齿，名曰角孙。
上齿龋疼，取穴角孙，配合取穴，鼻之两侧，颧骨前方，对应穴位。
疾病始生，血脉盛大，盛则泻去，虚则补益，取穴鼻外，禾窌迎香。
足阳明经，阳明胃经，挟鼻而行，入走面部，枢要穴位，名曰悬颅。
下行属口，口角之上，入系目本，视觉异常，取穴悬颅，损余益缺。
足太阳经，跨越颈项，入走脑颅，正属归目，名曰眼系，有穴天柱。
头目苦痛，取穴项中，两筋之间，入脑有别，阴蹻阳蹻，阴阳相交。
阴阳交叉，交目锐眦，阳气盛大，多生瞋目，阴气盛大，昏昏欲睡。
热厥病疾，取足经络，太阴少阳，太阴脾经，少阳胆经，进针停留。
寒厥病疾，取足经络，阳明少阴，阳明胃经，少阴肾经，进针留注。
舌体僵直，难以内收，口流涎下，内心烦闷，取足少阴，少阴肾经。
振寒洒洒，鼓动颔骨，不得汗出，腹胀心烦，取手太阴，太阴肺经。
针刺虚证，刺营卫处，刺用补法，针刺实证，刺营卫处，刺用泻法。

（三）四季取穴，各有侧重

春季针刺，取络脉间，寻找穴位，夏季针刺，皮肤肌肉，中间取穴。
秋季针刺，手太阴经，选取穴位，冬季取穴，各取经输，其上穴位。
凡此四时，以时选穴，络脉选穴，治在皮肤，分腠选穴，治在肌肉。
手太阴经，治在筋脉，经输选穴，治在骨髓，体内五脏，各有倾向。
身有五部，伏兔为一，腓骨为二，背部为三，五脏为四，颈项为五。
次之五部，病生痈疽，气脉堵塞，上下不畅，危及生命，旦夕之间。
疾病始生，病发手臂，取手阳明，太阴二经，松解皮肤，汗液外排。
病发肇始，于之头部，先取颈项，足太阳经，通畅阳脉，汗出去邪。
病有起始，在足胫骨，先取足部，阳明胃经，松解筋骨，汗出除邪。
臂太阴经，可以汗出，足阳明经，汗出驱邪，取经定穴，泄出为汗。
汗出颇多，伤在津精，阳经泄汗，阴经可止，阴经泄汗，阳经可止。
凡刺要害，已刺中伤，未有去针，内精外泄，反伤元气，身体亏虚。
针刺之下，未中其病，邪气趁机，入进机体，滞留作祟，化生痈疽。

二十二、癫狂

（一）癫疾异象，重在防范

眼角外侧，内陷小凹，曰之锐眦，眼角内侧，鼻侧小凹，曰之内眦。
向上之处，谓之外眦，向下之处，谓之内眦，人体双目，心灵窗户。
癫疾始生，先有不乐，牵扯头颅，沉重疼痛，眼光滞呆，双目通红。
病发深重，心烦不安，诊断慎重，候察颜面，取手三经，三经救治。
太阳小肠，阳明大肠，太阴肺经，面部血色，转换气色，针刺为止。
癫疾发作，肇始之初，口中啼呼，气喘心悸，诊治察看，手部两经。
阳明大肠，太阳小肠，左侧僵硬，刺攻右侧，右侧僵硬，刺攻左侧。
癫疾始作，脊柱疼痛，首发反僵，诊察候治，足部三经，手部一经。
太阳膀胱，阳明胃经，太阴脾经，手太阳经，面部血色，待变停针。
癫疾治疗，为之良工，多与癫者，常居一处，察视病变，当取经穴。
病发之时，视辨经脉，以泄恶血，置血瓠壶，留存保管，待其后用。
待病复发，葫芦有响，其血独动，内病外血，彼此交融，遥相呼应。
若血不动，灸治穷骨，二十壮次，穷骨居处，亦曰骶骨，阳脉起始。
癫疾日久，病入骨髓，头面双腮，上下之齿，周围腧穴，皆有疼痛。
骨肉分离，虚汗频出，心烦气乱，呕吐白沫，内气下泄，病发深重。
癫疾发生，波及筋带，身倦体困，肢体挛急，脉象洪大，刺项大杼。
呕吐不止，白沃横出，内气下泄，病入膏肓，元气大失，危在旦夕。
癫疾发生，血脉癫疾，行走之时，突然前倒，血脉不通，气不畅行。
四肢脉象，胀而松弛，四肢脉满，深刺出血，泄除恶血，驱除淫邪。
脉象不满，足太阳经，太阳膀胱，沿经进刺，热灸挟背，循行至项。
灸取多处，带脉腰间，相距三寸，分肉四肢，选取诸穴，予以救治。
脉癫疾者，呕吐沃沫，内气下泄，癫疾病人，疾发狂乱，皆属亡象。

（二）狂病多象，治法各异

狂病始生，先有自悲，喜忘事务，多生盛怒，内心恐惧，惴惴不安。
发病起因，饥饿忧愁，察视救治，取手二经，太阳肺经，阳明大肠。
观人气色，气色向好，停止用针，次取足经，太阴脾经，阳明胃经。

狂病始发，少有躺卧，腹中不饥，多生自恋，不可自持，逾越神明。
自认高贤，自持辩智，自觉尊贵，多出骂语，喋喋不休，日夜不休。
甄别救治，手经取穴，阳明胃经，太阳小肠，太阴肺经，舌少阴穴。
明辨经络，察看穴位，若有盛大，皆可取穴，若有不盛，弃而不用。
狂病之人，胡言乱语，大惊小怪，多喜傻笑，好歌喜乐，妄行不休。
狂病病生，受挫恐惧，救治之际，取手三经，阳明太阳，太阴三经。
狂病之人，幻视幻听，惊扰思绪，多出狂语，内气亏虚，治取选经。
手太阳经，太阴肺经，阳明大肠，足太阴经，头与颧骨，选取穴位。
人患狂病，肌饿多食，多梦鬼神，向隅而笑，暗自窃喜，惊喜致病。
救治选经，先取足部，太阴脾经，太阳膀胱，阳明胃经，取经定穴。
后取手经，太阴肺经，太阳小肠，阳明三焦，先足后手，配合定穴。
狂而新发，未应症状，先取曲泉，左右动脉，盛者刺血，泄血救治。
治若不已，循以上法，取经定穴，灸温骨骶，二十壮次，驱除淫邪。

（三）风逆呈象，选经扶阳

外感风寒，厥气内逆，曰之风逆，四肢暴肿，疼痛不已，大汗淋漓。
寒袭肌表，波及腠理，寒涩唏嘘，饥则心烦，饱饭之后，善变多动。
诊治取穴，手太阴经，太阴肺经，阳明大肠，肺与大肠，表里经络。
取定经络，少阴肾经，阳明胃经，二经之上，定位取穴，予以除疾。
内逆之人，肌肉清冷，各经荥穴，触及骨骼，骨骼清冷，取经井穴。

（四）厥逆呈象，巧妙发力

厥逆发生，人体双足，突发暴冷，胸若撕裂，肠中不安，若如刀割。
内心烦闷，不思进食，脉象大小，皆为沉涩，阴寒汇聚，急待外泄。
病人身暖，取足少阴，少阴肾经，身体清寒，取足阳明，阳明胃经。
身体寒凉，正气不足，多以补法，身体暖温，多以泻法，辩证施治。
厥逆发病，腹中胀满，肠内鸣叫，胸中胀满，呼吸不畅，坐卧难安。
察候诊治，取胸二胁，周围穴位，咳而搏手，取背腧穴，施针救治。

（五）内闭呈象，通畅水运

尿液内闭，不得通畅，刺足经络，少阴肾经，太阳膀胱，脊尾骶骨。
刺以长针，贯通经络，通畅二经，二经脏腑，互为表里，主司水运。
气逆之人，取足经络，太阴阳明，厥阴三经，病发深重，少阴阳明。
内气枯衰，虚汗累累，少气无力，气不衔接，骨骼酸困，身体沉重。

浑身懈惰，难挪双腿，归咎根缘，肾气亏虚，补足少阴，少阴肾经。
呼吸气短，间隔短促，前后不接，一动气停，补足少阴，祛除淤血。

二十三、热病

（一）疾病发生，轻重有别

身患偏枯，体偏不用，发生疼痛，半身不遂，神志清晰，言语正常。
病生留处，肌肉腠理，淫邪集聚，游行其间，治选巨针，选经定穴。
治疗之际，补益不足，损消有余，祛除恶邪，阴阳平衡，乃可复原。
痱虐为病，人体周身，身无疼痛，四肢失敏，收缩不灵，转化无力。
病未危重，心智尚明，不甚错乱，声音微弱，细闻可知，病可救治。
生病日久，危重之下，病情恶化，持续加重，口不能言，不可救治。
病疾发生，先起于阳，复入于阴，先取阳经，后取阴经，浮而取刺。

（二）热病蔓延，行刺各异

热病三日，气口脉静，人迎脉躁，取诸阳经，五十九刺，以泻热邪。
外泄汗出，补足内阴，补益不足，身体甚热，阴阳皆静，不可针刺。
若欲复刺，进针行刺，急取针刺，不致汗出，若有汗出，易泄真气。
谓之勿刺，身体虚弱，元气殆尽，奄奄一息，危在旦夕，预示亡兆。
热病发作，七日八日，寸口脉象，搏动无常，气喘头晕，尽快针刺。
迅疾针刺，促汗排出，驱除内邪，浅刺手部，大指末端，少商之穴。
热病绵延，七日八日，脉象微小，病者尿血，口内暴渴，一日半亡。
热病绵延，耗损内气，气血亏虚，脉象停滞，代脉结聚，一日而亡。
热病救治，已得汗出，脉象尚躁，喘且复热，勿刺肌肤，甚喘多亡。
热病反复，七日八日，脉象不躁，脉象躁动，未有分散，脉不频数。
进针行刺，三四日中，汗出可治，若无汗出，四日而亡，无汗勿刺。

（三）热病发生，五脏选经

热病发生，皮肤先痛，鼻孔窒息，热充颜面，取刺皮下，皮下血脉。
九针之中，选第一针，五十九穴，定位选穴，针刺救治，驱除淫邪。
热病鼻疹，索皮肺脏，选肺俞穴，不得其效，取心俞穴，火者克金。
热病发生，先生寒颤，身体抖涩，心烦身热，烦热缠绵，口唇干裂。
取刺经脉，九针之中，以第一针，五十九穴，选穴定位，以泄热邪。

皮肤胀满，口内干渴，寒栗汗出，索脉心经，取经选穴，定心俞穴。
不取肾经，肾俞穴位，肾脏属水，五行水火，二者相克，水可克火。
热病发生，嗌干多饮，心有所坠，惊恐难安，卧不能起，少气无力。
取经肤肉，九针之中，以第六针，五十九穴，循经定穴，以针刺邪。
双目眼角，泛生青紫，索取脾经，脾经俞穴，不得索木，木者应肝。
热病发生，颜面乌青，头脑痛疼，手足急躁，以第四针，取穴筋间。
热病痉挛，双目模糊，索筋于肝，不得索金，金者肺脏，金可克木。
热病发生，频繁惊厥，瘛瘲发狂，取行经脉，以第四针，急泻有余。
癫疾发生，毛发脱落，索心俞穴，不得索水，水者肾脏，火水不容。
热病发生，身体沉重，内骨痛疼，双耳聋闭，双目难开，昏昏欲睡。
取穴在骨，九针之中，以第四针，五十九穴，定经选穴，依次而刺。
刺骨病疾，不思进食，咬牙耳青，索骨于肾，不得索土，土可克水。

（四）热病发生，相异刺别

热病发生，不知所痛，双耳聋闭，四肢失健，不能自收，口内干渴。
外阳生热，热生甚烈，阴颇有寒，内热躁动，热在骨髓，死不可治。
热病发生，头痛颞疼，目涩脉痛，鼻孔出血，厥热之病，取第三针。
寒热内痔，身热体重，肠中炙热，九针之中，取第四针，循经定穴。
脾胃经络，足趾之间，选定穴位，刺穴通经，通畅经气，以泄内热。
热病发生，挟持肚脐，疼痛急切，胸胁胀满，堵塞不通，烦急难忍。
治疗之际，取涌泉穴，阴陵泉穴，以第四针，针刺喉部，廉泉穴处。
热病发生，并汗且出，脉顺至行，取穴鱼际，太渊大都，太白诸穴。
针刺之后，泻热而去，汗出亏补，汗出太甚，内踝上方，横脉止泄。
热病发生，已得汗出，脉尚躁盛，燥盛呈象，阴脉走极，病生危重。
若得汗出，脉象平静，阴阳归位，五脏平和，六腑安然，病趋见好。
热病发生，脉尚盛躁，不得汗者，淫邪实热，阳脉燥盛，病生危重。
脉象盛躁，得以汗出，身心平静，阴阳乃平，平则和顺，病向愈好。

（五）五十九刺，九象不刺

五十九刺，两手内外，各有三穴，三四相乘，共有穴位，计十二穴。
五指之间，各有一穴，计有八穴，两足如是，手足合计，共十六穴。
头部走行，发际一寸，中线两旁，三分之处，各有三穴，共计六穴。
徐入发际，三寸之距，中线两旁，三分之处，各有五穴，共计十穴。
耳朵上下，耳前耳后，各有一穴，口下一穴，项中一穴，共计六穴。

头巅囟会，发际廉泉，各有一穴，风池天柱，各有二穴，共计九穴。
热病发生，异常九象，不可进刺，一汗不出，颧骨红赤，呃逆病人。
二者病人，泄而腹满，愈泄愈甚，三目不明，热不退去，持续弥留。
四者病患，老人婴儿，热而腹满，五汗不出，呕吐察验，痰内带血。
六者病患，舌根溃烂，热不退去，七咳而衄，汗不外出，汗不抵足。
八者病患，病入骨髓，髓内发热，九者病患，发热缠绵，身体痉挛。
身患痉挛，腰脊反折，手足痉挛，牙关紧闭，凡此九象，不可针刺。

（六）异病妙治，各选经穴

腹中气满，胸中喘息，取足太阴，大趾末端，去之爪甲，如有薤叶。
太阴脾经，隐白穴处，寒症留针，热则去针，逆气下行，喘息平和。
心疝病疾，突发痛疼，取足太阴，厥阴肝经，尽刺出血，血络放血。
喉痹强直，舌卷难伸，口中干渴，烦心乱神，心中疼痛，臂内廉痛。
手臂困倦，不可上举，举不及头，手无名指，端如韭叶，刺关冲穴。
双目红赤，内有灼痛，从行内眦，起始之处，取经阴跷，刺照海穴。
风吹痉挛，身脊反折，先足太阳，腘窝之中，血络出血，寒取三里。
小便不通，其内闭癃，取阴跷经，足厥阴经，三毛上方，血络出血。
男患如蛊，女子恶阻，身体腰脊，懈怠无力，萎靡不振，不欲饮食。
先取涌泉，针刺见血，视察足背，其上脉盛，针刺见血，通畅肾经。

二十四、厥病

（一）头部厥疼，各有刺穴

邪气入侵，沿行经脉，上逆入颅，引发头疼，曰头厥痛，证候多样。
发作呈象，面若肿起，内心烦闷，取足经络，阳明胃经，太阴脾经。
头部厥痛，头颅血脉，脉动而痛，心生悲观，多有哭泣，伤悲不已。
头颅动脉，动脉盛大，进刺出血，泄除恶血，厥阴肝经，而后调经。
头部厥痛，头部沉痛，突发其来，头部五经，沿经定穴，取穴五处。
足太阳经，膀胱经络，足少阴经，少阴胆经，左右有四，外合督脉。
选此五经，驱邪通经，取少阴经，先取手经，少阴心经，后取足部。
头部厥痛，意多善忘，按压不得，取颅动脉，左右走行，后足太阴。
头部厥痛，颈项先痛，腰脊为应，先取天柱，后取足经，太阳膀胱。
头部厥痛，头痛甚烈，前后脉耳，内涌有热，泻出恶血，后足少阳。
真发头痛，头痛甚烈，脑内尽痛，手足冰寒，引行关节，危及生命。
人体击堕，恶血淤积，集聚于内，合有肉伤，头痛发生，不可取穴。
疼痛未已，明察疼痛，就近选穴，刺经放血，逼出恶血，消除内邪。
头痛之人，每日发作，刺后少愈，大痹为恶，内邪日久，不可进刺。
头部偏疼，遇寒而痛，先取手经，少阳阳明，后取足经，少阳阳明。

（二）心脏厥疼，多牵脏器

五脏化气，违逆上行，惊扰心脏，心胸疼痛，曰心厥痛，呈象各异。
牵拉后背，身体抽搐，后背按压，触及心动，曲脊驼背，谓肾心痛。
肾心俱痛，取足二穴，京骨昆仑，心痛发作，发狂不已，取然谷穴。
心脏厥痛，腹胀胸满，心区烈痛，胃心皆痛，取穴大都，太白二穴。
厥心痛烈，痛疼盛状，锥针直刺，入于心脏，心痛甚烈，脾心俱痛。
脾心俱痛，取穴然谷，太溪二穴，调理经脉，疏通脾经，通畅路径。
心脏厥痛，面色苍苍，如死亡状，终日难安，痛疼不已，不得休息。
肝心俱痛，取脉肝经，行间太冲，二穴进针，激活经络，上下疏通。
厥心痛状，坐卧休息，心痛缓解，身体运动，疼痛甚烈，面色不变。
肺心俱痛，取手经络，太阴肺经，沿经定穴，鱼际太渊，针刺救治。

真心痛疼，手足冰凉，行至关节，心痛剧烈，旦发夕亡，夕发旦亡。
心痛之人，中有盛聚，内有淤血，虽有腧穴，取穴无功，不可行刺。

（三）肠道有虫，针刺有术

肠道之中，虫多作乱，蛔虫钩虫，寄生其中，针刺治疗，不可小针。
心肠疼痛，发作剧烈，疼痛难忍，腹中肿块，上下往来，游行腹中。
疼痛发作，间歇休止，腹热喜渴，口涎外出，蛔虫作祟，惊扰肠道。
以手聚按，瞄准肿块，无令得移，大针刺下，命中肿块，久持刺针。
大针刺时，手不移动，按住肿块，观虫动静，虫不蠕动，出针停刺。

（四）聋鸣奇病，刺选要穴

耳聋无闻，取耳之穴，听宫角孙，耳鸣发作，耳前动脉，取穴耳门。
耳痛发作，耳中化脓，忌针入刺，耳内干燥，内生耵聍，耳无闻声。
耳聋之人，取手小指，无名指端，爪甲之上，首取关冲，后足窍阴。
患疾耳鸣，手中指端，中冲之穴，左鸣取右，右鸣取左，后足大敦。
大腿不举，侧卧取穴，在枢合中，不可大针，以员利针，刺环跳穴。
患者病生，出血如注，血流不止，取曲泉穴，小腿内侧，胫腓合处。
风痹病人，久病不愈，足如履冰，时如浸汤，大小二腿，酸困无力。
心烦意乱，头痛发生，时有呕吐，时有饱胀，眩晕后汗，汗久复眩。
悲伤恐惧，交替发生，呼吸气短，闷闷不乐，患生此病，病危生命。

二十五、病本

病生肇始，气血变化，而后违逆，治疗之际，首察病变，治病求本。
气血先逆，而后发病，气血纲纪，明辨虚实，气血为本，予以救治。
先受寒邪，而后生病，驱寒为本，先生病疾，而后有寒，治病为本。
先受热邪，后生病者，治热为本，六邪与病，内外相应，分清主次。
先生腹泄，后生他病，治泄为本，且以调理，脾胃平和，后治他病。
先生病疾，而后中满，先治中满，先有中满，而后烦心，治其中满。
先有病生，后有腹泻，治病为本，先后次序，轻重缓急，抓大放小。
病疾发生，外侵邪气，客合体内，内外二气，亦有同气，明辨主次。
大小排便，闭塞不利，治在通畅，大小二便，通利畅行，治其他病。
六邪致病，六邪有余，六邪为实，病为之标，先治其本，后治其标。
病疾发生，正气亏虚，先治在气，后治在病，扶正为本，治病为标。
救治之时，谨详察看，明晰主次，以意调平，间气并行，甚者独行。
大小二便，映像三焦，疏通三焦，调和脏腑，通畅为本，治疗在先。

二十六、杂病

（一）厥逆有别，各取经络

经气厥逆，挟行脊柱，痛疼头巅，头沉沉然，目不视物，腰脊强强。
取足太阳，太阳膀胱，腘中血络，刺脉出血，泻除恶血，疏通经脉。
厥气胸满，面部浮肿，口唇肿起，言语表达，突发困难，堪不能言。
取足阳明，阳明胃经，沿经针刺，疏通上下，松解面肌，缓压口舌。
厥气逆走，走行喉咙，痛不能言，手足清冷，大便不利，取足少阴。
厥气逆行，腹部膨胀，叩闻有声，内聚寒气，二便困难，取足太阴。

（二）病象为表，其源在经

喉咙嗌干，口中灼热，如若粘胶，治疗之际，取足少阴，少阴肾经。
膝中疼痛，取犊鼻穴，以员利针，针大如牦，刺膝专注，间隔而刺。
喉咙痹痛，口不能言，取足阳明，阳明胃经，若可能言，取手阳明。
疟热不渴，间日发作，取足阳明，口渴日作，取手阳明，阳明大肠。
牙齿痛疼，不忌清饮，取足阳明，阳明胃经，恶饮清冷，取手阳明。
耳聋不痛，取足少阳，少阳胆经，耳聋并痛，取手阳明，阳明大肠。
鼻腔出血，败血恶血，血流不止，取足太阳，太阳膀胱，选经定穴。
黑血凝滞，取手太阳，出血不止，刺腕骨下，复刺不止，委中出血。
腰部疼痛，上身发寒，取足太阳，太阳膀胱，沿行经络，定位取穴。
腰痛上热，取足厥阴，厥阴肝经，不可仰俯，取足少阳，少阳胆经。
腰部疼痛，腹中内热，咳嗽发喘，取足少阴，少阴肾经，腘中刺络。
多生嗔怒，不欲纳食，言微话少，刺足太阴，太阴脾经，通畅经络。
多生盛怒，多说言语，言语表达，喋喋不休，刺足少阳，少阳胆经。
下巴疼痛，刺手阳明，阳明大肠，下颌穴位，颊车穴位，刺而出血。
颈项疼痛，不可俯仰，刺足太阳，太阳膀胱，不可以顾，刺手太阳。

（三）杂病多象，不离道基

小腹满大，腹气至胃，逆行冲心，时有寒热，小便不利，取足厥阴。
腹中大满，大便不利，大腹便便，跨行过胸，抵至喉咙，喘息发生。

喘息声烈，呼吸急促，取足少阴，少阴肾经，通畅经络，贯通上下。
腹中满食，无以消化，集聚鸣响，大便不下，取足太阴，太阴脾经。
心胸疼痛，牵引腰脊，欲作呕吐，取足少阴，少阴肾经，松解经络。
心痛发生，腹中胀满，涩涩不适，大便不利，取足太阴，太阴脾经。
心痛发作，牵引后背，不得休息，刺足少阴，若有不愈，取手少阳。
心痛发生，牵引下行，小腹胀满，上下飘忽，游离无常，小便难解。
大便困难，刺足厥阴，厥阴肝经，气短气虚，呼吸困难，刺手太阴。
心痛发生，九椎之下，筋缩穴处，先按后刺，刺后按摩，迅疾止痛。
疼痛不已，上下求索，沿经选穴，定穴进刺，恰中穴位，得刺立已。
腮部疼痛，刺足阳明，曲周动脉，颊车穴位，刺后见血，停针进刺。
疼痛不止，取足阳明，阳明胃经，按压人迎，松解经络，予以止痛。
气逆上行，胸中疼痛，刺膺中陷，胸下动脉，上下贯通，驱散呃逆。
腹中疼痛，刺脐周围，左右动脉，刺后按摩，缓解紧急，予以救治。
腹痛不止，刺气冲穴，刺后按摩，揉搓经络，上下贯行，止痛救治。
患疾痿厥，束绑四肢，气闷心急，迅速松解，两日一次，十日而愈。
时有打嗝，劲草扰鼻，打咳喷嚏，停止打嗝，转移心神，缓解惯嗝。
如若不止，闭气上逆，阻止打嗝，大惊恐吓，转变思绪，用法灵活。

二十七、周痹

病患周痹，伴随血脉，上下移走，众痹病生，上下左右，交互相应。
众痹疼痛，间不容空，下针不及，憺痛之时，不及定治，痛已休止。
众痹痛移，各在多处，更发更止，更居更起，以右应左，以左应右。
针刺众痹，痛虽已止，必刺痛处，通畅经络，激发神经，防患复发。
病疾周痹，邪舍血脉，随脉上行，伴脉下移，左右不行，各走其处。
痛行上下，先刺下经，遏制阻击，后刺上经，泄脱淫邪，扶增正气。
痛从下上，先刺上经，遏制阻拦，后刺下经，脱去邪气，通畅气血。
风寒湿气，客舍分肉，化生泡沫，得寒合聚，阴寒嵌入，裂分筋膜。
分裂生痛，痛引神归，神归生热，热化痛解，痛解生厥，厥诱他痹。
病疾周痹，内不源脏，外非皮毛，独舍分肉，气不能周，故曰周痹。
进针刺痹，先切循经，察视虚实，大络血象，结而不通，虚而脉陷。
虚空调实，瘰坚转引，引流入渠，热熨通畅，固本扶阳，生发正气。

二十八、口问

（一）阴阳二气，交争多变

九针经论，阴阳顺逆，六经已毕，愿得口问，百病始生，源自有因。
病疾皆生，风雨寒暑，阴阳喜怒，饮食居处，大惊卒恐，皆可生病。
血气分离，破败阴阳，经络厥绝，脉道不通，阴阳相逆，气运失序。
卫气稽留，经脉虚空，血气萎靡，乃失其常，不在经脉，别道错迷。
卫气行运，昼日行处，走行阳分，黑夜之间，行于阴分，循环交替。
阴者主夜，夜黑睡卧，阳者主上，阴者主下，阴阳有别，对称客居。
阴气行运，积聚下身，阳气未尽，阳引阴上，阴引阳下，阴阳互引。
二气牵引，僵持交争，交复上下，阳气殆尽，阴气盛起，目多瞑合。
阴气殆尽，阳反盛大，多有不眠，泻足少阴，补足太阳，阴阳平和。
时有打嗝，纳谷入胃，胃气上逆，上注肺脏，侵袭肺脏，二者不和。
寒气入侵，遇新谷气，复还入胃，新故相乱，真邪相攻，气并相逆。
新旧交合，作乱不纯，复出于胃，谓之呃逆，补手太阴，泻足少阴。
时有哽咽，阴气盛大，阳气亏虚，阴气迅疾，阳气徐行，二气交争。
阴气盛大，阳气反绝，故为哽咽，补足太阳，泻足少阴，扶阳抑阴。

（二）杂病异象，循经问穴

身体振寒，寒气流行，客舍皮肤，阴气盛起，阳气渐弱，振寒寒栗。
寒者温煦，以热助阳，补足阳气，阳盛制阴，阴阳平衡，身体稳态。
呼出暖气，寒气流行，客留胃中，下积厥逆，上散复出，故为暖气。
补足太阴，太阴脾经，调理脾胃，补足阳明，阳明胃经，脾胃表里。
时打喷嚏，阳气和利，充满心胸，外出鼻孔，冲击喉鼻，换生喷嚏。
补足太阳，太阳膀胱，太阳荥穴，定穴针刺，撬开门穴，疏通关隘。
身体殆懒，全身无力，胃气不实，脉象空虚，诸脉萎靡，筋脉懈惰。
筋脉懈惰，耗阴过力，气不折返，懈怠弹病，其亏血虚，补益分肉。

（三）悲伤夺精，精亏无泪

内心悲哀，泣涕成声，源情在心，五行心脏，五脏六腑，君主自居。

双目呈窗，宗脉汇聚，上液通道，口鼻孔窍，气行门户，吸入呼出。
悲哀忧愁，心动牵挂，心脏跳动，五脏六腑，皆有动感，脏腑难安。
脏腑动摆，宗脉感应，感应触击，液道开启，开启门户，泣涕外泄。
身体阴液，灌精充盈，濡润孔窍，上液通道，开启泣下，哭泣不止。
哭泣失液，耗损日久，液竭精枯，精乏缺润，目无所视，命曰夺精。
夺精治疗，沿足太阳，太阳膀胱，沿经定穴，补天柱穴，上下贯通。

灵枢（第二十八至五十四篇）

二十九、师传

（一）闻道立道，传道为公

闻道先师，有所心悟，誓愿著方，存留在世，万古流长，普济众人。
著书立说，推而广之，上以治民，下以治身，百姓无病，上下和亲。
著经厚德，德泽传流，子孙无忧，传于后世，绵延不息，无有终时。
天地之道，治民之道，民以修身，治彼治己，治理大国，治理小国。
治理国家，治理家庭，未有悖逆，而能明治，惟顺时势，时势造运。
顺其昌运，气血津液，营气卫气，阴阳经脉，非此逆顺，推而博广。
以象为窗，以理为基，洞察民心，七情六欲，疏通情结，顺畅民意。
和顺得道，入国礼俗，入家遵讳，上堂行礼，临患治病，问安与否。
若有中热，肠胃积热，患有消瘅，救治之际，适用寒法，予以救治。
胃中内热，五谷速化，令人心悬，多善生饥，肚脐上方，皮肤泛热。
肠中内热，外排大便，色黄如糜，多呈颗粒，肚脐下方，皮肤多寒。
肠胃内寒，多适热法，胃中内寒，多有腹胀，肠中内寒，肠鸣飧泄。
胃中内寒，肠中内热，上寒下热，上阴下阳，上腹胀满，多伴腹泄。
胃中内热，消化加快，多善疾饥，肠中内寒，阴寒作怪，小腹痛胀。
胃欲寒饮，肠欲热饮，两者相逆，胃中内热，肠道内寒，上热下寒。
王公大人，饮食丰厚，多食肥美，骄恣从欲，无能自禁，禁逆意志。
如若顺应，加重病情，世人常情，莫不恶死，而求乐生，把握核要。
以身说法，分析病情，明其轻重，病发缓急，告以成败，语以善恶。
开导内心，导引逆从，以其所便，开解心结，以感其苦，以道明志。

（二）五脏六腑，异变投影

春夏治病，先治其标，后治本源，秋冬治病，先治根本，后治其标。
二病并发，二者相逆，饮食衣服，欲适寒温，寒无怆凄，暑无汗出。
食饮之道，热无灼灼，寒无沧沧，寒温中适，内气秉持，不致邪僻。
五脏六腑，躯体四肢，关节肌肉，以次为度，可知大小，辨析外形。
身形肢节，搭建框架，宛若外蓬，脏腑华盖，脏腑表象，映像投射。
五脏化气，运行投射，查阅面部，可知其变，肢节而阅，各有呈象。

五脏六腑，肺为之盖，位置最高，肩部咽喉，陷下有状，外见症候。

五脏六腑，心为神主，缺盆穴处，气血通道，缺盆居骨，亦曰锁骨。

锁骨大小，外形象变，高下坚脆，应合心脏，心脏异变，缺盆为表。

五脏肝脏，主为将军，抵御外邪，入侵骚扰，欲知坚固，视目明悔。

脾脏司功，主司防卫，纳粮消谷，化生阴精，唇舌好劣，判知盛衰。

肾脏主外，主水运行，远近闻声，耳为窗户，闻声敏钝，以知荣枯。

六腑之中，五谷容纳，胃为谷海，脸颊丰满，颈项粗大，胸部宽阔。

身强体大，五谷乃容，善容五谷，鼻内隧道，长短有变，候看大肠。

嘴唇厚薄，人中长短，以候小肠，目下眼泡，眼泡凸脱，胆囊横逆。

鼻孔向上，由内外翻，膀胱漏泄，鼻柱中央，隆起成型，三焦合约。

人体周身，上中下部，三者和谐，脏腑安好，运行通畅，身体康健。

三十、决气

身体精气，津液血脉，变化呈象，源于一气，名分为六，深悟博远。
男女之间，两神相搏，精卵融合，发育成形，成形肇始，谓之曰精。
上焦开动，宣化五谷，五谷气味，泽润皮肤，充盈肌肉，濡润毛发。
玄妙飘忽，若呈雾露，灌溉滋润，充盈周身，润物无声，谓之曰气。
腠理发泄，纹理之间，汗出渍渍，点缀肌肤，宛若繁星，谓之曰津。
胃容谷气，精气充盈，化生阴精，注入骨骼，滋润筋骨，屈伸自如。
泄泽补益，入灌脑髓，润滑脏腑，皮肤润泽，发散生机，谓之曰液。
中焦受气，取用精液，转变化生，细胞生成，色变红赤，谓之曰血。
营气壅塞，无有避让，遏制乱行，搭桥开隧，贯通网络，谓之曰脉。
六气有名，有余不足，气运多少，脑髓虚实，血脉清浊，推而知之。
内精虚脱，双耳聋闭，内气虚脱，目不明朗，恍恍惚惚，若睡若醒。
津脱匮乏，阴液不固，虚火蒸腾，腠理开启，汗液大泄，如淋大雨。
液脱枯少，骨萎无力，屈伸不利，肤色发暗，脑髓虚亏，腿酸耳鸣。
血脱微少，面色苍白，无光失泽，脉脱萎靡，穴脉空虚，华而不实。
六气起行，各有主部，自有归属，贵贱善恶，常主在脏，二者镜像。
六气化生，源于五谷，五谷容纳，收藏在胃，胃为大海，化生本源。

三十一、肠胃

六腑传谷，肠胃形异，大小长短，受谷多少，出入深浅，循行其道。

嘴唇至齿，不足一寸，距长九分，口内宽广，左右距离，二寸余半。

牙齿后延，抵至会厌，深三寸半，内庭广阔，容纳五谷，咀嚼搅拌。

称重舌体，重达十两，舌长七寸，宽二寸半，酸甜苦辣，品味感知。

狭口咽门，亦重十两，宽一寸半，下行至胃，食管有长，一尺六寸。

胃体褶皱，纡回曲屈，伸展开来，横卧膈下，左右有长，二尺六寸。

围绕一周，一尺五寸，内径五寸，胃内大容，三斗五升，胃为谷海。

小肠盘旋，后附脊柱，自左至右，回环迭积，注于大肠，外附脐上。

小肠徐行，回运环绕，十六曲折，绕行腹腔，环绕一周，长二寸半。

小肠内腔，前后直径，八分有余，一分少半，合计总长，三丈二尺。

小肠承接，回肠当脐，左环回周，堆积而下，回运往返，共十六曲。

周长四寸，回肠内径，一寸有余，寸余少半，共计总长，二丈一尺。

直肠附脊，接序回肠，收纳糟粕，左环绕脊，上下偏移，外接肛门。

周长八寸，直肠内径，二寸有余，寸余大半，上下计长，二尺八寸。

胃肠出入，六丈余长，四寸四分，回曲折返，三十二曲，周旋腹腔。

三十二、平人绝谷

胃体褶皱，纡回曲屈，伸展开来，横卧膈下，左右之长，二尺六寸。
围绕一周，一尺五寸，内径五寸，其大能容，三斗五升，胃为谷海。
胃中之谷，常留二斗，水液纳满，一斗五升，上焦泄气，下泄精微。
栗气悍性，滑疾循行，走行下焦，下溉肠道，小肠大肠，依次传递。
小肠盘旋，后附脊柱，自左至右，回环迭积，注于大肠，外附着脐。
小肠徐行，回运环绕，十六曲折，绕行腹腔，环绕一周，长二寸半。
小肠内腔，其内直径，八分有余，一分少半，合计总长，三丈二尺。
受谷水谷，二斗四升，水液容纳，六升三合，合余大半，别类五谷。
小肠下连，回肠当脐，左环回周，堆积而下，回运往返，共十六曲。
周长四寸，会肠内径，一寸有余，寸之少半，共计总长，二丈一尺。
回肠内腔，受纳水谷，安放其内，受谷一斗，水七升半，充盈回肠。
回肠毗邻，广肠附脊，周长八寸，广肠内径，二寸有余，寸之大半。
上下计长，二尺八寸，受谷九升，三合八分，合之有一，存留广肠。
胃体计长，五丈八尺，余加四寸，受纳水谷，九斗二升，一合大半。
平人不然，胃满肠虚，肠满胃虚，二者互动，更虚更满，气得上下。
五脏安定，血脉和利，精神留居，化生精神，水谷为基，变化发生。
平日肠胃，留谷二斗，水一斗五，合计存留，三斗五升，藏留肠胃。
平人生存，次日之后，不食不饮，日耗五升，七日之中，三斗五升。
水谷用尽，无以供养，水谷精气，血液津液，耗用穷尽，七日而亡。

三十三、海论

天地有道，生命相应，自成其道，躯体守护，营卫血气，不离左右。
十二经脉，内属腑脏，外络肢节，周身循环，宛若四海，各有归宿。
天地辽阔，东西南北，海有四海，人应四海，十二经水，流注归海。
髓集成海，血聚成海，气会成海，水谷汇海，汇入集聚，应合四海。
天地四海，生命应合，先明阴阳，人体表里，荥腧穴位，四海定标。
胃居人体，水谷之海，上输居处，位在气冲，下行小腿，至足三里。
人体冲脉，调管气血，十二经脉，谓曰经海，生殖枢要，通调诸经。
上输居处，大杼穴处，下出巨虚，上下互动，联络生殖，贵要疏通。
膻中穴处，气会之海，输上居处，锁骨上下，身体投影，人迎穴处。
脑为髓海，上输居处，位居头巅，顶盖骨处，下至风府，颈后发际。
守看四海，得顺者昌，逆行者败，知调者利，不知者害，多有玄妙。
气海盈余，气满胸中，胸闷面赤，气海不足，纳气亏虚，懒言少语。
血海满余，经络无常，时觉满大，膨胀开来，怫然恍惚，不知已病。
血海不足，血脉萎靡，常感身小，骨萎形敛，狭然恍惚，不知所病。
水谷入海，有余丰盛，腹中满大，水谷不足，腹中饥饿，不纳谷水。
髓海有余，身轻肌劲，浑身雄力，无用武处，狂武驰张，自越过度。
髓海不足，大脑转动，双耳鸣响，骨酸眩冒，目无所视，懈怠喜卧。
明识阴阳，内守法门，调理虚实，无犯要害，顺者得复，逆者必败。

三十四、五乱

四时有序，五行有分，十二经脉，相顺则治，相逆则乱，顺逆呈道。
十二经脉，应十二月，十二月份，组合四时，春秋冬夏，气运各异。
营卫二气，内外相随，阴阳合和，清浊二气，彼不相干，顺气行治。
清气居阴，浊气留阳，清浊二气，颠倒错位，阴阳相移，清浊相干。
营气顺脉，卫气逆行，营卫二气，南辕北辙，做乱于胸，谓之大乱。
气不相容，搏击交争，气乱扰心，烦心胸闷，气行不畅，垂头萎靡。
清浊营卫，气乱肺脏，俯仰不安，喘息口喝，气逆横行，喘息不休。
气乱胃肠，五谷不腐，生硬变质，久滞胃肠，扰乱消化，病生霍乱。
气乱逆行，十二经脉，通行受阻，乱扰臂胫，肢麻疼痛，谓四肢厥。
气乱头颅，扰乱神明，化生厥逆，神经错乱，头重目眩，欲前仆倒。
五乱横逆，刺针有道，有道以来，有道以去，审知其道，谓之身宝。
气乱于心，取手少阴，少阴心经，循经定穴，针刺穴位，疏通心经。
气乱肺脏，取手太阴，太阴肺经，取肺荥穴，取足少阴，少阴肾经。
气乱肠胃，取足经络，太阴阳明，太阴脾经，阳明胃经，以经定穴。
气乱违逆，滞留胸中，下行阻隔，无以下行，胫骨外缘，取足三里。
气乱头颅，天柱大杼，锁骨天柱，后背大杼，一前一后，前后相应。
意识不清，神志恍惚，取足太阳，膀胱经脉，荥俞二穴，进针行刺。
气扰臂足，针刺血脉，刺脉散血，泄除恶血，驱除内邪，阴阳平和。
后取阳明，阳明大肠，荥俞二穴，少阳三焦，循经定穴，通畅经络。
有余不足，气乱相逆，徐入徐出，谓之导气，补泻无形，谓之同精。

三十五、胀论

（一）营卫二气，逆行多胀

脉象波动，应象寸口，脉象洪大，坚实有涩，多生内胀，明察辨析。
五脏属阴，六腑归阳，气令腹胀，邪客血脉，血脉内邪，作祟扰乱。
身体胀满，发生形异，脏腑无觉，皆现于外，脏腑内满，化生实像。
内在充斥，拥挤胸肋，鼓胀肌表，胀在皮肤，感触皮表，故命曰胀。
脏腑隐匿，胸胁腹里，藏匿其内，室内匣匮，藏存禁器，名有次舍。
审视二者，虽谓异名，实指同处，一域之中，气运各异，自有其详。
人体胸腹，脏腑郭廓，胸部膻中，心居宫城，膈下有胃，五谷太仓。
咽喉小肠，传送通道，胃五窍咽，贲幽阑魄，间里门户，五气出入。
廉泉玉英，此处二穴，津液通道，五脏六腑，各有疆界，发病各异。
营气循脉，卫气逆行，谓之脉胀，卫气并脉，并合循行，谓之肤胀。
足上三里，泻除淫邪，近穴一刺，远穴三刺，无问虚实，疾泻淫邪。

（二）脏腑内胀，呈象各异

心满内胀，烦心气短，坐卧不安，肺脏胀满，虚满气弱，多伴喘咳。
肝脏内胀，胁下大满，痛引小腹，肾脏内胀，引背央央，腰髀疼痛。
脾脏内胀，多生哕噫，四肢烦困，身体沉重，不能胜衣，睡卧不安。
六腑内胀，发病胃胀，腹中内满，胃脘疼痛，鼻嗅焦臭，厌食便难。
大肠内胀，肠鸣隆隆，内痛濯濯，时至冬季，重感阴寒，餐入不化。
小肠内胀，小腹䐜胀，引腰而痛，膀胱内胀，小腹大满，若有气癃。
三焦病胀，气鼓内满，充盈皮肤，轻轻飘然，内在不坚，悬浮肌表。
胆囊内胀，胁下痛胀，胆汁失营，口中大苦，内志不坚，多生叹息。

（三）胀病各异，把握时机

五脏六腑，内生胀满，悟道专一，明辨逆顺，数针不失，恰到枢要。
心中神失，泻虚补实，致邪乱正，真理不定，粗工致败，谓之夭命。
补虚泻实，神归其位，久塞疏通，神明内守，神魂合一，谓之良工。
气运着身，常然并脉，循行分肉，走行逆顺，阴阳相随，得顺天和。

五脏更始，各司其职，各尽所能，四时循序，迎合变化，五谷乃化。
厥气居下，营卫留止，寒气逆上，真邪相攻，两气相搏，合邪为胀。
并合真气，三合而得，无问虚实，贵在疾泻，近穴一刺，远穴三刺。
不中气穴，内闭气滞，针不陷肓，气不行运，上越中肉，相乱卫气。
卫气相乱，阴阳相逐，阴阳错乱，扰乱经脉，经脉阻塞，无以通畅。
病患满胀，当泻不泻，气滞不下，居穴三刺，客而不下，必更别道。
更道气下，针刺止停，不下复始，循经定位，通畅经络，换道救治。
病患满胀，审察脉象，当泻则泻，当补则补，如鼓应桴，立竿见影。

三十六、五癃津液别

口纳水谷，输入胃肠，历经寒热，缓急运行，谷液变化，呈现五象。
天寒衣薄，吸收转换，化生尿液，五脏活跃，化生为热，蒸腾成气。
天热衣厚，蒸腾转变，化生为汗，悲哀气弱，化生为泣，充盈双目。
胃缓中热，若有存留，化生为唾，邪气内逆，气闭不行，不通水胀。
水谷摄入，皆入于口，化生性味，类别五分，各注其海，走行五脏。
津液行运，走行三焦，各走通道，运化变幻，三焦化气，通透外出。
三焦行气，温煦肌肉，充丰皮肤，化津营润，流而不行，停滞为液。
天暑衣厚，内热外散，蒸腾肌肤，腠理开启，排出内液，故而出汗。
天寒衣单，寒邪留滞，分肉之间，聚集成沫，聚而不去，滞留生痛。
天寒地冷，腠理关闭，气湿不行，水液下沉，存留膀胱，为溺与气。
五脏六腑，心为君主，耳司闻听，目主候察，肺脏为相，肝脏为将。
脾脏守卫，肾脏主外，五脏六腑，化生津液，尽上而行，渗入双目。
心悲气逆，并则心急，心急肺举，肺脏上举，液亦上溢，上涌徐行。
心肺二脏，不易常举，乍上乍下，多生咳嗽，时有泣泪，皆为液变。
胸中内热，胃中消谷，消谷之余，虫作上下，肠胃充廓，故而胃缓。
胃缓气逆，胃内津液，上下游荡，左右抨击，冲去胃口，吐唾而出。
五谷津液，和合生膏，内渗至深，入于骨腔，补益脑髓，下流阴股。
阴阳不和，液溢外泄，下流注阴，髓液徐减，徐减无补，髓液枯萎。
久而久之，髓液亏少，过则生虚，髓虚肾虚，腰背疼痛，胫骨困酸。
阴阳气道，拥堵不通，四海闭塞，三焦不泻，津液不化，别走他乡。
水谷并行，肠胃之中，别走大肠，留滞下焦，不得外渗，滞纳膀胱。
滞纳不出，下焦膨胀，水溢呈象，状为水胀，津液五别，行运逆顺。

三十七、五阅五使

五脏异变，投射五官，五官审阅，观察五气，五气无常，映象五脏。
脉出气口，气口寸脉，色见鼻部，五色交替，应合五时，变幻多样。
外邪化气，入侵脏腑，五气异变，应合五脏，经气入脏，顺应治理。
五色有变，头面明堂，辨析明堂，划分眉颜，确立明堂，定格广阔。
明堂宽大，颊部耳门，显著外展，脸庞方正，刻骨丰厚，引垂居外。
五色协调，平搏广大，呈象健康，松鹤延年，寿至百岁，身强体健。
健康平人，血气有余，肌肉坚致，病疾用针，刺后必已，达至预期。
面部之鼻，映象肺脏，双目呈象，映象肝脏，口唇映象，脾脏官攻。
口中之舌，映象心脏，双耳之变，映象肾脏，五官影像，折射内脏。
候判五脏，喘息鼻张，预知肺病，目眦青暗，折射暗号，肝脏疾病。
脾脏疾病，唇黄色萎，心病疾病，舌卷短缩，颧骨赤红，肾病枯黑。
五脉安搏，五色安见，五官不辨，阙庭不张，明堂狭窄，蕃蔽隐藏。
脸盘窄细，颊部窄小，颏下无肉，额角下垂，牙床外露，气弱体差。
五色呈象，见于明堂，五脏观气，左右高下，各呈有形，各如其度。

三十八、逆顺肥瘦

（一）天人相应，明察慎判

圣人为道，上合天规，下合地纪，中合人事，必有明法，以定度数。
循法察验，查检缺漏，不断校正，编著立说，斟酌倍加，遗传后人。
若有粗工，道听途说，无有贯通，管中窥豹，一叶彰目，不熟尺寸。
无尺丈量，随意长短，废用绳墨，臆想专断，无有准则，多生错误。
工匠造物，不置其规，而画其圆，去除其矩，而为做方，皆不可取。
天地有道，顺应自然，简单技法，恰到其用，掌握逆顺，行运自然。
临渊决水，不用功力，水可枯竭，循行空洞，挖取隧道，皆可取效。
气有滑涩，血有清浊，气血经络，行有逆顺，顺应自然，迎合其道。
肤色黑白，肥瘦高矮，各有度数，身体外形，气血强壮，各有差异。
年少壮大，血气充盈，肤革坚固，邪气加持，针刺肥人，深针滞留。
肩广背阔，腋项肉丰，厚皮色黑，嘴唇厚大，血黑以浊，气涩且迟。
人性贪婪，不劳而获，邪入针刺，深针而留，针刺次数，多多益善。
身体消瘦，皮肤薄微，血色不足，肌肉瘦减，嘴唇轻薄，言微语轻。
血清体寒，气行滑脱，易脱内气，易损精血，刺此遵法，浅而疾去。

（二）形体洞察，刺法有别

常人针刺，视其黑白，辨别调理，仁厚之人，气血调和，谨遵常法。
身体强壮，骨骼强大，肌肉坚硬，关节灵活，内心稳健，气行滑涩。
针刺经络，气血相混，血液浑浊，深针徐留，增针次数，多益驱邪。
性情浮躁，浮躁好动，气浮血清，针刺用针，浅而疾去，不做停留。
婴儿甚异，肌肉脆嫩，血液不丰，气行微弱，毫针浅刺，疾发用针。

（三）清浊有分，通透冲脉

血清体凉，气行滑涩，临深决水，疾泄阴邪，真气衰竭，无以固本
血浊有精，气行滑涩，疾泄内邪，打通关隘，破除症结，经可通畅。
手三阴经，心肺心包，由脏走手，手三阳经，二肠三焦，从手至头。
足三阳经，膀胱胃胆，从头至足，足三阴经，脾肝肾脏，从足走腹。

冲脉走行，五脏六腑，汇聚之海，五脏六腑，气血阴精，禀受冲脉。

冲脉上行，徐入口腔，出走鼻道，渗诸阳经，灌注阴精，滋养阴经。

冲脉下行，注入少阴，经脉大络，别走气街，阴股内廉，循侧下行。

下行入腘，伏行小腿，胫骨内侧，下至内踝，胫骨附趾，分道别行。

分道下行，并行少阴，渗注三阴，外出足跗，循走附趾，入大指间。

冲脉下经，脚背走行，渗注诸络，温润肌肉，疏通关节，调和经络。

冲脉经络，结聚附趾，上经萎靡，萎靡不利，卫气厥逆，厥则生寒。

冲脉无常，气脉逆行，外泄入侵，手足经络，错乱无序，明慎察辨。

五官导引，切脉验证，淤塞通畅，可明逆顺，明若日月，微察毫厘。

三十九、血络论

奇邪物化，不在经脉，留居血络，血络呈变，多彩纷繁，气象各异。
脉气盛大，内血亏虚，针刺脱气，气不帅血，肢体乏力，脱气前仆。
血气流行，二者俱盛，阴气盈多，血行滑利，刺后射血，泄出散邪。
阳气蓄积，进针久留，未泻恶血，血黑以浊，聚集不出，不选射血。
新饮水谷，液渗入络，未曾合和，交换融血，刺后出血，而汁别开。
无纳新饮，体内存水，水积体内，蒸腾无为，水不外泄，久则积肿。
阴气积聚，客舍阳络，并合阳络，刺未出血，气运先行，故多有肿。
阴阳二气，交争僵持，化生新气，未有合和，进针泄气，阴阳俱脱。
阴阳亏虚，互不相生，表里相离，气血匮乏，肤失润泽，面色苍枯。
针刺出血，出血甚多，气色未变，神明烦闷，针刺经刺，属归虚经。
周身虚经，归属于阴，阴经润脏，脱阴之下，惊扰五脏，多生烦闷。
阴阳相得，合为痹病，血脉不畅，瘀滞阻塞，内溢经脉，外注于络。
阴阳二气，厮拼争锋，俱烈有余，出血虽多，正气犹存，无触伤虚。
阴阳相行，血脉之相，盛大坚硬，横粗色赤，上下通行，无有常处。
小脉如针，大脉如筋，泻欲万全，无失度数，失数必反，各遵其度。
针刺入肉，热气前驱，附着针身，针散蕴热，内着于针，故而坚刺。

四十、阴阳清浊

人体周身，十二经脉，九州大地，十二经水，二者相应，殊途同归。
五行划分，生命五行，五色各异，清浊不同，血气若一，应合有道。
人体血气，弗能若一，若如天下，天下万众，亦有乱人，难合为一。
生命多彩，血气不同，血为气母，气为血帅，阴阳有别，多生乱气。
气有清浊，纳谷为浊，受气为清，气分阴阳，清者属阴，浊者归阳。
浊而有清，上出咽口，清而有浊，下行外排，清浊相干，命曰乱气。
阴清阳浊，阴阳生变，阴中有阳，阳中有阴，浊者有清，清者有浊。
气类大别，清气上行，浸润肺脏，浊气下走，入注于胃，清浊有别。
胃内清气，上出于口，肺中浊气，走行向下，下注经脉，内积汇海。
手太阳经，太阳小肠，空腔器官，独享阳浊，太阴肺经，独受阴清。
清气上行，走行孔窍，通畅七窍，浊气下行，入注诸经，营润脏腑。
诸阴皆清，惟足太阴，太阴脾经，脾主运化，运化五谷，独受其浊。
清气滑利，清气属阴，故刺阴经，刺深留针，强固经脉，流畅气运。
浊气涩滞，浊气归阳，浊气入腑，针刺阳经，浅而疾去，谓之气理。
清浊相干，清气浊气，二气交争，彼此纠缠，彼中有我，数次调顺。

四十一、阴阳系日月

（一）阴阳融合，地支纪月

天为之阳，地为之阴，日为之阳，月为之阴，合应人体，阴阳有属。
腰部以上，归属为天，腰上为阳，腰部以下，归属为地，腰下归阴。
足部经络，左右双足，十二经脉，应十二月，月出黑夜，下位为阴。
左右双手，共计十指，以应十日，日出白昼，白昼为阳，上位为阳。
十二经脉，双手十指，阴阳相配，合行其内，推演时序，经月因缘。
正月建寅，阳气发生，阳气排序，先左后右，正月主左，少阳胆经。
六月建未，主在右足，少阳经脉，少阳胆经，正月六月，阴阳相对。
二月建卯，左足太阳，太阳膀胱，五月建午，右足太阳，太阳膀胱。
三月建辰，左足阳明，阳明胃经，四月建巳，主在右足，足阳明经。
三四月间，阳气旺盛，正月二月，五月六月，少阳太阳，介于之间。
二阳之间，彼此交替，两阳合明，曰之阳明，足阳明经，阳明胃经。
七月建申，阴气徐升，右足少阴，十二建丑，左足少阴，少阴肾经。
八月建酉，右足太阴，太阴脾经，十一建子，主在左足，太阴经脉。
九月建戌，右足厥阴，厥阴肝经，十月建亥，主在左足，厥阴经脉。
七八之月，十一十二，少阴太阴，分别主司，九十介中，谓之厥阴。

（二）阴阳融合，天干纪日

甲日主司，左手少阳，少阳三焦，己日主司，右手少阳，三焦经络。
乙日主司，左手太阳，太阳小肠，戊日主司，右手太阳，小肠经络。
丙日主司，左手阳明，阳明大肠，丁日主司，右手阳明，大肠经络。
十个天干，五行归类，丙丁属火，丙日丁日，两火合明，谓之阳明。
庚日主司，右手少阴，少阴心经，癸日主司，左手少阴，心脏经络。
辛日主司，右手太阴，太阴肺经，壬日主司，左手太阴，肺脏经络。

（三）阴阳有倾，针刺慎察

双足在下，下部归阴，两足阳经，阴中少阳，两足阴经，阴中太阴。
双手在上，上部属阳，两手阳经，阳中太阳，两手阴经，阳中少阴。

上下定位，阴阳划分，腰上为阳，腰下为阴，脏腑归位，辨别阴阳。
隔膜之上，心肺位居，心脏归属，阳中太阳，肺脏归属，阳中少阴。
隔膜之下，肝脾肾在，肝脏归属，阴中少阳，脾脏归属，阴中至阴。
肾脏归属，阴中太阴，五脏划分，归于阴阳，三分阴阳，各归其位。
正二三月，经络排布，左足经络，少阳太阳，阳明经络，依次排开。
气血应象，阳气盛大，雄踞左足，进针行刺，左足三阳，慎重有加。
四五六月，右足排布，阳明太阳，少阳经脉，阳气偏右，进针避让。
七八九月，右足排序，少阴太阴，厥阴经脉，阴气偏重，阴聚右足。
右足三阴，进针行刺，多加周全，十至十二，阴气在左，左足明察。
五行归类，居位东方，天干甲乙，同属归木，木旺春季，青色主肝。
肝脏经脉，足厥阴经，甲日之时，左手少阳，少阳三焦，二气相悖。
天地阴阳，变化之道，四时五行，不依此规，自有立论，依次排序。
阴阳起源，有名无形，万物相克，相克相生，千变万化，阴阳相随。
阴阳为基，推演博大，数变可十，分变可百，散出可千，推大可万。

四十二、病传

（一）九针悟道，阴阳虚实

九针行道，览阅诸方，导引行气，按摩热灸，熨运针刺，火针饮药。
施术多样，各有所长，临病救治，因人而异，籍病施术，灵活使用。
身体病生，为一过程，从前至后，阴阳枢要，变化转移，把握要领。
虚实蕴理，倾移有过，虚实真假，脏腑呈变，可治道术，明悉于心。
病生日久，病情异变，淫传绝败，五脏惧伤，不可救治，洞悉根源。
九针术道，昭乎彻明，如晨之醒，窘乎其暗，如夜瞑目，深悟熟道。
明针玄妙，邪能被服，神随针行，周身气服，神自得之，针神合一。
明悟其理，抓握核要，融会贯通，攻克难关，著书竹帛，传于后人。
明察阴阳，如惑得解，恍然醒悟，如醉之醒，灌顶醍醐，思路开通。
外邪入侵，悄无声息，寂无形迹，毫毛皮肤，发寒战栗，腠理发泄。
正气耗散，淫邪蔓延，传入血脉，客留入血，随传内脏，腹部疼痛。
精气大泄，元气大伤，营卫失防，危急无措，恶侵五脏，生命垂危。

（二）病发先后，脏腑合应

邪气入侵，玄府开阖，入侵表里，正邪交争，邪气胜出，持续逼入。
袭击脏腑，脏腑发病，先后有序，首发脏腑，遵循五行，彼此相克。
五行之中，肝木克土，脾土克水，肾水克火，心火克金，肺金克木。
脏腑表里，肝脏胆囊，心脏小肠，脾脏与胃，肺脏大肠，肾脏膀胱。
恶邪入脏，病先发力，首在心脏，持续蔓延，一日入肺，三日入肝。
五日之脾，再有三日，病不愈好，多有身亡，冬在夜半，夏在日中。
病先发生，首发肺脏，三日之后，入侵肝脏，四日入脾，九日入胃。
十日之后，病未愈好，病生人亡，冬夏有别，冬季日落，夏季日出。
病先发生，首在肝脏，三日入脾，五日入胃，八日入肾，徐徐恶化。
十一日后，病未治愈，多有身亡，冬夏之日，冬季日落，夏日早食。
病先发生，首在脾脏，一日入胃，二日入肾，三日膀胱，后背不适。
十日之后，病不治愈，多脏受累，病生危亡，冬在亥时，夏在晚饭。
邪气入侵，病先发生，入之于胃，五日之后，入于肾脏，八日膀胱。

持续五日，十三日后，上入心脏，二日不愈，冬亡夜半，夏亡午后。
邪气入侵，病先肾脏，三日之后，入于膀胱，再过三日，上入心脏。
九日之后，并入小肠，此后三日，病未治愈，冬亡清晨，夏亡黄昏。
邪气入侵，病先发生，入之膀胱，五日入肾，六日小肠，七日心脏。
继续蔓延，再过两日，病不治愈，危在旦夕，冬亡鸡鸣，夏亡午后。
病邪入侵，所致病疾，久而久之，脏腑之间，依次传播，联动受累。
顺序致病，无以维系，皆有亡期，回天无力，跳跃传播，治有转机。

四十三、淫邪发梦

（一）邪气盛大，梦应脏气

奇邪入侵，自外袭内，飘忽不定，无有定舍，淫疟内脏，五脏难安。
居无定处，化生无形，并合营卫，交融二气，与其俱行，周游内外。
黑夜降临，并入魂魄，飞扬游离，人卧在床，不得安然，喜多成梦。
气淫入腑，有余溢外，不足居内，气淫入脏，有余居内，不足应外。
邪气入侵，有盛有弱，有阴有阳，有脏有腑，平则安卧，偏则生梦。
阴气盛大，梦涉大水，多生恐惧，阳气盛烈，梦见大火，燔热灼烤。
阴阳俱盛，梦则相杀，上身气盛，梦多飞翔，下身气盛，梦多堕落。
狂饥难耐，四处觅食，梦多索取，饱食无忧，安详富足，梦多给予。
肝气盛大，梦多嗔怒，肺气盛大，梦多恐惧，哭泣不止，翩然飞扬。
心气盛大，梦善多笑，心恐畏惧，脾气盛大，梦多歌乐，身重不举。
肾气盛大，腰脊不固，二者解离，此十二盛，满而泻之，和解安卧。

（二）邪气客舍，脏腑梦异

邪气入侵，客居心脏，惊扰心脏，五行失衡，梦见丘山，生烟起火。
邪气客肺，肺主皮毛，五行归金，梦生飞扬，梦见奇物，金铁入梦。
邪气客肝，五行之中，肝脏归木，梦见山林，春风和煦，树木郁葱。
邪气客脾，五行之中，脾脏归土，梦中所见，丘陵大泽，坏屋风雨。
邪气客肾，梦临深渊，居于水中，客于膀胱，四处行走，游荡不定。
邪气客胃，饥饿难耐，梦多饮食，客于大肠，行走田野，万里空旷。
客舍小肠，羊肠小道，误入陌巷，东西南北，皆满住户，交通不便。
邪气客胆，胆囊主志，志中生勇，勇而好斗，梦多斗讼，困绕纠葛。
邪客阴器，激发性欲，春意当然，卿卿我我，寻欢作乐，美不可言。
邪客颈项，颈项要冲，若存若无，患得患失，不知存无，梦多斩首。
邪客胫骨，梦中行走，拔腿不能，无以前行，深居泥窖，不可外出。
邪客大腿，躬身起腰，礼节跪拜，尿道直肠，大便小便，入厕解急。
正气不足，外邪趁势，伺机偷入，淫驱脏腑，脏腑成像，投影生梦。

四十四、顺气一日分为四时

（一）一日四时，病变起伏

百病始生，起必有因，燥温寒暑，风雨六邪，阴阳喜怒，饮食居处。
邪气并合，化生形聚，入侵脏腑，呈象命名，旦慧昼安，夕加夜重。
四时循环，各有气运，气运行令，各呈气变，伴随生命，映射病疾。
春生夏长，秋收冬藏，气运常态，人体随应，一日之内，演绎四时。
朝则归春，日中属夏，日入为秋，夜半定冬，一日四气，此消彼伏。
朝阳东升，人气始生，正气旺起，正邪交争，病气逐衰，旦晨体慧。
日中正午，正气盛长，长则胜邪，夕至阳衰，邪气始生，发病加重。
夜半之际，真气入脏，潜藏隐匿，邪气独居，肆虐周身，病情深重。
脏独主病，四时气运，不应行令，脏气行运，不胜时运，胜者行令。
顺应天时，迎合气变，巧用术技，治可与期，顺者良工，逆者莽戆。

（二）五脏五变，刺各选穴

人有五脏，五脏五变，五变五输，五五相乘，二十五输，应合五时。
肝为牡藏，应色青苍，合时春季，五音应角，五味喜酸，日属甲乙。
心为牡藏，应色红赤，四时夏季，日应丙丁，五音为徵，五味喜苦。
脾为牝藏，五色归黄，应时长夏，日属戊己，五音应宫，五味喜甘。
肺为牝藏，应色羽白，五音合商，四时应秋，日属庚辛，五味喜辛。
肾为牝藏，五色应黑，四时应冬，日属壬癸，五音为羽，五味喜咸。
病生在脏，取刺井穴，病变有色，针刺荥穴，病时甚长，刺选输穴。
病变定音，取刺经穴，饮食不节，经满而血，病发在胃，味刺合穴。
肾脏主冬，冬刺井穴，肝脏主春，春刺荥穴，心脏主夏，夏刺输穴。
脾主长夏，长夏刺经，肺脏主秋，秋刺合穴，谓曰五变，以主五输。
不应五时，定经合验，以应刺数，六腑腧穴，六六相乘，三十六输。
病疾呈象，多变异象，归类梳理，阴阳五行，透彻纲要，进针有道。

四十五、外揣

九针生成，始于一针，终于九针，九针钥匙，开启奥妙，得其要道。
精细无穷，博大无边，深不可测，高不弥盖，奥妙玄机，流溢无极。
九针施术，上晓天道，中通人事，迎合四时，以变应变，巧妙用针。
九针道术，推而广变，如天之道，治国之道，遵循其道，若如自然。
日与月兮，水与镜焉，鼓与响乎，日月有明，明光发散，物影自彰。
水镜察辨，物之呈形，不失其形，声鼓相应，击鼓有为，声随鼓后。
动摇应合，尽悉内情，因果相随，如影随形，前有相继，明悟针道。
九针术道，阴阳相随，化生变化，不离阴阳，昭昭通明，不可遮蔽。
阴阳相合，洞察其变，切脉验察，望诊得应，清水明镜，不失其形。
五行相应，人体五脏，五脏相合，音色味虫，各自相应，前呼后应。
内外相袭，交争搏击，五脏波荡，五行失聪，五音不彰，五色不明。
内外相应，鼓动应桴，响音应声，影象合形，呈现于外，源发自内。
远者看外，揣度其内，近者察内，揣摩其外，阴阳之极，天地之盖。

四十六、五变

（一）人应树木，呈象多变

百疾起始，生于外邪，风雨寒暑，循行毫毛，入侵腠理，客留其内。
或之复还，或之留止，或为风肿，出汗排出，或为消瘅，或为寒热，
或为留痹，或为积聚，奇邪淫溢，不可胜数，变化无穷，谓人生风。
天运生风，盛行天地，公平正直，非私百姓，犯者邪入，避者无殆。
天风盛行，偶有遇风，并行得病，各有差异，证候不同，呈象各异。
匠人磨斧，锋利刀刃，砍削砺刀，刀斧削下，树木直面，难易有别。
大地载木，日光普照，水土滋养，历经风雨，内生阴阳，形性迥异。
尚有坚脆，坚脆之木，皮弛质木，至达交节，刀斧入木，彰显畏难。
一木各处，坚脆不同，木质坚实，坚者则刚，木质内脆，内脆易折。
材木有别，皮层厚薄，汁液多少，亦各差异，遭遇风霜，气象各异。
木开花早，先生枝叶，春霜烈风，侵袭扫荡，遭遇痛击，花落叶萎。
天气异变，大旱暴年，久曝烈日，木脆皮薄，枝条少汁，叶面萎黄。
久历阴雨，徐徐而下，无有停歇，水供充盈，皮薄多汁，表溃漉漉。
卒风暴起，刚脆树木，枝折伤干，秋霜疾风，刚脆树木，根摇叶落。
以人应木，木有所伤，皆伤枝条，枝条刚脆，木质坚实，未受伤损。
人常有病，骨骼关节，皮肤腠理，萎靡脆弱，邪气客舍，故常为病。

（二）五变发病，多侵疏漏

肌肉不坚，腠理疏松，多善病风，善病风厥，汗出漉漉，流汗不休。
䐃肉不坚，肌肉隆起，无有纹理，外皮粗糙，内不细密，内肉不实。
善病消瘅，多名消渴，亦糖尿病，口中内渴，吃多喝多，身体消瘦。
消瘅病疾，五脏柔弱，性情刚强，刚强多怒，怒伤脏腑，五脏多病。
皮肤薄微，目光坚定，深陷眶中，眉毛直长，外飘飞扬，性情刚烈。
刚不融柔，多生愤怒，怒气上逆，蓄积胸中，血气逆留，皮肤肿胀。
血脉不畅，滞留内积，转生为热，热消肌肤，化生病疾，谓曰消瘅。
骨小肉弱，内外不坚，外邪入侵，破壁入逼，侵扰脏腑，善病寒热。
候骨大小，人体颧骨，骨之本标，大小标尺，颧大骨大，颧小骨小。

肉之坚脆，皮肤薄微，肉无隆起，内肉不充，手臂懦懦，柔弱无力。
下颌色黑，面部天庭，二者色亦，面部气色，与之别出，二者迥异。
手臂腿部，肌肉不丰，骨髓不满，营卫二气，随之空虚，善病寒热。
善病痹者，纹理粗糙，肌肉不坚，痹留高下，各有不同，因人而异。
肠中积聚，皮肤削薄，干涸不泽，肉不坚实，内乏淖泽，多患病疾。
肠胃蠕动，功能弱化，内生恶邪，邪气留滞，积聚作乱，扰乱消化。
脾胃之间，寒温无序，邪气稍至，蓄积留止，大聚乃起，阻塞上下。
疾病发生，天干地支，五行相配，先立其年，以知其时，推演判定。
主气客气，主气盛行，时高病起，客气胜出，主气委下，病转愈好。
虽不陷下，当年冲道，主气盛行，病疾必起，因形生病，五变纲纪。

四十七、本藏

（一）气血津液，营卫精神

人体之中，血气精神，奉养生命，周全性命，心生意志，收放魂魄。
循行经脉，行运血气，营润阴阳，阴阳平和，濡泽筋骨，通利关节。
卫气周游，环绕周身，温暖分肉，充盈皮肤，肥泽腠理，主司开阖。
生命志意，强固精神，回收魂魄，适应寒温，和迎喜怒，深植藏心。
内血和顺，经脉流行，营复阴阳，周行往来，筋骨劲强，关节清利。
卫气和顺，分肉解利，皮肤调适，柔和有光，腠理致密，表里相得。
志意强固，精神专一，魂魄不散，悔怒不起，五脏顺通，不受阴邪。
寒温和畅，六腑化谷，营润周身，风痹不作，经脉通利，肢节安康。
身体常态，精神血气，魂魄二象，各有归属，自有安处，分赃肝肺。
人体六腑，空腔器官，水谷容纳，化生阴精，行运津液，滋养周身。
生命运行，合应天道，愚智贤惠，深悟生命，有形五行，相依相合。
卒寒大暑，风雨暴至，犹不能害，不离蔽室，无忧惕恐，不免于病。
形体各异，秉性有别，阴阳有变，内外呼应，波及脏腑，身体失平。
生命延续，邪僻无侵，身体无病，百年不衰，独尽天寿，自有渊源。

（二）五脏形变，累伤脏腑

人体五脏，参合天地，依附阴阳，运合四时，五行化生，融合其内。
五行五脏，交融变化，一脏为基，五象变化，五五相乘，二十五变。
人体五脏，各呈形性，固定小大，排布高下，质地坚脆，各有不同。
六腑形性，居位停留，端正偏倾，小大长短，厚薄结直，缓急各异。
二十五变，各有不同，或善或恶，或吉或凶，阴阳相随，交合其内。
心脏小巧，邪不能伤，易伤多忧，心粗大意，忧不能伤，易感于邪。
心位高置，挤压肺脏，肺窍不开，内心烦闷，多善忘事，难解心烦。
心位下置，藏行在外，易伤寒邪，语言描述，多受惊吓，惴惴不安。
心脏坚固，心神内守，安可守固，固则强心，心神圣明，形神合一。
心脏脆弱，外邪入侵，化生为热，心中内热，善病消瘅，多有烦渴。
心位端正，脏腑摆位，各居正位，相处和顺，协同相让，和利难伤。

心位偏倾，神气不定，易受干扰，多疑善变，操持不一，无守始终。
肺脏偏小，日常起居，饮水颇少，外邪入侵，少有喘病，难安呼吸。
肺脏硕大，呼吸之间，蒸腾散热，多喜饮水，善病胸痹，喉痹气逆。
肺脏居位，位高上逆，挤压缺盆，多生逆气，双肩耸动，喘息咳嗽。
肺位下居，压迫心脏，胸腔膨胀，挤压隔膜，胸肋不安，胁下疼痛。
肺脏坚实，咳喘气逆，少有发生，肺脏脆弱，外邪入侵，消瘅易伤。
肺脏端正，脏腑和顺，外邪难伤，肺位偏倾，脏腑失序，胸多偏痛。
肝脏体积，形体微小，肝气安定，安于其处，相处安好，胸肋舒畅。
肝脏膨大，逼胃中脘，迫咽牵拉，逼迫中膈，牵胁下痛，惊扰脏腑。
肝位居高，上袭隔膜，顶压心肺，心肺不和，胸中疼痛，多生息贲。
肝脏下位，逼迫胃体，胃脘空虚，邪入空虚，肋下空虚，小腹不安。
肝脏坚实，脏安难伤，肝脏脆弱，肝郁气滞，外邪入侵，善病消瘅。
肝脏端正，五脏和利，协调通畅，肝脏偏倾，五脏错位，胁下痛疼。
脾脏体小，小而脏安，邪气难伤，脾脏硕大，苦逼胸肋，不能疾行。
脾位居高，充塞肋下，孔隙藏处，上下牵拉，季胁受累，进而疼痛。
脾位居下，向下位移，加压大肠，下加大肠，邪气随入，内脏受累。
脾脏坚实，脏安难伤，脾脏脆弱，脾主消化，消化不力，善病消瘅。
脾位端正，五脏和利，外邪难伤，脾位偏倾，腹中善胀，充塞难安。
肾脏体小，脏安难伤，肾脏凸大，牵拉腰部，善病腰痛，不可俯仰。
肾脏位居，其位偏高，苦拉腰背，牵拉疼痛，俯仰受累，无以屈伸。
肾脏下位，肾气下沉，重压小腹，腰尻疼痛，不可俯仰，多生狐疝。
肾脏坚实，腰背康健，无声痛疼，肾脏脆弱，肾司主水，善病消瘅。
肾位端正，五脏和顺，外邪难伤，肾位偏倾，苦累腰尻，多有痛疼。

（三）五脏呈象，投影体

五脏形性，二十五变，常伴病苦，辨析异变，明晰缘由，解除病痛。
肤色赤色，纹理细密，心脏体小，纹理粗疏，心脏外形，体积硕大。
胸骨外形，无有剑突，心居高位，剑突短小，鸡胸外形，心居下位。
剑突长挺，心脏坚实，胸骨剑突，弱小削薄，心脏脆弱，跳动力弱。
剑突直下，沿线行走，无有突起，心位端正，偏倚一侧，心脏随倾。
肤色白苍，纹理细密，肺脏体小，纹理粗疏，肺脏两叶，外形肥大。
双肩巨大，胸骨外凸，喉咙内陷，占位较高，肺脏上位，上逼胸骨。
双腋内收，两胁下移，肺居下位，肩背浑厚，肺脏坚实，薄者脆弱。
背膺宽厚，胸腔廓阔，肺脏端正，胁骨偏疏，胸腔歪斜，肺脏偏倾。

肝脏居右，肤色青色，纹理细小，肝脏形小，色青纹粗，肝脏体大。
胸部宽广，肋骨突起，肝脏位高，肋骨内收，下延合胁，肝脏下位。
胸胁健壮，腹腔辽阔，肝脏坚实，胁骨弱小，腹腔拥塞，肝脏脆弱。
胸腹腹部，对称强健，肝脏端正，胁骨偏斜，腹腔形变，肝脏偏倾。
脾脏居左，肤色米黄，纹理细小，脾脏体小，色黄纹粗，脾脏硕大。
脾脏全息，投影双唇，嘴唇上翻，脾居高位，唇下松弛，脾居下位。
唇周精神，映象脾脏，双唇力坚，脾脏坚实，唇大不坚，脾脏脆弱。
上下双唇，端正匀称，脾脏端正，双唇偏举，脾脏位移，多有偏倾。
肤色黑色，纹理细小，肾脏体小，纹理粗疏，肾脏外形，体积偏大。
肾脏投影，映射双耳，双耳高位，肾脏居高，双耳后陷，肾位居下。
双耳力坚，肾脏坚实，双耳薄脆，脆而不坚，折射肾脏，肾脏脆弱。
双耳坚厚，前居颊车，肾位端正，若有偏高，肾脏位移，发生偏倾。
五脏异变，循经传递，前后相随，明辨顺逆，调和五脏，规避邪侵。

（四）五脏形异，心性有别

生命各异，或不生病，延年天寿，虽有深忧，忧生大恐，大恐怵惕。
怵惕之志，犹不能感，甚寒大热，化生为邪，不能伤身，尚存康健。
身处富贵，华丽庭室，屏蔽室内，无怵惕恐，不免生病，各有差异。
五脏六腑，邪气客舍，五脏皆小，少生病疾，苦憔心思，多忧患愁。
五脏皆大，大大咧咧，缓形于事，内心少忧，忧无沉重，难使身躯。
五脏皆高，好高骛远，心高气傲，五脏皆下，意志薄弱，甘居人下。
五脏坚实，筋强铁骨，五脏和谐，少有病生，五脏皆脆，不离于病。
五脏端正，协同和利，心平气和，性情温和，淡泊名利，深得人心。
五脏偏倾，邪心横起，恶行善盗，心不平静，无有准绳，反复言语。

（五）脏腑表里，呼应体表

肺合大肠，互为表里，肺主皮毛，大肠内气，折射投影，皮肤相应。
心合小肠，小肠内气，血脉相应，肝合胆囊，胆囊内气，与筋相应。
脾脏合胃，胃中胃气，应合肌肉，肾脏相合，三焦膀胱，互为表里。
三焦膀胱，三焦膀胱，内生异变，应变之处，折射投影，腠理毫毛。
皮毛应肺，折射大肠，皮层厚实，大肠壁厚，皮层细薄，大肠壁薄。
皮肤松弛，大腹偏偏，大肠宽长，皮肤收紧，应合大肠，紧急收短。
皮肤光滑，大肠通直，排泄通畅，皮肤肌肉，不相附着，大肠积结。
心脏小肠，互为表里，心主血脉，皮下血脉，川流不息，亦应小肠。

皮肤厚实，血脉管厚，脉管宽厚，小肠壁厚，吸收充沛，营养丰盛。
皮肤细薄，脉小壁薄，血液亏虚，营养不丰，小肠萎靡，肠壁薄小。
皮肤松弛，脉行迟缓，脉缓从容，小肠宽长，皮薄脉虚，小肠小短。
六行阳经，经脉走行，回绕屈行，回绕前行，小肠多结，结聚拥塞。
脾主肌肉，脾脏与胃，互为表里，肌肉形性，折射脾脏，映像在胃。
肌肉坚实，厚大隆起，胃运康健，收缩有力，胃失功运，肌肉萎靡。
胃不坚实，蠕动无力，五谷容纳，无以充盈，肌肉外形，瘦小不丰。
肌肉身形，不相匹称，胃体下移，压迫幽门，食运不利，二便不畅。
肌肉不坚，胃蠕缓慢，体表肌肉，粗糙无华，胃体紧缩，收紧挤压。
体表肌肉，多生疙瘩，胃体肌肉，褶皱紧收，挤压喷门，进食不利。
肝胆相照，肝脏主筋，四肢指甲，筋韧之余，指甲色性，应合肝胆。
指甲偏厚，颜色米黄，胆囊壁厚，薄而色红，应在胆囊，胆囊笔薄。
爪甲坚硬，色泽青涩，胆囊收紧，爪甲濡赤，胆囊功性，收缩松缓。
爪甲平直，色泽羽白，无有纹理，胆囊通舒，恶黑多纹，胆内结聚。
肾脏主骨，骨骼干系，肌肉附着，肌肉外层，皮肤包裹，内外相应。
皮肤肌肉，色性应骨，骨应肾脏，三焦膀胱，迎合肾脏，互为表里。
皮层叠厚，纹理密织，三焦膀胱，外壁自厚，纹疏皮薄，外壁薄弱。
腠理疏稀，三焦膀胱，司运迟缓，皮肤绷紧，无有纹理，二腑紧收。
毫毛茁壮，三焦膀胱，其内通达，毫毛稀疏，三焦膀胱，内多结聚。
五脏六腑，在外投影，厚薄色相，迎合脏腑，明辨证候，推演脏腑。

四十八、禁服

（一）九针道法，博大精深

通学九针，著六十篇，旦暮勤学，不时温故，反复推敲，深悟针道。
久远经著，翻阅求索，断折编丝，经著虽久，简垢沉积，诵读不休。
九针存道，内涵波大，包罗万象，描述细微，小而无内，大小无极。
针道高深，高下无度，士之才力，或有厚薄，智虑褊浅，难得洞悟。
针道知识，博大深奥，自强不息，传遗后人，济世救民，造福苍生。
九针玄妙，不可私传，先师授业，割臂歃血，山盟戮力，不忘初心。
行刺藏理，经脉为始，营顺所行，五脏六腑，明判阴阳，知测度量。
营气内行，滋养血脉，脉象大小，长短有别，差异应合，五脏六腑。
内刺五脏，外刺六腑，审察卫气，卫气守外，外邪入侵，首道防线。
邪生百病，调理虚实，虚实调制，实者以泄，泻其血络，泻除恶血。
进针救治，束缚病情，若一口袋，捆扎袋口，囊满弗约，必有输泄。
方术使用，规整成册，未至博大，行道悟道，神识具备，合二为一。
学识不渊，躬身求教，细心用功，九针道法，简明概括，知约为工。

（二）人迎脉象，折射六腑

寸口脉象，应在五脏，人迎脉象，折射六腑，二者呼应，呈现表里。
寸口人迎，俱往俱来，若一绳索，绳子两端，共同牵拉，力求均衡。
春夏二季，人迎微大，秋冬二季，寸口微大，二者脉象，名曰平人。
人迎脉象，大于寸口，大过一倍，疾病发生，足少阳经，少阳胆经。
人迎脉象，伦比寸口，一倍躁急，疾病发生，手少阳经，少阳三焦。
伦比寸口，人迎脉象，大多二倍，疾病发生，足太阳经，太阳膀胱。
二脉伦比，人迎寸口，二倍燥急，疾病发生，手太阳经，太阳小肠。
人迎三倍，病生足部，阳明胃经，三倍而躁，手阳明病，阳明大肠。
人迎脉象，盛大为热，虚弱为寒，脉相紧绷，多为痛痹，脉代无常。
脉象盛大，以针泻之，脉象虚若，以针补益，脉象紧痛，取在分肉。
脉代呈象，疾病无常，飘忽不定，针取血络，内服饮药，针药相济。
脉象陷下，多用热灸，脉象呈变，不盛不虚，常法取针，名曰经刺。

人迎寸口，大过四倍，脉大数频，名曰溢阳，溢阳外格，亡而不治。
人迎寸口，脉象呈变，审按本末，察辨寒热，以验脏腑，脏象相合。

（三）寸口脉象，映象五脏

寸口脉象，大于人迎，大过一倍，疾病发生，足厥阴经，厥阴肝经。
一倍而躁，手心包经，心包发病，寸口二倍，足少阴经，肾经发病。
二倍而躁，手少阴经，心经发病，寸口三倍，足太阴经，脾经发病。
三倍而躁，手太阴经，肺经发病，寸脉脉象，折射五脏，映象异变。
寸口脉盛，腹中胀满，胸中内寒，饮食不化，上下拥塞，前后不畅。
脉象虚弱，体内生热，大小二便，大便溏稀，状如稀粥，尿液变色。
寸脉绷紧，多生痛痹，寸脉代结，寒气入血，乍痛乍止，飘忽不定。
脉盛用泻，虚则补益，脉象紧绷，先刺后灸，代脉泄血，泄后调补。
脉象陷下，热灸经络，陷下呈象，血脉寒结，寒滞血中，灸熨驱寒。
不盛不虚，取经走行，循经定穴，通行经络，调和虚实，阴阳合和。
寸口脉象，四倍人迎，名曰内关，内关脉象，脉大数频，亡而不治。
寸脉呈象，应合五脏，审察本末，明辨寒温，验判脏腑，内外应验。
荥输经络，通其营输，盛则以泻，虚则补益，紧则灸刺，佐以食药。
陷下热灸，不盛不虚，以经取穴，脉急针引，脉大以弱，修心静养。

四十九、五色

（一）五脏六腑，投影头部

生命五行，五脏相应，五色相合，五色色变，决象明堂，鼻亦明堂。
两眉之间，曰之为阙，额头阔域，曰之为庭，两颊侧面，曰之为蕃。
耳门之处，曰之为蔽，进而概言，阙庭蕃蔽，色相变幻，折射身心。
阙庭蕃蔽，方大广阔，相距十步，皆见表外，如是寿相，寿延百岁。
五官辨析，明堂之骨，隆高以起，鼻梁平直，五脏症候，映象中央。
六腑症候，挟行鼻梁，投射左右，显现两侧，阙庭间域，影像头颅。
两眉间域，映合心脏，谓之王宫，心脏变化，投影眉间，内外表里。
五脏居处，安藏胸中，真致色润，不见病色，明堂润泽，眉清目秀。
五色呈象，映射脏腑，彰显色部，部骨内陷，不免发病，投影头面。
五色多变，投影头面，侵袭色部，虽有病生，病情非重，及时救治。
五色投影，气色各异，各有显像，青黑为痛，黄赤为热，白色为寒。

（二）脏腑脉象，寸口人迎

病邪方衰，病发益甚，内外皆存，映象在脉，脉口人迎，各显脉象。
寸口脉象，脉象滑小，紧以沉坠，病情加重，日益恶化，病在五脏。
人迎脉象，气出脉大，紧以浮起，病发益甚，病生在外，病在六腑。
寸口脉象，浮滑呈象，病情日重，人迎脉象，沉而滑行，病情日轻。
寸口脉象，滑以沉跌，疾病进展，与日俱重，病在五脏，五脏失和。
人迎脉象，滑盛以浮，病情紧张，与日俱进，病在六腑，六腑不安。
脉象浮沉，小大相一，人迎寸口，迎合四时，时脉相悖，病已危重。
病发五脏，脉象沉大，病易救治，脉象小逆，真阴亏虚，病情逆行。
病在六腑，脉象浮大，病多易治，脏腑有别，阴阳有变，脉象各异。
人迎脉象，盛大坚实，伤感寒邪，寸口脉象，盛大坚实，伤在饮食。

（三）身体异变，色相随变

人食五味，化生精华，滋润脏腑，润色肌肤，面部气色，迎合脏腑。
阴精化气，气可主神，气色明亮，病情转轻，气色晦暗，病情加重。

病态色相，病色上行，病情加重，病色下行，浮云散去，病将痊愈。
病机运化，五色循行，色后气运，五色相应，各有脏部，显像内外。
色相位移，由外至内，疾病蔓延，外病走内，色内走外，病内走外。
病生于内，先治其阴，五脏归阴，后治在阳，六腑属阳，反序益甚。
病生于阳，先治其外，首选六腑，后治其内，次选五脏，反序益甚。
脉象滑大，代而绵长，外邪入侵，病从外来，阴阳交争，心目不安。
目有妄见，心生妄想，阳气盛大，救治之时，泄阳补阴，病自好转。

（四）头面局域，发病呈象

百病起始，源之风邪，寒湿并起，厥逆发生，面色异变，常候病变。
眉宇之间，色薄湿泽，多为风病，沉浊晦暗，谓之曰痹，各有形性。
病色呈现，映象下颌，谓之曰厥，自循规律，各呈其色，言明其病。
身体根基，元气大脱，虽无病象，外泄入侵，损伤脏腑，不病而卒。
病有小愈，呈现赤色，着于两颧，黑色于庭，大如拇指，不病卒死。
预知亡期，察言观色，头面之上，脏腑全息，各有投影，映射脏腑。
面部天庭，头面疾病，投影天庭，眉宇之间，咽喉病疾，投影其上。
两眉之间，肺脏疾病，投影眉间，两眉之下，心脏疾病，投影眉下。
两眼直下，鼻柱之上，肝脏投影，鼻柱左侧，颧骨之间，胆囊投影。
鼻尖之处，脾脏疾病，投影鼻尖，鼻尖两侧，上方位置，投影胃相。
面部正中，大肠萦绕，投影其上，挟面中央，两颊区域，肾脏投影。
颊部下方，脐部投影，鼻准上方，两颧之内，应合小肠，投影其上。
鼻准下方，人中穴处，膀胱子宫，投影其上，脏腑异变，应合面相。
四肢疾病，应合颧骨，肩部疾病，颧骨后方，手臂疾病，投射其上。
颧骨后下，应合手部，双目内角，内眦上方，应合疾病，胸部两乳。
两颊外侧，耳边内侧，应合背部，牙床颊车，下方部位，应合大腿。
上下牙床，中央部位，应合膝部，下方反应，小腿疾病，投影其上。
次下部位，足部疾病，应合其上，嘴旁大纹，大腿内侧，疾病投影。
颊下曲骨，膝盖疾病，投影其上，身体四肢，应合面部，各有局域。
治疗救治，阴衰阳盛，补阴调和，阳衰阴盛，助阳调和，阴阳平衡。
阴阳二气，运行协同，阴气右行，阳气左行，男女有别，审察泽枯。

（五）色泽呈象，平常无常

面色呆板，沉滞晦暗，病在五脏，面色浅浮，略有光泽，病源六腑。
面色黄赤，多为热病，面色青黑，多为痛病，面色苍白，多为寒症。

面色黄蜡，油亮微光，疮痈化脓，面色赤红，红中弱暗，多有淤血。
疼痛至极，筋脉拘挛，寒邪外侵，惊扰骨骼，收紧筋带，肢体麻木。
五种病色，投射面部，呈象脏腑，四肢关节，察验沉浮，辨知深浅。
五色透光，润泽晦暗，知病轻重，五色散聚，疾病发生，知病长短。
五色上下，知病部位，观察面部，五色形性，回望过去，预知未来。
面色明亮，皮不粗糙，病情轻微，面色枯萎，沉滞晦暗，病发危重。
病色离散，若云飘散，病势好转，病色离散，气滞不通，积聚疼痛。
五行五色，黑色肾病，投影面部，心脏区间，心脏先病，肾病虚入。
五色转移，应合脏腑，相克攻击，波及他脏，先后发病，明辨前后。

（六）男女鼻准，映象病疾

男子病色，呈现鼻梁，病发牵引，小腹疼痛，向下牵连，睾丸疼痛。
病色显现，人中水沟，阴茎疼痛，水沟上半，茎根作痛，下半茎头。
女子病色，显现鼻准，膀胱子宫，投影其上，颜色殊异，各呈异病。
病色散聚，折射病疾，疾病色散，为之痛症，病色聚集，积聚之病。
积聚在内，或方或圆，或左或右，病色异变，形状相似，交相呼应。
病色下延，行至唇部，为白淫病，光润如脂，暴食停滞，淤积痰涎。

（七）五色位象，应位应变

面部病色，左侧左病，右侧右病，或聚或散，形不正端，判知病位。
人体气色，青黑赤白，黄色五相，充盈显象，各有归属，各应其位。
色位错乱，心主赤色，现于鼻准，大如榆荚，不过数日，必生病变。
病色形状，上端尖锐，头正气虚，病邪蔓延，蓄待以发，向上行进。
下端尖锐，病邪行进，向下扩散，左右尖锐，病邪行进，左右攻击。
五色五脏，青为肝色，赤归心色，白属肺色，黄应脾色，黑合肾色。
肝脏与筋，心与血脉，肺与皮肤，脾与肌肉，肾与骨骼，彼此呼应。

五十、论勇

（一）生命异质，病生各异

人以群分，同行并立，年之长少，着衣厚薄，皆为均一，等同分类。
烈风暴雨，卒然遭遇，或病不病，或皆有病，或皆不病，自有渊源。
四时生风，春季温风，夏季阳风，秋季凉风，冬季寒风，病不同形。
五行五脏，五脏五色，五行生克，交互交织，大道至简，洞悉悟道。
肝木青色，心火红赤，脾土黄色，肺金应白，神水合黑，彼此应象。
脾土黄色，呈象肌肤，脾脏虚弱，肝脏归木，木风侵袭，肝木克土。
四时八风，皮肤米黄，皮薄肉弱，春季温风，化生邪气，不胜虚风。
肺金白色，呈象肌肤，肺金亏虚，夏火克金，依次相移，金克青木。
皮肤白皙，皮薄弱肉，不胜夏风，皮肤青暗，薄皮弱肉，不胜秋风。
心脏归火，呈色红赤，心火虚旺，肾脏归水，归于冬季，肾水克火。
皮肤红赤，皮薄弱肉，不胜冬风，肤色形色，四时八风，各有所倾。
皮肤黝黑，皮厚肉坚，四时八风，化生邪气，侵袭身体，无动于衷。
皮肤色黑，皮表细薄，色相不一，肉不坚实，长夏虚风，侵袭病生。
皮肤厚实，肌肉坚韧，长夏时至，虚风盛行，侵袭身体，无有病生。
人体外形，皮厚肉坚，外伤于风，内感于寒，内外惧伤，多发病生。

（二）勇士怯懦，差异有源

忍耐疼痛，或有忍痛，或有不忍，勇敢怯弱，无有类分，追根求源。
壮夫勇士，遇有困难，迎难而上，遇见疼痛，反现萎缩，难忍痛疼。
怯弱之士，畏惧困难，胆战心惊，闻难退缩，遭遇疼痛，悍然不动。
勇士之中，遭遇困难，无有恐惧，身历巨痛，遇痛不惊，若无其事。
怯弱之士，难忍痛疼，遇难与痛，目转顾盼，恐不能言，气虚心悸。
面色变化，颜色大变，飘忽不定，神无汇聚，目无明光，乍死乍生。
皮肤薄厚，肌肉坚脆，缓急有分，疼痛忍耐，生命各异，非在勇怯。
勇士壮夫，双目深陷，目光坚定，长眉直扬，三焦皮肤，纹理横生。
心脏端正，肝脏硕大，坚实有力，胆囊饱满，五脏坚挺，体型硬核。
发怒盛气，内气迸发，胸廓开张，肝脏上举，胆囊横生，内脏翻腾。

眼眶欲裂，目光直射，毛发直冲，面色青苍，血管暴起，油然勇悍。
怯懦胆小，眼睛平大，无有深陷，目光飘忽，惊慌不定，无处聚焦。
三焦皮肤，纹理纵生，无有壮形，胸骨剑突，短小藏匿，若有若无。
肝脏萎小，软弱无力，胆囊萎靡，亏少不满，内藏胆汁，难以充盈。
肠胃挺直，空虚下盼，萎靡不振，大怒之时，怒气萧瑟，难充胸膛。
盛怒之际，肝肺上举，内气无力，无以坚持，气衰即落，无以久持。
酒过三巡，脏腑受纳，酒气壮烈，怯弱勇士，心性勃起，前后各异。
美酒酝酿，水谷精华，熟谷液汁，酿造而成，性情慓悍，激烈脏腑。
玉液琼浆，入胃发胀，气行上逆，充满胸腔，肝脏上浮，胆囊横生。
参比勇士，愤怒壮烈，俨然相同，酒气退去，弱者生悔，悔改痛饮。
酒醉壮胆，酒后怯懦，醉中勇士，行事决断，异于勇士，谓之酒悖。

五十一、背俞

五脏俞穴，散布后背，胸骨排序，第一椎骨，居位两侧，肺脏俞穴。
第三椎骨，居位两侧，心脏俞穴，第五椎骨，居位两侧，膈之俞穴。
第七椎骨，居位两侧，肝脏俞穴，第九椎骨，居位两侧，脾脏俞穴。
十一椎骨，居位两侧，肾脏俞穴，十四椎骨，居位两侧，穴位定位。
挟脊相去，三寸距处，欲得察验，按压穴处，应在内脏，内外感应。
穴位迎合，按压酸痛，内脏痛解，乃为俞穴，内应脏腑，外投脊背。
俞穴救治，治以灸法，鲜用针刺，灸法救治，气盛泻除，虚则补益。
艾火补法，毋吹艾火，待火自灭，以火泻邪，疾吹其火，灭后复灸。

五十二、卫气

（一）卫气环绕，守护周身

人体五脏，精神魂魄，藏系其内，六腑空腔，受纳水谷，运化生精。
水谷化气，输入五脏，滋养其内，外络肢节，濡润其间，内外有助。
气浮生命，不循经脉，笼罩体表，曰之卫气，精气入经，曰之营气。
阴阳相随，内外贯通，如环无端，浑然流动，生生不息，无有休止。
阴阳标尺，皆可归性，有标有本，有虚有实，有聚有散，有名有处。
别辨阴阳，十二经脉，知病所生，候定虚实，察验居处，悉病高下。
六腑气街，往来运行，知解结聚，疏通门户，通畅经络，前后无阻。
明知虚实，清晰坚软，熟知补泻，洞悉标本，无惑于心，融会贯通。

（二）十二经脉，有本有标

足太阳经，太阳膀胱，经脉本根，足跟上方，五寸居处，根本所在。
起标走行，眼睛明穴，命门之处，亦曰眼部，联络左右，贯通二脉。
足部少阳，经脉本根，窍阴穴处，标在窗笼，耳亦窗笼，前听宫穴。
足少阴经，少阴肾经，经脉本根，内踝上方，二寸之处，交信穴处。
少阴标端，背部腧穴，肾脏腧穴，舌下两脉，廉泉穴处，其标居处。
足厥阴经，经脉本根，行间穴上，五寸中封，标居背部，肝脏腧穴。
足阳明经，经脉本根，足厉兑穴，标在颊下，夹喉颡处，为人迎穴。
足太阴经，太阴脾经，经脉本根，中封穴前，上四寸处，三阴交穴。
太阴标稍，背部腧穴，脾脏腧穴，舌根之处，循环绕行，标本相望。
手太阳经，经脉本根，手外踝后，养老穴处，其标睛明，穴上一寸。
手少阳经，少阳三焦，经脉本标，手背之上，小指次指，间上二寸。
少阳标端，耳后上角，角孙穴处，外眦其下，丝竹空穴，首尾呼应。
手阳明经，阳明大肠，经脉本根，肘部外缘，曲池穴处，沿臂徐行。
阳明标端，额头下方，夹耳两旁，头维穴处，与之会合，上下相应。
手太阴经，经脉本根，寸口太渊，上行至标，腋下动脉，天府穴处。
手少阴经，经脉本根，锐骨末端，神门穴处，标指背部，心俞穴处。
手心主脉，经脉本根，掌后腕上，内关穴处，标居腋下，三寸天池。

（三）标本呈象，映象气行

十二经脉，标本虚实，多生变化，应合症候，症候各异，各有对症。
标本各异，各有虚实，本根阳虚，多生寒厥，本根阳盛，多有热厥。
标端阴虚，多有眩晕，标端阴盛，多发热痛，实症泻邪，虚症扶正。
气行路径，曰之气街，胸气街道，腹气街道，头气街道，胫气街道。
气行头部，止于头巅，巅百会穴，气运胸部，终止胸前，背部肺俞。
气走腹部，终止背部，脾俞穴处，腰间冲脉，肚脐左右，肓俞天枢。
气循胫骨，气驻止停，气冲穴处，承山穴处，足踝为心，上下之处。
针刺穴位，选用毫针，手指按压，气至应手，手指挪去，施针补泻。
穴位主症，头痛眩仆，腹痛中满，暴胀积聚，痛移易愈，积聚难愈。

五十三、论痛

人体异质，筋骨强弱，肌肉坚脆，皮肤厚薄，腠理疏密，各有不同。
骨强筋弱，肉缓皮厚，耐受疼痛，针石火焫，救治疗病，亦耐疼痛。
皮肤黝黑，筋骨强壮，耐受艾灸，坚肉薄皮，不耐针石，火灸亦然。
身体病生，同时而伤，体内多热，病易治愈，体内多寒，难以治愈。
淫邪浊毒，胃厚色黑，骨大肉肥，多胜邪毒，瘦而胃弱，难克邪毒。

五十四、天年

（一）形体各异，天年有别

生命始有，二气交融，以母为基，以父守卫，失神者亡，得神者生。
血气交和，营卫贯通，五脏塑成，神气舍心，魂魄毕具，乃备人形。
生命寿夭，各有不同，或之夭寿，或之卒死，或之病久，各有根源。
五脏坚固，血脉调和，肌肉滑润，皮肤致密，营卫通畅，不失常态。
呼吸平和，气行有度，六腑化谷，津液布散，各循通途，寿命长久。
鼻孔深长，面部四肢，骨骼外形，高大方正，延年益寿，百岁而亡。
通调营卫，三焦三里，脉气旺盛，鼻骨高挺，肌肉丰满，百岁乃终。

（二）生命塑形，时间有序

年至十岁，五脏始定，血气已通，经气下行，行运旺盛，多喜蹦跳。
至二十岁，血气方盛，肌肉发育，快速伸长，与人并行，多喜快走。
至三十岁，五脏大定，肌肉坚固，血脉盛满，气血旺盛，多好走路。
至四十岁，五脏六腑，十二经脉，皆盈大盛，平定稳和，腠理始疏。
荣华衰退，头发变色，多有斑白，若一潭水，多喜平静，多喜好坐。
至五十岁，肝气始衰，肝叶始薄，胆汁徐减，肝脏主目，目趋不明。
至六十岁，心气始衰，善忧悲伤，血气不足，多生懈惰，多善好卧。
至七十岁，脾气虚萎，皮肤干枯，至八十岁，肺气衰退，颠倒魄离。
至九十岁，肾气干枯，肝心脾肺，四脏经脉，脏内空虚，脏腑萎靡。
时至百岁，五脏皆虚，神气飘去，形骸独居，神行分离，命薄西山。
不能终寿，中途而亡，五脏不坚，鼻道不长，鼻孔外露，多有张开。
平日呼吸，喘息暴疾，面部四肢，骨骼萎小，脉弱少血，肌肉不坚。
数中风寒，血气亏虚，脉络不通，真邪相攻，乱而相引，中寿而尽。

五十五、逆顺

气有逆顺，脉有盛衰，针刺道法，阴阳为基，察明逆顺，明辨盛衰。
气行逆顺，应合天地，阴阳四时，五行变化，脉象盛衰，血气虚实。
针刺有法，必明病征，方可行刺，内外不一，阴阳不和，不可进刺。
针法兵法，有法可参，将士出征，士气高昂，阵容浩大，暂莫出击。
身体症候，熇熇炙热，漉漉大汗，脉象混乱，脉病相逆，不可行刺。
上工用针，病之发生，未现于外，次刺未盛，三次之际，刺病已衰。
下工救治，症候迭起，症状交融，病势正盛，病脉相逆，无有明辨。
病起方盛，勿敢毁伤，刺在身体，伤在元气，待病已衰，事必大昌。

灵枢（第五十五至八十一篇）

五十六、五味

（一）五谷化气，营卫走行

谷气五味，走行五脏，六腑之胃，五脏六腑，谓之曰海，容纳水谷。
水谷摄取，皆入于胃，五脏六腑，禀气于胃，胃内搅拌，变性处理。
五味走行，各入喜好，五谷酸味，先走入肝，五谷苦味，先行入心。
五谷甘味，先趋入脾，五谷辛味，先行入肺，五谷咸味，先走入肾。
谷气津液，体内运行，营卫通畅，化解糟粕，依次传送，排出体外。
五谷摄入，始入于胃，化生精微，先走出胃，走行两焦，滋养五脏。
精微别出，内外两道，营气卫气，走行通道，营气走内，卫气行外。
内气走行，传而不行，积于胸中，命曰气海，出走肺脏，向上徐行。
气运行进，循至咽喉，呼气则出，吸气则入，出入换气，内外交换。
天地精气，概而言之，呼出有三，吸入有一，呼出吸入，悬差有二。
若如谷物，不入体内，出多入少，半日气衰，一日气少，气虚气短。

（二）五行贯通，交织成网

谷有五味，粳米味甘，麻显味酸，大豆味咸，麦味为苦，黄黍味辛。
五果五味，大枣味甘，李子味酸，栗子味咸，杏味味苦，桃味为辛。
五畜五味，牛肉味甘，犬肉味酸，猪肉味咸，羊肉味苦，鸡肉味辛。
五菜五味，葵菜味甘，韭菜味酸，藿香味咸，薤白味苦，大葱味辛。
五色五味，黄色宜甘，青色宜酸，黑色宜咸，赤色宜苦，白色宜辛。
五行贯通，黄色归脾，脾脏有病，宜食糠米，牛肉枣葵，甘为宜脾。
心脏有病，赤色归心，宜食麦类，羊肉果杏，薤菜味苦，苦味归心。

（三）五味有别，各有喜好

五行五脏，五谷六畜，五色五味，五行生克，影象色味，依次推演。
五脏五谷，五谷五味，五味入脏，各有喜好，盈润内脏，滋补脏气。
肾脏有病，宜食之物，大豆黄卷，猪肉板栗，蔬菜藿香，咸味归肾。
肝脏有病，宜食麻类，犬肉李子，蔬菜韭菜，五味之中，酸味归肝。
肺脏有病，宜食黄黍，肉类鸡肉，桃子与葱，五味之中，辛味归肺。

五行相克，肾脏归水，土克肾水，肾脏病疾，忌食甘味，脾土归甘。
五脏禁忌，肝病禁辛，心病禁咸，脾病禁酸，肾病禁甘，肺病禁苦。
五色之中，肝脏为青，宜食甘味，粳米米饭，牛肉枣类，葵菜皆甘。
心脏色赤，宜食酸味，肉类犬肉，麻与李子，蔬菜韭菜，皆为酸味。
脾脏色黄，宜食咸味，大豆猪肉，果类栗子，蔬菜藿香，皆属咸味。
肺脏白色，宜食苦味，麦类羊肉，水果杏类，蔬菜薤白，皆归为苦。
肾脏色黑，宜食辛味，黄黍鸡肉，水果桃子，蔬菜葱类，皆属辛味。

五十七、水胀

体内水液，运行蒸腾，气化异常，肤胀鼓胀，肠覃石瘕，石水异变。
水胀起始，眼睑微肿，如新卧起，两眼昏醒，颈部动脉，人迎疾跳。
时有咳嗽，阴股间寒，足部胫骨，浮大水肿，腹部渐大，内水集聚。
以手按腹，随手起伏，如压气胎，裹水呈状，按压即下，松手即起。
病患肤胀，寒气流行，客留皮肤，存留其间，叩击病部，若如击鼓。
若有悬空，内不坚实，腹中满大，周身尽肿，皮肤增厚，按压不弹。
腹胀鼓胀，参伍肤胀，略有等同，腹色苍黄，青筋暴起，有其症候。
肠覃发病，寒气盛行，客留肠外，遭遇卫气，二气相搏，正气萎靡。
寒气系留，化生为癖，附着体内，恶气乃起，行运体内，瘜肉乃生。
起始肉囊，大如鸡卵，随时益大，时至成形，状如怀子，存留腹内。
发病日久，历时一年，按压则坚，推行则移，月事正常，此其症候。
石瘕之病，生于胞中，胞中子宫，寒气客留，子宫宫口，宫口闭塞。
闭塞之下，气不得通，恶血久滞，当泻不泻，衃血留存，日益膨大。
膨大呈状，状如怀子，月事到来，不以时下，生于女子，可导而下。
肤胀鼓胀，先泻内邪，胀中血络，后调经脉，行刺血络，排泄恶血。

五十八、贼风

贼风邪气，侵袭肌表，入住腠理，波及脏腑，多伤脏腑，多发病疾。
佳人娇嫩，不离屏障，少出室廊，呵护备加，突然病生，卒然重疾。
病生缘由，伤于湿气，藏匿血脉，走行分肉，久留其内，留而不去。
湿气悬浮，若有堕坠，融入血液，化生恶血，恶血内藏，集聚化邪。
卒然之间，喜怒不节，饮食不适，寒温不时，腠理关闭，内不通畅。
偶有开启，遭遇风寒，血气凝结，撞遇旧邪，二邪相袭，化生寒痹。
天运大热，玄府开启，大汗排出，汗出受风，恰遇贼邪，夹邪发病。
众人自知，贼风邪气，躲避邪气，怵惕之志，莫名其妙，卒然而病。
宿邪滞留，存而未发，心志错乱，时有所恶，及有所慕，血气内乱。
两气相搏，悠然生病，缘由微妙，视而不见，听而无闻，故似鬼神。
巫医祝祷，祝而病愈，百病之生，知病根源，巧用祝福，驱除病疾。

五十九、卫气失常

（一）卫气滞留，居无定处

卫气行运，滞留腹中，蓄积不前，运行受阻，居无常处，充盈腹内。
充盈逼压，支胁胃中，内拥胀满，气喘嘘嘘，呼吸逆袭，无有离去。
气积胸中，取上穴位，积于腹中，取下穴位，上下皆满，兼取旁穴。
气积上身，泻人迎穴，天突膻中，气积下身，泻足三里，气街璋门。
上下皆满，上下取穴，气聚季胁，下方一寸，气积危重，鸡足取穴。
诊视脉象，脉大弦急，脉绝不至，腹下皮急，极度紧绷，不可针刺。

（二）卫气守护，皮肉筋骨

皮肉气血，筋骨病疾，慎重辨别，两眉之间，缺失光泽，病在皮肤。
双唇色相，青黄赤白，黑色五色，病在肌肉，营气萎靡，病在血气。
目无神光，青黄赤白，黑色呈现，病在筋带，耳枯落垢，病在骨骼。
人体生命，九大系统，彼此交联，相互协作，百病变化，不可胜数。
毫毛皮肤，肌肉脊柱，血气输运，筋为桥梁，联系骨骼，交织一起。
皮肤分部，布散四肢，肌肉结块，臂膀小腿，诸阳分肉，足少阴间。
血气输送，输入经络，气血留滞，阻塞经络，盛大隆起，前后不畅。
病发筋带，无阴无阳，无左无右，候病所在，察验部位，予以救治。
骨骼发病，取骨连接，连接间隙，藏存精液，化生骨髓，养骨益脑。
病疾变化，浮沉深浅，不可穷尽，各有发处，自有变化，症候各异。
间者浅刺，甚者深刺，间者鲜刺，甚者数刺，随变调气，贯通为要。

（三）体型各异，气血各异

人体形性，体型肥瘦，身材大小，寒温变化，老壮少小，各有差异。
数年沧桑，以年排序，五十以上，谓之称老，岁过二十，谓之曰壮。
十八及下，谓之少年，不足六岁，曰之为小，年龄相移，形神随便。
人体外形，有肥有膏，有肉有脉，肌肉坚实，皮丰饱满，谓之肥型。
肌肉不坚，皮肤驰缓，曰之膏型，皮肤肌肉，若连若离，谓之肉型。
体型属膏，肌肉湿润，纹理粗糙，身体多寒，纹理细密，身体多热。

319

脂类体型，肌肉坚实，纹理细密，身体多热，纹理粗糙，身体多寒。
肥瘦大小，体型膏者，皮肤润泽，气多嘘嘘，皮肤纵缓，肚囊下垂。
体型属肉，身体肥大，体型归脂，肌肉收紧，身体小收，结构匀称。
体型属膏，内气虚弱，多气喘息，多气者热，内热充沛，热者耐寒。
体型肉者，血液充沛，形满气和，体型脂者，血清气少，身体纤瘦。
一般众人，皮肉脂膏，恰到好处，血气平和，身形优美，身材匀称。
进针救治，先别三形，血藏多少，气纳清浊，判后调理，无失常经。
膏者体型，纵腹垂腴，肉者体型，上下肥胖，脂者体型，脂不盛多。

六十、玉版

（一）九针灵性，天地相通

针灸救治，九针细小，小针细物，上通于天，下应于地，中合于人。
形大过针，惟五兵器，五器大猛，杀人工具，非用救治，非生灵物。
生命灵气，天地之间，最为珍贵，治民病疾，亦唯用针，针小功大。
民有病疾，发病肇始，原因多样，症状别异，进针救治，巧借术道。
喜怒无常，饮食不节，阴气不足，阳气有余，营气淤塞，多发痈疽。
阴阳不通，两热相搏，化生为浓，存留身体，化生淫邪，作祟致病。

（二）痈疽多变，非为一日

六气入侵，无有变通，转化向善，滞留生邪，邪不可留，久留病危。
两国交战，两军相当，旗帜相望，白刃齐备，排布旷野，非一日谋。
民生调和，令行禁止，士卒行律，无生白刃，非一日教，须臾而得。
身体异变，痈疽之病，脓血积聚，危及生命，病生危重，不离其道。
痈疽发生，脓血聚成，非从天降，弗从地出，积微质变，营卫失司。
良工治病，洞察天地，洞明人身，治从无形，防患未然，功在预防。
淫邪胜出，病已成形，不加重视，脓血化生，熟睹无视，针药救治。
脓已汇聚，九危一生，良工救治，良方明理，著笔竹帛，立经存世。
传世经书，遗留后人，依病选方，巧用针道，无有终时，不予遭病。
遭遇脓血，小发痈疽，小针功小，大发痈疽，治以大针，辨形选针。
脓血暴聚，唯选砭石，铍锋首选，泄除脓血，清除内邪，扶正阳气。
痈疽发生，危及元气，欲治痈疽，明晰逆顺，恰刺经穴，调和阴阳。
痈疽五类，性状各异，白眼青葱，黑眼缩小，类此痈疽，谓之一逆。
服药作呕，谓之二逆，腹内痛疼，喉咙干燥，内生口渴，谓之三逆。
肩项强直，活动不利，谓之四逆，声音嘶哑，面色脱泽，谓之五逆。

（三）五逆呈象，危及生命

诸病发生，皆有逆顺，腹中胀满，身体发热，脉象洪大，谓之一逆。
腹中鸣叫，其内胀满，四肢清凉，多伴腹泄，脉象洪大，谓之二逆。

鼻血不止，脉象洪大，谓之三逆，溲血脱形，咳嗽脉微，谓之四逆。
咳嗽不止，身体脱形，身生虚热，脉象细小，波动迅疾，谓之五逆。
五逆呈象，证候脉象，二者相反，阴阳离散，危及生命，抢占治机。
腹中盛满，内胀不消，四肢末端，冰凉无热，暴泄脱形，谓之一逆。
腹中胀满，大便带血，内脏萎靡，脉象时大，时无脉象，谓之二逆。
咳嗽连绵，溲尿带血，形衰肉脱，脉象变化，搏动有力，谓之三逆。
胸内憋胀，呕吐带血，胸满牵引，引背不适，脉小疾搏，谓之四逆。
咳嗽蔓延，多有呕吐，腹内胀满，腹内泻痢，脉象绝无，谓之五逆。
五逆呈象，危亡须臾，逆顺不辨，贻察而刺，谓之逆治，后果不堪。

（四）针刺辩证，营卫气运

针灸法道，玄妙无边，配和天地，取法天文，下度地纪，天地相应。
内辨五脏，外察六腑，经脉会合，二十八会，尽遵周纪，循环彰道。
针刺无道，不辨顺逆，破坏阴阳，南辕北辙，病情加重，转机无力。
居心不仁，弗行救治，不明针道，刀剑杀人，饮酒人醉，错用针术。
五谷摄入，入注于胃，五谷化气，内外受气，受精于谷，容纳在胃。
身体有胃，水谷气血，存放大海，海水蒸腾，化生运气，布散天下。
气血出胃，经隧通道，五脏六腑，走行大络，通遍周身，固基营卫。
大络通路，当头迎夺，拦截气血，阻断通路，误泻气血，堵涩身亡。
迎而夺路，行针泻法，误刺穴位，五里穴处，脏气运行，中途停止。
脏气行运，五刺而已，针迎气至，无复刺泻，脏气过泻，危及脏器。
误刺数复，五五相乘，二十五次，五脏输注，脏气尽泻，夺杀真气。
针刺犯忌，触犯大禁，针刺浅微，病亡家中，针刺颇深，身亡医堂。

六十一、五禁

刺有五禁，五个禁日，不可针刺，刺有五夺，身体大损，禁用泻法。
刺有五过，针补针泻，无过度衡，刺有五逆，病脉相逆，五种现象。
刺有九宜，九针各异，各有外形，各呈特性，形性立论，明知存心。
甲乙之日，莫刺头部，发矇之法，针刺耳内，丙丁之日，莫刺肩喉。
戊己之日，辰戌丑未，有此四日，莫刺腹部，去爪针法，泻气内水。
庚辛之日，股膝关节，莫刺其处，壬癸之日，莫刺足部，小腿胫骨。
身形消瘦，形肉已夺，谓之一夺，大量出血，内血乏少，谓之二夺。
大汗出后，阴液外泄，谓之三夺，大泄之后，营养匮乏，谓之四夺。
分娩新产，大量血出，损伤身体，谓之五夺，五夺之后，不用泻法。
身患热病，脉象平静，大汗已出，脉象盛躁，病脉相反，谓之一逆。
身患泄利，内失阴精，阴精匮乏，脏腑萎靡，脉象洪大，谓之二逆。
患痹日久，肘窝膝盖，肌肉破损，身体内热，脉象偏绝，谓之三逆。
肠道堵塞，多有遗精，身体消瘦，身体内热，面色苍白，无有光泽。
大便排泄，内嵌血块，病势日重，气血亏虚，营卫不力，是谓四逆。
寒热化邪，入侵机体，形体消瘦，脉象坚实，搏动有力，谓之五逆。

六十二、动输

（一）肺经胃经，动象各异

十二经脉，手太阴经，足少阴经，阳明运行，独动不休，波动不止。
足阳明经，阳明胃经，五脏六腑，胃为谷海，清气上行，入注肺脏。
肺气行运，手太阴经，沿经需行，行息之间，呼吸相伴，气行往来。
一呼之间，脉动两次，一吸之间，亦动两次，呼吸不已，动而不止。
太阴肺经，经气行运，绕行寸口，上入肺脏，下行手指，拇指末端。
太阴经脉，离开脏腑，卒然行运，弓弩疾发，水泄深渊，奔腾直下。
行至鱼际，脉气渐衰，余气衰散，向上逆行，迟缓微弱，气行有微。
足阳明经，阳明胃经，胃气上行，注于肺脏，气令彪悍，上冲头颅。
胃气循咽，别出七窍，循行眼系，眼后脉络，入内络脑，外出䐃部。
沿途徐下，客主人穴，循走牙车，合阳明经，至人迎穴，胃气上下。
阴阳本经，上下走行，胃气力悍，前后相随，行动划一，浑然一体。
阳病发生，阳脉反小，病脉相逆，阴病发生，阴脉大者，曰之为逆。
寸口人迎，阴阳应合，俱静俱动，若引绳索，平衡安康，相倾多病。

（二）肾经为纲，联络诸经

足少阴经，少阴肾经，腰围冲脉，十二经脉，上下联络，曰之脉海。
冲脉相遇，少阴大络，起于肾下，出走气街，循行大腿，内缘一侧。
斜入腘窝，循走胫骨，内缘一侧，遇少阴经，并入少阴，下抵内踝。
走行内踝，沿行踝后，行足附趾，自上而下，始起肾脏，终止足背。
走行分支，斜行入踝，出足跗外，足大趾间，走行其中，至达末端。
走行通路，少阴脉络，渗注诸络，温润足部，小腿骨肉，少阴常动。
营卫走行，上下相贯，环绕无端，卒然遇邪，贼风侵袭，大寒威逼。
手足懈惰，手足脉象，阴阳之道，气血运行，相输会合，行相失司。
四肢末端，阴阳大会，气行大络，头胸腹脐，脉气通路，谓之四街。
经脉通畅，络脉阻塞，四肢懈怠，经气通畅，亦然润泽，仍保和顺。
相输如环，如环无端，莫知纲纪，终而复始，绵延不息，无休无止。

六十三、五味论

（一）五味有度，物极必反

五味入口，各有去向，走行五脏，过食其味，诱发疾病，各有呈象。
酸味归肝，肝脏主筋，酸走筋带，过食酸味，小便不通，尿液滞留。
咸味归肾，肾脏主骨，咸走入血，过食咸味，耗竭内水，身体多渴。
辛味归肺，肺主皮毛，辛走行气，过食辛味，刺激肠胃，心如火烧。
苦味归心，心主血脉，苦走入骨，过食苦味，身体痉挛，多有呕吐。
甘味归脾，脾主肌肉，甘味走肉，过食甘味，心生烦闷，郁郁寡欢。
酸味入胃，化生为气，涩滞不滑，内卷收敛，至达中焦，无以外泄。
留置胃中，胃中温和，沿途下渗，注入膀胱，其壁薄软，遇酸缩蜷。
出口收敛，尿液潴留，小便不通，无以外泻，滞留膀胱，致病癃闭。
机体阴器，周身筋带，结聚之处，酸味入胃，终极汇聚，趋走并筋。

（二）五味走行，各有侧重

咸味入胃，气运蒸腾，走行中焦，渗注诸脉，血脉管道，走行血气。
血与咸味，二者相遇，血脉凝涩，浓度增加，胃内清液，渗注溶血。
清夜外溢，胃内枯竭，枯竭干涸，咽喉焦干，舌根干涩，倍觉口渴。
血脉布散，主干逾膈，取道中焦，贯通血气，入走中焦，趋走于血。
辛味入胃，化生为气，趋走上焦，上焦局域，受纳水谷，化生精微。
精微守护，诸阳气运，姜韭辛气，熏蒸上焦，营卫二气，遭遇侵扰。
上逆气运，久滞胃中，如火燃烧，熏烤心脏，心如火烧，难可安稳。
辛味趋走，并行卫气，走行肌表，辛味入胃，伴行汗液，发散开来。
苦味入胃，五谷化气，不胜苦味，苦味疾行，入走下脘，久留沉积。
沉积堆压，逼行三焦，气行通路，闭塞不通，肢体拘挛，多有呕吐。
口内牙齿，胃气终结，苦味入胃，先走于骨，复出绕齿，映像牙齿。
牙齿发黑，骨质疏松，苦味入胃，循环变幻，走行终点，趋走入骨。
甘味入胃，气性弱小，上行无力，难抵上焦，伴行谷物，留存胃中。
甘味呈性，驱胃柔润，胃壁松弛，内寄生虫，蠕动徐行，多生心闷。
五脏之中，甘味归脾，脾主肌肉，甘味行气，外溢扩散，外通肌肉。

六十四、阴阳二十五人

(一) 木性人群，大同小异

天地之间，六合之内，不离五行，五行排序，相生相克，人亦应合。
五五相乘，二十有五，阴阳呈现，不在其中，外表形态，不合众人。
二十五人，身体外形，血气所生，从外知内，分别候察，明晰辨别。
济世救人，慧人弗教，谓之重失，得道误世，天将厌弃，遵行医道。
天地上下，先立五形，金木水火，土合数五，五种形性，推变博大。
化生五色，五声五音，异变五形，变化丛生，二十五人，各具性异。
木形人群，五音之中，类比上角，五色之中，似若天神，东方苍帝。
木形身体，面色青苍，头颅偏小，面庞长直，两肩宽大，腰背平直。
腰背直挺，手足小巧，才华横溢，多劳心神，忧劳事事，气弱少力。
春夏气暖，多耐二季，不耐秋冬，秋冬二季，易感病邪，促生病疾。
木形人群，十二经络，归足厥阴，厥阴肝经，体型优美，翩然若飞。
肝经厥阴，肝脏胆囊，二者表里，少阳胆囊，胆囊为表，内外呼应。
木为中心，大类有一，小类有四，左右双足，依次排序，彼此呈象。
木形大类，太角小类，左足少阳，少阳之上，类别伦比，更显自得。
小类左角，左角之人，右足少阳，少阳之下，类比之下，易显温和。
钦角之人，右足少阳，少阳之上，小类钦角，意气风发，性情激昂。
判角之人，左足少阳，少阳之下，小类人群，性格刚阿，公正坦直。

(二) 火性人群，大同小异

火形人群，五音之中，类比上徵，天地南方，类比赤帝，肤色红赤。
牙龈宽大，面部尖脸，头型偏小，肩背髀腹，发育良好，手足偏小。
行走步疾，脚步稳健，善摇肩膀，背部肌肉，发育丰满，背肌厚重。
善使脾气，轻视钱财，多虑善疑，少信他人，见事早明，处事睿智。
外表端庄，容颜美好，遇事心急，多欲求速，不能长寿，多有暴亡。
一年四季，季节更替，能受春夏，不耐秋冬，秋冬感邪，多生病疾。
火形人群，归手少阴，少阴心经，为人处世，留人印象，诚实可信。
心经少阴，心脏小肠，二者表里，太阳小肠，小肠为表，内外呼应。

火为中心，大类有一，小类有四，左右双手，依次排序，彼此呈象。
火形大类，质徵小类，质徵比类，左手太阳，太阳之上，精神旺盛。
少徵小类，右手太阳，太阳小肠，太阳之下，平日少忧，喜乐陶陶。
右徵小类，与之类比，右手太阳，太阳之上，平日活跃，欢欣雀跃。
质判小类，左手太阳，太阳小肠，太阳之下，与之类比，逍遥自得。

（三）土性人群，大同小异

土形人群，五音类比，比于上宫，天地之间，上古黄帝，肤色米黄。
面部满圆，头型硕大，肩背发育，发育良好，大腹便便，股胫优美。
手足颇小，多有细肉，上下相称，行走稳健，抬腿举足，下脚轻浮。
内心安详，善利他人，乐于助人，不喜权势，善多依附，依赖他人。
一年四季，气候变化，耐受秋冬，不耐春夏，春夏感邪，多生疾病。
五行归属，十二经络，足太阴经，太阴脾经，敦敦然兮，敦实厚道。
脾经太阴，脾脏与胃，二者表里，阳明胃经，胃经为表，内外呼应。
土为中心，大类有一，小类有四，左右双足，依次排序，彼此呈象。
土性大类，太宫之人，左足阳明，阳明之上，人群比类，厚道和顺。
小类人群，加宫之人，性情比类，左足阳明，阳明之下，厚道喜悦。
少宫人群，性情类比，右足阳明，阳明之上，思维敏捷，圆转灵活。
左宫人群，心性比类，右足阳明，阳明之下，内心纯净，心底善良。

（四）金性人群，大同小异

金形人群，五音之中，比于上商，五帝之中，似比白帝，肤色白腻。
脸型方型，头颅偏小，肩背小薄，腹部瘦小，手足小巧，骨轻身捷。
为人清廉，办事麻利，从不拖沓，平日安静，内心强悍，善为官吏。
四时更替，气候变化，多耐秋冬，不耐春夏，春夏淫邪，易感生病。
十二经脉，金形人群，归手太阴，太阴肺经，遇事应变，处事果断。
肺经太阴，肺脏大肠，二者表里，阳明大肠，大肠为表，内外呼应。
金为中心，大类有一，小类有四，左右双手，依次排序，彼此呈象。
金形大类，钛商小类，处事比类，左手阳明，阳明之上，锋芒毕露。
右商小类，人群类比，左手阳明，阳明之下，逢事遇难，从容舒缓。
左商人群，遇事处理，右手阳明，阳明之上，监监然兮，明察秋毫。
少商人群，做事遇难，右手阳明，阳明之下，庄重威严，声势浩大。

（五）水性人群，大同小异

水形人群，五音之中，比类上羽，五帝之中，似于黑帝，色相多黑。
面部不平，头型偏大，面颊宽大，肩膀小薄，腹部隆大，手足偏小。
抬足行走，身体摇摆，腰部下延，至于阴尻，相距颇长，背部绵绵。
为人做事，心无敬畏，善欺他人，积怨颇深，多遭杀戮，夺命而亡。
四季更替，气候变化，能耐秋冬，不能春夏，春夏淫邪，感而生病。
十二经络，金形人群，归足少阴，少阴肾经，体表多汗，汗汗渍泽。
肾经少阴，肾脏膀胱，二者表里，太阳膀胱，膀胱为表，内外呼应。
水为中心，大类有一，小类有四，左右双足，依次排序，彼此呈象。
水形大类，小类太羽，遇事思考，右足太阳，太阳之上，意满自得。
少羽小类，做事技巧，左足太阳，太阳之下，类比此类，迂回曲折。
众类人群，右足太阳，太阳之下，类比之中，洁身自好，两袖清风。
桎类人群，做事比类，左足太阳，太阳之上，内心安静，恬然自得。

（六）色相有别，防患忌年

五形人群，二十五变，内外有别，性情各异，明辨外形，熟知心性。
形色相衬，交相呼应，身体康健，形克于色，形色背离，不相一体。
色克于形，至其胜时，偶遇弱年，感邪病行，形色大失，多易生病。
脏腑变化，折射外形，投影呈色，形相合得，阴阳平和，机体稳态。
形体五相，肤色五色，二者相克，巧躲忌年，忌年多邪，惊扰脏腑。
忌年计数，无分老幼，七岁为点，九年累加，依次相推，定为忌年。
十六岁起，二十五岁，三十四岁，四十三岁，五十二岁，六十一岁。
推定忌年，病邪猖獗，易入身体，淫邪作乱，身体难安，皆人大忌。
大忌年悔，感邪病生，失固身忧，当遇大忌，多行善事，年忌克悔。

（七）足部阳经，上下盛衰

手足阳脉，手部阳经，足部阳经，上下血气，变化候象，辨知形色。
足阳明经，阳明胃经，胃经上部，血气丰盛，行令通畅，胡须美长。
血少气多，胡须多短，气少血多，胡须稀少，血气皆少，无有胡须。
足阳明经，胃经下部，血气旺盛，阴毛旺盛，蔓延上长，绵延至胸。
血多气少，下毛俏美，短至肚脐，抬足行高，足趾肉少，双足多寒。
血少气多，下肢肌肉，无血温煦，寒气侵袭，伤及皮肤，多有冻疮。
血气皆少，阴部无毛，有则稀疏，毛发枯悴，双足痿厥，足多痹疼。

足少阳经，少阳胆经，上部气血，气血旺盛，胡须连鬓，美且长伸。
血多气少，通鬓胡须，色美有短，血少气多，通鬓胡须，多为稀少。
血气皆少，通鬓无须，易感寒湿，善多痹疼，骨骼疼痛，爪甲枯萎。
足少阳经，经行下部，血气旺盛，小腿毛发，色美毛长，外踝肥大。
血多气少，小腿毛发，色美毛短，外踝皮肤，肌肉坚实，堆加深厚。
血少气多，小腿汗毛，外踝皮肤，皮肤削薄，其内软弱，内无气机。
血气皆少，小腿肌表，无生毛发，外踝消瘦，无生肌肉，干枯无润。
足太阳经，太阳膀胱，经络上部，血气旺盛，眉毛俊俏，内生毫毛。
血多气少，双眉枯憔，面多细纹，血少气多，血藏不丰，面多赘肉。
血气和畅，面色泽润，膀胱经络，起于足趾，沿背上行，至达头巅。
足太阳经，经络下部，血气旺盛，足跟肌肉，生长丰满，饱满坚实。
气少血多，跟瘦无肉，足跟虚空，血气皆少，多有转筋，根踵下痛。

（八）手部阳经，上下盛衰

手阳明经，阳明大肠，经络上部，血气旺盛，胡须旺盛，满长色油。
血少气多，胡须不长，无有生机，血气皆少，气血不润，唇上无髭。
手阳明经，下部气血，盛腋毛美，手肉以温，气血皆少，手瘦以寒。
手少阳经，少阳三焦，起走指端，入注胸中，胸腹互通，三焦贯通。
经络上部，血气旺盛，眉美徐长，耳色润美，血气皆少，耳焦色恶。
下部气血，血气旺盛，手多温肉，皆少寒瘦，气少血多，瘦以多脉。
手太阳经，上部气血，血气旺盛，多须面平，血气皆少，面瘦色恶。
下部气血，血气盛大，掌肉充满，血气皆少，身无内热，掌瘦寒盛。

（九）二十五人，平衡为要

二十五人，针刺道法，各显外形，各呈其色，形色之基，气血立根。
眉毛俊俏，足太阳经，太阳膀胱，气血盛多，眉毛枯萎，血气皆少。
身体色泽，肥而泽润，血气有余，肥而不泽，气盛有余，血供不足。
瘦而无泽，气血行运，俱有不足，审察形气，有余不足，调和顺逆。
针刺阴阳，循行针道，寸口人迎，按抚二脉，以调虚实，平衡阴阳。
望闻问切，切循经络，脉象凝涩，结而不通，不行凝涩，多患痛痹。
呈象凝涩，炙气温煦，血获暖留，动力内生，徐徐前行，血行痛去。
结络凝涩，脉管结血，结血受邪，化生恶血，无以畅行，泄邪疏通。
周身上部，气运有余，导引下行，气聚足附，推动上行，活跃脏腑。
气血稽留，停滞不前，多措并举，迎面开路，破除稽留，通畅通路。

进针行刺，深明经隧，经络走向，拥堵通畅，了如指掌，攻难破堵。
寒热二气，彼此交争，引流疏导，蕴积陈血，无有通畅，旁络借道。
二十五人，辨别气血，左右上下，有余不足，泄盈补亏，平衡为要。

六十五、五音五味

（一）五行五音，应合脏腑

五行为基，推演开来，五色五味，五虫五音，角徵宫商，合羽五音。
五脏之中，肝脏应角，心脏应徵，脾脏应宫，肺脏应商，肾脏应羽。
五音五脏，有余不足，投射经络，经络钥匙，调配锁钥，开启通路。
生辰八字，五行划分，身体划归，归属五行，五行五音，遥相呼应。
右徵少徵，平衡调整，右手太阳，太阳小肠，心脏小肠，互为表里。
左商左徵，和谐调整，左手阳明，调治上部，阳明大肠，与肺表里。
少徵太宫，左手阳明，调整上部，右角太角，右手少阳，调治下部。
太徵少徵，左手太阳，太阳小肠，小肠心脏，表里关系，调治上部。
众羽少羽，右足太阳，太阳膀胱，肾脏膀胱，互为表里，调治下部。
少商右商，右手太阳，调至下部，桎羽众羽，右足太阳，调治下部。
少宫太宫，右足阳明，阳明胃经，脾与膀胱，互为表里，调治下部。
判角少角，右足少阳，少阳胆经，肝脏胆囊，互为表里，调治下部。
鈇商上商，右足阳明，调治下部，鈇商上角，左足太阳，调治下部。

（二）五行推演，归类呼应

上徵右徵，人群类别，归属火形，对应徵音，五行属性，随之相合。
交互应合，五谷为麦，五畜为羊，五果为杏，经脉之中，手少阴经。
五脏为心，五色为赤，五味为苦，季节为夏，依次相应，呈象应火。
上羽大羽，人群类型，归属水形，五音为羽，五谷大豆，五畜为猪。
五果为栗，经脉相应，足少阴经，少阴肾经，五脏相应，为之肾脏。
五色之中，应合黑色，五味之中，应在咸味，季节之变，应在冬季。
上宫大宫，人群类型，归属土形，五音宫音，五谷为稷，五畜为牛。
五果为枣，经络相应，足太阴经，太阴脾经，五脏之中，应脏在脾。
五色之中，应在黄色，五味之中，应合甘味，季节之变，应为季夏。
上商右商，人群类型，归属金形，五音商音，五谷为黍，五畜为鸡。
五果为桃，经脉相应，手太阴经，太阴肺经，五行归金，季节应秋。
五脏之中，应合肺脏，五色之中，应为白色，五味之中，应在辛味。

上角大角，人群类型，归属木形，五音角音，五谷为麻，五畜为犬。
五果为李，经脉对应，足厥阴经，厥阴肝经，五脏相应，对应肝脏。
五色之中，相合为青，五味之中，应合为酸，季节变幻，应合春季。

（三）五行五音，人以群分

五脏之中，肝脏应角，心脏应徵，脾脏应宫，肺脏应商，肾脏应羽。
五脏六腑，脏腑表里，十二经脉，双手经脉，阴阳表里，交相呼应。
太阴肺脏，阳明大肠，二者表里，少阴心经，太阳小肠，二者表里。
双足经脉，阴阳表里，太阴脾经，阳明胃经，厥阴肝经，少阳胆经。
足少阴经，少阴肾经，足太阳经，太阳膀胱，肾脏膀胱，二者表里。
人以群分，五行相应，大宫上角，两类人群，右足阳明，调经上部。
左角大角，两类人群，左足阳明，阳明胃经，调经上部，调和阴阳。
少羽大羽，右足太阳，调经下部，左商右商，左手阳明，调经上部。
加宫大宫，两种人群，左足少阳，少阳胆经，调经上部，稳定脏腑。
质判大宫，两种人群，左手太阳，太阳小肠，调经下部，平和脏腑。
判角大角，左足少阳，调经下部，大羽大角，右足太阳，调经上部。
大角大宫，两种人群，右足少阳，少阳胆经，调治经络，取其上部。
徵音人群，右徵少徵，质徵上徵，判徵五种，五行归属，归为火形。
角音人群，右角钛角，上角大角，判角五种，五行归属，归为木形。
商音人群，右商少商，钛商上商，左商五种，五行归属，归为金形。
宫音人群，少宫上宫，大宫加宫，左宫物种，五行归属，归为土行。
羽音人群，众羽桎羽，上羽大羽，少羽五种，五行归属，归为水形。

（四）胡须有无，气血影像

妇人无须，冲脉任脉，皆起子宫，向上循行，沿走脊柱，冲脉脉海。
浮行表外，循腹右上，徐徐上行，会于咽喉，别走外行，网络唇口。
血气盛大，充满皮肤，温热肌肉，血独盛大，澹渗皮肤，生出毫毛。
妇女生理，气运有余，内血不足，生理周期，月水来临，数次泻血。
生血不足，冲任二脉，循行周旋，荣泽有处，不荣口唇，故须不生。
勇敢男子，损伤内阴，阴器无力，萎靡不勃，丧失功用，胡须不去。
皇宫大院，内多宦官，独不长须，二者对比，差异甚大，自有缘由。
皇宫宦官，后天阉割，截断宗筋，伤损冲脉，血液狂泻，不复内生。
皮肤肌肉，趋内收结，唇口在外，血不泽润，不得内荣，故须不生。
先天宦者，未尝破伤，不脱内血，然须不生，身体受命，先天后天。

先天不足，任冲惨弱，宗筋不成，有气无血，唇口不荣，故须不生。
圣人明道，通达万物，日月光影，透彻清晰，音声鼓响，闻声知形。
上医治病，视察颜色，黄赤多热，青白少热，色黑病患，多血少气。
美眉俊俏，太阳经脉，血液旺盛，须鬓相连，少阳胆经，血液丰盛。
美须帅气，阳明胃经，血液丰盛，此其时然，望闻辩证，洞悉经脉。
生命常态，经脉气血，太阳经脉，多血少气，少阳经脉，多气少血。
阳明经脉，多血多气，厥阴经脉，多气少血，少阴经脉，多血少气。
太阴经脉，多血少气，气血有数，应合经络，天地之间，天人相应。

六十六、百病始生

（一）三部气运，受累病生

百病始生，究其根源，风雨寒暑，化生淫邪，清湿喜怒，干扰神明。
喜怒失控，多伤内脏，风雨加身，伤身上部，寒湿邪气，伤身下部。
身上中下，三部气运，各有秉承，气性各异，三气受伤，异形别类。
三部气运，各有不同，或起于阴，或起于阳，经受夹持，无常多变。
喜怒失节，过喜伤心，盛怒伤肝，多伤内脏，伤脏病起，源于脏器。
寒湿邪气，突袭虚处，攻击阴尻，下肢双足，病起源处，人体下身。
风雨徐来，历走头部，入住脊背，侵袭虚处，病起发生，人体上身。
三部受累，疾病发生，淫邪扩散，蔓延周身，症候多变，不可胜数。

（二）邪客徐行，变化多样

风雨寒热，化生淫邪，侵袭身体，不得虚处，无空可乘，邪难伤身。
疾风暴雨，卒然盛行，恰逢偶遇，身无虚邪，无以生病，邪不独伤。
虚邪化风，侵袭加身，如影随形，内宿虚邪，两虚相得，客留成形。
风雨寒热，节令气候，顺应发生，身体强健，皮肉坚实，当遇无病。
人身躯体，四时邪气，虚邪作为，夹持身形，参以虚实，大病乃成。
身上中下，分为三部，气行定舍，因处有名，定处逼入，侵扰脏腑。
虚邪入侵，惊触身体，始于皮肤，皮肤舒缓，腠理开启，惊扰毛发。
邪入抵深，深及肌肉，毛发耸立，森然寒栗，触及皮肤，皮肤觉痛。
虚邪客留，留滞不去，持续播散，舍于络脉，络脉客留，痛在肌肉。
肌肉疼痛，大经承载，痛有时歇，客留不去，传入大经，客舍经脉。
滞留经脉，深寒涩涩，经脉无力，彼此交错，惊扰神经，易受惊吓。
邪气隐藏，久留经脉，留舍不去，转侵输脉，邪留输脉，伤及经脉。
手部六经，三阴三阳，经脉不通，四肢疼痛，腰脊僵直，难以屈伸。
邪气萦绕，滞留不去，转侵伏冲，客留脉中，觉身沉重，伴有痛感。
邪气固深，伏冲二脉，久留不去，转侵肠胃，波及肠胃，肠胃受挫。
邪留肠胃，腹部受侵，虚起发胀，多寒滞纳，肠鸣泄泻，五谷不化。
淫邪化热，寒热不合，阴阳失措，大便稀薄，糜烂糟粕，随便排出。

邪舍肠胃，留滞不去，肠胃之外，转侵系膜，留置期间，逼入细络。
邪留脂膜，稽留不去，脉络受邪，血液凝滞，肌肉萎靡，久积成块。
邪气入侵，或留孙络，或留络脉，或留经脉，或留输脉，或留伏冲。
或留脊膂，客留筋带，或留肠胃，或留脂膜，并连缓筋，循变多样。

（三）邪气积聚，有形无形

邪气留滞，结聚孙络，孙络轻浮，走行舒缓，肠胃之间，无以固定。
久积结块，以手按压，结块移动，上下往来，肠胃之间，走行飘忽。
肠胃器官，水液集聚，凑渗注灌，空腔之内，往复来回，濯濯有音。
腹内寒积，腹部胀满，牵引有声，如雷轰鸣，觉感刀刃，切割之痛。
聚集附着，阳明经脉，挟脐盘居，积块形变，饱食益大，饥则益小。
邪气稽留，附着缓筋，似积阳明，积块牵引，饱食则痛，饥则内安。
附着肠胃，膜原之间，疼痛外牵，连于缓筋，饱食则安，饥则疼痛。
邪气积聚，伏冲之脉，按压积块，应手而动，移手挪动，热气下聚。
邪气积聚，肠后筋带，饥则见积，饱则销迹，按压其处，不得积块。
邪气汇聚，着于输脉，输脉通道，闭塞不通，津液走行，上下堵塞。
身体孔窍，内窍干壅，邪气入侵，从外入内，从上至下，病现症状。

（四）体内邪变，久聚成积

积聚始生，得寒聚生，寒厥气运，侵袭足部，走行入胃，久积成块。
寒厥气运，入侵足部，走行小腿，逼入胫骨，胫骨遇寒，血脉凝涩。
寒舍血脉，凉气上行，走行腹部，入行肠胃，肠胃受邪，功能失司。
寒入肠胃，肠胃胀满，䐜胀壅塞，肠外泡沫，汇聚不散，日久成积。
卒然之下，多食五谷，肠内暴满，起居不节，用力过度，累伤络脉。
阳络受伤，血液外溢，外溢衄血，阴络受伤，血液内溢，内溢后血。
肠胃络脉，络脉受伤，血溢肠外，肠外间隙，寒邪客留，互不相让。
肠外淫液，外溢血液，二者相搏，交争相持，并合凝聚，无以散去。
久聚不散，凝聚成块，若无运化，宛若雪球，愈滚愈大，回转无力。
卒然时变，内外寒气，寒邪入侵，逼入脏腑，伤于忧怒，气机上逆。
气运上逆，手足六经，三阴三阳，堵塞不通，温气停滞，无路可行。
阳气不行，血液凝积，蕴藏不散，津液涩渗，着沉不去，久而成积。
深虑担忧，多伤心脏，酷寒交迫，多伤肺脏，忿怒失节，伤在肝脏。
饱醉入房，汗出当风，多伤脾脏，用力过度，汗出沐浴，多伤肾脏。
六邪行外，七情生内，皆可化邪，内外夹攻，三部受累，诱发病生。

察辨痛处，以知呼应，有余不足，补泻得当，顺应天时，谓之至治。

六十七、行针

九针施术，救治病疾，人体血气，各不同形，定经选针，映象各异。
或有病患，医工持针，针未刺穴，精神先动，气行针前，气推经脉。
或有患病，针与气行，针入穴处，气即随至，二者相逢，惟妙惟肖。
或有病患，针已离去，气独行进，或有病患，行刺数次，方有感应。
或有进针，气逆经络，扰乱血脉，或有数刺，病未减轻，病情加剧。
身体重阳，气行旺盛，火热炽烈，熇熇高高，言语善疾，举足善高。
心脏肺脏，气藏盈余，阳气滑利，盛大高扬，精神敏感，易受触动。
进针行刺，针虽未入，神明趋势，精神先动，气即往来，气先走动。
身体重阳，针刺反应，亦有迟钝，身体多阳，多善欢喜，多变多怒。
常怒伤身，怒克正阳，曰颇存阴，阴阳纠缠，离合困难，神不先行。
神行滞后，进针行刺，临针呈状，无神驱气，气不先行，若如常人。
阴阳调和，血气温润，运行滑利，针与气行，二者相逢，针入气至。
针已拨出，惟气独行，阴气盛多，阳气微少，阴气沉降，阳气浮动。
沉降过后，阴气内藏，针虽已出，气随其后，依旧走行，故有独行。
数刺乃知，身体多阴，阳气偏少，气行滞留，数刺之后，方有见效。
针入气逆，气逆数刺，病愈恶劣，用针悟道，知己知彼，洞察透彻。
阴阳二气，浮沉呈势，明辨细察，错失时机，针入救治，异悖针道。

六十八、上隔

气郁停滞，滞留上膈，食饮下入，入则呕吐，入出往复，上膈病征。
寄生虫兮，生长下膈，下膈病症，饮食纳入，昼夜之后，食晬乃出。
喜怒不适，食饮不节，寒温不时，侵袭胃肠，融合五谷，五谷生汁。
化生寒液，寒液流注，走行肠内，肠内虫寒，虫寒集聚，堆叠一处。
身下脘部，肠胃充满，内体膨大，卫气走行，营护失司，邪气留居。
食入五谷，虫上取食，下脘空虚，邪气乘胜，积聚客留，留则化痈。
痈成之后，下脘束收，痈堵管内，一经触碰，疼痛剧烈，难以容忍。
下脘之外，痈堵间隙，痈症外显，疼痛轻微，皮肤发热，燃燃灼烧。
微按痈处，视气走行，先行定针，绕行痈疽，浅刺周傍，稍内益深。
反复行刺，毋过三遍，痈疽移动，察视沉浮，以定深浅，再决进针。
刺后痈疽，必选温熨，令热内入，使热内暖，邪气日衰，大痈化脓。
参依日月，四时气变，勿犯针忌，泻除脓血，安恬澹泊，正气畅行。
佐以酸味，苦味食药，谷物助消，痈即除去，清除病邪，下膈症愈。

六十九、忧患无言

卒然忧愁，怨恨横生，恶气上逆，气道阻塞，声音不彰，言语无音。
咽喉要地，水谷进入，通行要道，喉咙要塞，气行入出，出入通径。
会厌之处，声音成型，塑成门户，口唇之地，声音吐纳，若如门扉。
口内舌头，声音发出，扳机枢要，悬壅垂体，声音通路，关卡守将。
颃颡纵脊，气运分岭，别入口鼻，牙齿横骨，神气所使，调动舌头。
鼻洞涕水，泻而不止，颃颡不开，上下无为，分气失司，涕淌不止。
会厌微小，厌体细薄，发气迅疾，开阖便利，出气容易，进出便利。
会厌肥大，厌体厚笨，开阖困难，出气迟缓，谈吐不利，多有口吃。
卒然无音，寒气入侵，客留会厌，会厌难开，开阖失司，故而无音。
足少阴经，少阴肾经，上系舌根，络齿横骨，终于会厌，盘踞口腔。
针治失音，少阴任脉，两脉泻血，驱除浊气，消除淫邪，通畅经络。
会厌有经，上络任脉，选经任脉，取穴天突，会厌打开，声音乃发。

七十、寒热

寒热瘰疬，生于颈项，至达腋下，鼠瘘化生，寒热毒气，留脉不去。
鼠瘘根源，根源内脏，其末上行，出于颈项，两腋之间，浮留脉中。
寒热毒气，内未挺近，着沉肌肉，邪毒舍表，外化脓血，容易驱除。
救治之时，调治本院，引导其标，以本为主，驱除寒热，弱化淫邪。
明察脏腑，遵循经道，徐往徐来，小如麦粒，一刺见效，三刺治愈。
判决轻重，翻目视察，中藏赤脉，上下走行，贯穿瞳子，脉决生死。
赤脉一条，一年而亡，一条余半，一年半亡，赤脉二条，二年而亡。
二条余半，二年半死，赤脉三条，三年而亡，赤脉贯通，治有转机。

七十一、邪客

（一）谷化三气，各有走行

邪气客入，惊扰身心，寐不入睡，卧不安枕，扰乱脏腑，阴阳失衡。
五谷入胃，化生糟粕，津液宗气，分走三路，各行通路，营润周身。
化生宗气，积会胸中，出走喉咙，贯通心肺，推动呼吸，有序行进。
化生营气，分泌津液，注入血脉，融汇其中，走行血管，以荣四肢。
内走入注，五脏六腑，昼夜之间，行五十周，百刻计数，悄然相应。
卫气走行，气性浮盛，行令彪悍，游走滑利，卫固周身，防御外邪。
卫气在外，先行四肢，分肉之间，皮肤之下，周而复始，无有休止。
卫气白昼，行于阳分，夜行阴分，入于阴分，足少阴经，走行起点。
足部分间，向上徐行，五脏六腑，厥气逆乱，客留停摆，五脏六腑。
卫气走行，独行其外，行走阳分，不入阴分，内外阴阳，交争失衡。
走行阳分，阳气盛大，阳跷脉满，不得入阴，阴虚之际，故目不瞑。
外邪客留，针刺救治，补益不足，泻除有余，调理虚实，通畅经脉。
经道已通，阳气回位，驱除内邪，饮半夏汤，阴阳通畅，卧睡立寐。

（二）半夏方汤，汤有玄妙

壅塞郁堵，决而泄去，经络大通，阴阳合和，半夏助力，奇妙无穷。
半夏汤方，江河之水，流经千里，下游取水，取水八升，置于器皿。
搅和扬动，万遍有余，待水澄清，取水五升，柴薪煎煮，首选芦苇。
待水沸腾，秫米一升，置入药罐，半夏五合，徐入药瓮，缓火煎煮。
蒸腾瓮水，竭减一升，滤去药滓，药汁一杯，每日三次，调和五脏。
病系初起，饮药一下，立刻思睡，服药过后，立卧床榻，汗出病愈。
病发日久，连服三剂，便可痊愈，饮用剂量，随机调整，见效为度。

（三）人地人兮，相呼相应

身体肢节，天地相应，应合天地，天圆地方，头圆足方，人体以应。
天悬日月，人有双目，辨别色相，地分九州，身体九窍，分开若连。
天起风雨，人生喜怒，有常无常，天作雷电，人发声音，波动感知。

天分四时，人长四肢，探测更替，天奏五音，人生五脏，各嗜音律。
天呈六律，人有六腑，传递互通，天时冬夏，人有寒热，相依相克。
天有十日，人手十指，天人相应，言传为媒，领悟奇妙，旨在意会。
辰分十二，人足十趾，男性阴茎，睾丸以应，女子受孕，怀胎补合。
天生阴阳，人有夫妻，一岁计日，三六五日，人体穴位，三六五穴。
地形身形，高低相随，地凸高山，人生肩膝，地陷深谷，人存腋腘。
十二经水，穿行大地，十二经脉，地流泉脉，人持卫气，走行潜伏。
地载茑草，人覆毫毛，密布周身，天有昼夜，人有卧起，交替迎合。
天布列星，人有牙齿，数应星宿，地凸山包，人存骨节，形性感通。
地起山石，人现高骨，多遭风雨，地长林木，人生膜筋，守护体表。
地上村落，人烟聚邑，自成一域，人体肌肉，肌肉强健，多有隆起。
一年一岁，计十二月，人有四肢，每肢三节，计十二节，交相对应。
地历四时，天气恶劣，不生寸草，人遭殊异，身体畸变，终生无子。

（四）经脉走行，多生曲折

人与天地，彼此呼应，持针数次，内针法理，纵针不持，舍针不用。
经脉屈折，行刺入彼，脉气出处，脉气止点，脉气徐缓，脉气迅疾。
脉气行进，别离拐点，离而入阴，别而入阳，脉气别异，针道根基。
手太阴经，太阴肺经，走行起始，大指末端，内屈折行，循沿肉际。
至达本节，抵太渊穴，迟留浮动，外屈折行，徐徐上行，至本节下。
内屈向外，与诸阴络，会于鱼际，太阴少阴，手心数脉，合并入注。
并合脉气，气行滑利，匍匐伏行，手鱼骨下，屈向外侧，外出寸口。
寸口上行，至肘内侧，大筋之下，入住其间，内屈向内，上行臂臑。
臂臑内侧，入走腋下，曲折相内，抵达肺脏，顺行逆数，多有屈折。

（五）心经心包，相依相守

心主经脉，手厥阴经，厥阴心包，走行起始，手部中指，指尖末端。
屈向内侧，循沿中指，内侧上行，留于掌中，伏行两骨，中食指间。
屈走向外，前臂掌侧，两筋之间，腕部关节，骨肉之际，气行滑利。
离腕上行，三寸之处，屈而向外，出行走向，两筋之间，上至肘内。
徐行入住，小筋下方，迟留之处，两骨交会，上入胸中，内络心脉。
手少阴经，少阴心脉，人体心脏，五脏六腑，居位君主，主宰生命。
五脏心脏，客舍神明，脏壁坚固，外邪入侵，邪不能入，客留心脏。
若有客留，容纳邪气，必伤心脏，心伤神离，神不守舍，神去则亡。

诸邪客留，留存心脏，皆心包络，心有包络，心主之脉，外绕大脉。
心脏实质，搏击跳动，不可休止，外邪入侵，心包替代，心无腧穴。
少阴心经，经络走行，四肢浅表，心脏不病，独经走行，掌后锐骨。
余脉出入，屈折迂回，脉行徐疾，入手少阴，心主厥阴，脉行呈象。
经穴选定，气运虚实，疾徐以取，充实用泻，衰弱以补，逆顺有序。
调和顺逆，盛者泻取，虚者补益，邪气驱除，固坚真气，顺应天序。

（六）针法针道，针神合一

持针手法，纵舍术法，比先明知，十二经脉，本末有处，前后通途。
皮肤肌表，寒热有变，脉象变化，或盛或衰，或滑或涩，阴阳归属。
脉象多变，滑而盛大，病情日重，脉象虚弱，搏动微细，病久不愈。
脉象洪大，大而并涩，为痛痹症，阴阳如一，不可分辨，病危难治。
发病之时，胸腹四肢，尚留积热，病有余意，内热退去，病已治愈。
察验肌肉，以定坚脆，寒温燥湿，持按尺脉，脉象呈变，大小滑涩。
视目五色，五色五脏，一一对应，以知五脏，判定脏性，决断轻重。
望察血脉，审辨颜色，五色之变，应合病候，寒热痛痹，熟知于心。
持针敬畏，身姿端正，心神安静，专注一处，先知虚实，定刺徐疾。
进针之际，左手循按，沿骨走行，右手循经，针与肌肉，互不纠缠。
欲用泻法，进针行刺，务求端正，欲用补法，封闭针眼，保存真气。
辅针导气，通畅经络，驱除邪气，真气得居，正邪交争，正气胜出。

（七）人体八虚，邪气易留

邪气入侵，腠理开启，分肉之间，顺走纹理，审查肌表，正定穴处。
徐徐进针，不偏不邪，心身合一，内神不散，邪气离去，正气留存。
人体八虚，以候五脏，肺心有邪，气留两肘，肝有邪客，气流两腋。
脾有淫邪，气留两髀，肾有淫邪，气留两腘，肘腋髀腘，皆为凹处。
两肘两腋，两髀两腘，凡此八虚，机关要室，真气过往，血络游走。
八虚要处，通行要塞，关卡重地，邪气恶血，不得根固，不可住留。
住留日久，必损筋带，伤害脉络，骨节机关，屈伸不利，多发痀挛。

七十二、通天

（一）阴阳呈象，人分五类

人有阴阳，有人归阴，有人归阳，天人相应，形性应合，变化多样。
天地之间，六合之内，不离于五，五行立论，人亦应合，相生相变。
阴阳为基，化生五类，太阴之人，少阴之人，太阳之人，少阳之人。
阴阳平和，平和之人，各具形性，筋骨气血，化生七情，各呈别异。
太阴之人，贪婪不仁，貌似谦虚，谦下忠厚，实则卑微，贪欲钱财。
不吝付出，好收恶出，抑压内心，不务时势，执行任务，行在人后。
少阴之人，贪图小利，多生贼心，见人不幸，常若有得，占取便宜。
好伤害人，见人获荣，气恨烦恼，心生妒忌，无有感恩，重利薄义。
太阳之人，洋洋自得，好高骛远，喜言大事，志高才疏，夸夸其谈。
志在四方，无有举措，少虑是非，刚愎自用，做事虽败，常无悔意。
少阳之人，处事谨慎，自贵其位，官位小小，居高自宣，寻求存在。
好为外交，高看外人，疏远亲属，不明己身，趋之若鹜，定力不足。
阴阳和合，和平之人，日常平素，内心安静，无为无我，内无恐惧。
心气欣然，婉然顺物，不贪不争，顺应时势，敬畏天地，中和人事。
虽居高位，尊上爱下，说服教育，感化众人，政令刑罚，鲜有取用。

（二）五行五群，各有侧重

阴阳为基，人分五类，善用针艾，视人五态，盛者泻去，虚者补益。
太阴之人，多阴无阳，阴血重浊，卫气涩滞，阴阳相处，二气不和。
人体形性，筋带舒缓，皮肤肥厚，驱除病疾，不用疾泻，不能祛邪。
少阴之人，多阴少阳，胃小肠大，脏腑之中，六腑失和，联动失司。
足阳明经，阳明胃经，脉气细微，手太阳经，太阳小肠，脉气洪大。
少阴之人，治时审慎，稍有偏差，血易亏脱，气易虚败，血气双亏。
太阳之人，多阳少阴，必谨调理，不可脱阴，可泻其阳，阴阳平衡。
内阳大脱，易得狂症，阴阳皆脱，营卫无力，突然暴亡，不省人事。
少阳之人，多阳少阴，经脉微小，络脉庞大，血脉在内，气脉在外。
发病救治，充实阴经，微泻阳经，独泻阳络，阳气匮缺，中气不足。

阴阳和合，和平之人，阴阳二气，相处平和，病生救治，调和血脉。
观微阴阳，视辨邪正，察看容色，病症对待，阴阳二气，衡量趋平。
审查偏差，有余不足，盛则泻去，虚则补益，不盛不虚，以经取穴。

（三）五人五态，折射身心

调和阴阳，判别五态，五态呈象，相遇非故，卒然偶会，多有外显。
众人类属，不知五态，众人有分，五五相乘，二十五人，五态除外。
太阴之人，肤色黑黑，伪装颇深，故作谦卑，亲昵他人，掩盖内心。
实则不然，内心阴险，神采高大，临临长大，未有佝偻，腘窝弯曲。
少阴之人，貌似清正，行为诡异，鬼鬼祟祟，冥顽不化，阴险狠毒。
站立不稳，心有杂念，躁动不安，走路之时，身体下伏，欲窃时机。
太阳之人，道貌昂扬，昂首挺胸，神色飞扬，意气风发，膝腘似折。
少阳之人，站立呈状，头颅高仰，行走前行，摇晃身子，肘臂背后。
阴阳和合，和平之人，相貌美好，性情和顺，待人温恭，和颜悦色。
慈目善眼，精神爽朗，神清气爽，思路清晰，谈吐尔雅，皆曰君子。

七十三、官能

（一）九针进针，谨遵道法

九针法道，知识浩瀚，囊括万象，融汇贯通，立经传世，造福后人。
用针至理，必知形气，形体胖瘦，气行所在，血液盈缺，虚实所在。
左右上下，体位区别，阴阳表里，平衡偏移，血气多少，血亏丰盛。
经脉走行，行路逆顺，出入会合，邪气恶血，明确判定，谋伐得当。
结聚居处，散结知法，亡补亏虚，泻去实邪，上下气门，前后通畅。
气海血海，髓海谷海，阴阳呈象，虚实互变，四海通明，明其存生。
寒热淋露，侵袭身体，经久不愈，身体羸弱，寒邪别行，输运异处。
寒邪蔓延，入住腧穴，审慎调气，明晰经隧，左右脉络，尽知通会。
寒热二气，相遇交争，合而调理，虚实相邻，疏通隘口，知决而通。
左右不调，手法选取，沿经爬行，深明逆顺，选经定穴，乃可知治。
阴阳呈象，无有偏移，二气平和，脏腑和顺，营润周身，病已近愈。
审察本末，察验寒热，知邪客舍，纵有万刺，无有贻误，谨遵道法。

（二）针法灸法，各彰所长

十二经脉，井荥腧经，合五腧穴，明晰五腧，针刺救治，徐疾有章。
经络走行，屈伸出入，走行通路，皆有条理，人体阴阳，合于五行。
五脏六腑，气血津液，各秉所藏，脏腑对应，互为表里，交互相映。
春夏秋冬，四时更替，化生八风，寒暑燥湿，各有归属，阴阳相合。
人体头面，阴阳五行，各居其位，合象鼻部，五脏六腑，各呈色相。
身体疼痛，上下左右，察辨痛处，辨别色相，知气寒温，定经走行。
审察尺肤，尺泽穴处，至达寸口，寒温滑涩，知患病苦，疾病归属。
膈分上下，触摸上下，知气所存，经络走行，先得其道，上下走行。
取穴术道，贵在精当，准确定要，徐徐进针，稍顷内留，正气随行。
大热居上，针刺手法，推引下行，病邪走行，由下迫上，引针散邪。
疾病临下，望闻问切，视前病痛，追根溯源，定经选穴，治在本源。
寒烈呈象，留于体表，留针内热，徐徐补益，寒邪居内，留针以泻。
寒邪内积，集聚不散，针刺治疗，无所作为，更换策略，灸法治疗。

上气不足，推补手法，引导上行，下气不足，留针招气，正气积聚。
阴阳皆虚，气血亏损，阴不摄阳，阳不护阴，疾病发生，当以灸治。
厥逆甚寒，骨侧肌肉，萎缩下陷，寒越膝盖，下陵三里，施以灸法。
阴络走行，所经之处，寒邪停留，客留其内，针推散寒，驱除寒邪。
经脉下陷，无有生机，治以灸治，脉络结聚，坚实紧收，灸治除结。
患者病生，麻木不仁，无有疼痛，不知所苦，两跷经下，定取两穴。
阳跷脉处，交会申脉，阴跷脉处，照海之穴，男阴女阳，熟知所禁。

（三）天地玄妙，生命多彩

针治疗病，进针刹那，行刺取法，阴阳呈象，虚实交变，定格准基。
天地呈象，上视天光，日月星辰，运行规律，下察地气，变化顺序。
四时八节，明辨正气，审察邪气，审察虚实，防护得当，无犯邪气。
气候恶变，风雨霜露，袭击身体，乘虚偷入，治不胜邪，反遭其殃。
洞察天忌，彻悟针意，针意心法，法于上古，取经悟道，验于来今。
观察生命，窈冥微妙，通达无穷，深隐难现，通晓明鉴，不忘初心。
身体形变，恍恍惚惚，神若飘离，莫知其形，不明虚实，医工大忌。
邪气中人，瑟缩寒颤，形色失变，正邪二气，必有交合，并气侵袭。
正邪二气，侵袭轻微，气色显露，机体感觉，恍惚不定，感觉多样。
若有若无，若亡若存，有形无形，游走其间，居无定处，莫知其情。
良工取气，乃救萌芽，下策救治，病发已成，病征明显，方欲救治。

（四）用针术道，心针合一

进针救治，邪气客留，知气所在，穴位孔穴，守护门户，善调气脉。
虚实辨析，补泻得当，进针快慢，所取穴处，皆在心神，针心合一。
泻取圆针，直抵病处，捻而转动，脉气运行，疾入徐出，邪气随出。
进针直入，直迎气运，摇阔穴孔，邪气沿孔，迅速扩散，气出病愈。
补必用方，相外牵引，牵动皮肤，令当其穴，左引枢要，右推肌肤。
左右用力，皮肤平展，微旋徐推，姿势端庄，精神安静，坚心不催。
无有懈怠，气至穴处，微留其针，气已下行，迅疾出针，按压穴位。
穴位门户，盖遮外门，真气留存，正气充盈，用针之要，针神合一。

（五）善为医工，扬长避短

针道玄妙，德厚传经，非其勿言，各得其人，各挥其能，能明其事。
人各有异，各有所长，习医治病，各有其长，扬长避短，异曲同工。

聪慧目明，可使视色，色候辨病，聪耳之人，可使听音，以声辨病。
言语敏捷，善言沟通，疏解心结，可使传论，开导病患，心理治疗。
温和恬静，语缓安静，心灵手巧，针艾术道，博学深悟，调理气血。
针艾救治，调理逆顺，洞察阴阳，辨清虚实，兼用圣方，多方救治。
柔筋缓节，心气和调，深悟脉气，传授气功，导引行气，驱除病患。
嫉妒刻薄，华语轻人，内藏恶气，传其心法，咒符行令，驱邪治病。
指甲粗糙，下手狠毒，多生事端，善伤他人，按压推揉，缓积舒痹。
各有所长，各得其所，各得其能，方乃可行，敬畏天地，扬长避短。
不得其人，其功不成，其师无名，得其人言，非其勿传，因人而异。
人各有异，可先验察，手劲力大，置龟器皿，可使按龟，按压其上。
连续按压，五十日过，龟命而亡，手力不狠，龟命无恙，复生如故。

七十四、论疾诊尺

（一）尺肤异变，折射病疾

弗望气色，无持脉象，独察尺肤，从外知内，判知病源，言表病疾。
尺肤缓急，小大滑涩，肌肉坚脆，各有呈象，映像阴阳，定病形性。
目窠上方，微生壅肿，精神气色，若如起床，恍恍惚惚，精神萎靡。
颈部动脉，搏动剧烈，时有咳嗽，按压手足，不复弹回，风湿水肿。
尺肤滑腻，肌表淖泽，谓之风病，尺肉枯槁，嗜卧乏力，寒热虚劳。
尺肤滑泽，谓之风病，涩不滑腻，谓之风痹，皮枯若鳞，水洗饮症。
尺肤热烈，脉象盛躁，谓之湿病，脉象甚大，大而滑利，汗出征兆。
尺肤寒瑟，脉象微小，泄利气虚，尺肤炬燃，先热后寒，寒热病症。
尺肤先寒，寒涩日久，寒涩过后，皮肤有热，寒热交替，映象体内。
双臂发热，发热居处，折射身体，彼此呼应，肘部独热，腰上发热。
手现独热，腰下以热，肘前独热，胸膺前热，肘后独热，肩背后热。
臂中独热，腰腹内热，肘后皮肤，粗糙褶皱，其下生热，肠中有虫。
掌中有热，腹中内热，掌中觉寒，腹中内寒，鱼际青脉，胃中有寒。
尺肤炬燃，人迎脉大，呈象失血，尺肤坚紧，人迎脉微，身体气虚。
气虚之人，内心烦满，气息紊乱，上下不接，病愈加重，危及生命。

（二）目脉呈象，映像脏腑

双目为窗，全息投影，双目色赤，病源心经，双目色白，病在肺经。
双目青苍，病起肝经，双目色黄，病发脾脏，双目枯黑，病在肾脏。
双目色黄，杂色嵌合，颜色混杂，不可言名，无以判定，病在胸中。
诊察目痛，赤脉走行，折射经络，走行起止，方向别异，病经有别。
从上走下，太阳经病，从下走上，阳明经病，从外走内，少阳经病。
诊察寒热，赤脉走行，上下行进，至达瞳子，赤脉一条，一年后亡。
赤脉呈象，一条余半，一年半亡，赤脉二脉，二年之后，多有身亡。
赤脉呈象，两条余半，二年半后，多有身亡，赤脉三条，三岁后亡。
诊龋齿痛，抚摸手足，阳明经络，手大肠经，足部胃经，折射热邪。
脉象太过，过则独热，居左左热，居右右热，居上上热，居下下热。

诊察血脉，浅表络脉，显象红赤，体内多热，呈象多青，多生疼痛。
呈象多黑，久痹症状，多赤多黑、多青皆见，身体内部，寒热交争。
身体疼痛，肤色微黄，齿垢沉黄，爪甲着黄，肝脏失司，谓之黄疸。
多好睡卧，小便黄赤，脉象小微，搏动滞涩，久而久之，不思进食。
身患病疾，寸口人迎，脉象小大，浮沉起伏，趋向等同，病难治愈。
女性脉象，手少阴经，少阴心经，脉动甚烈，搏动彰显，妊娠脉象。
婴儿患病，头毛逆上，危及生命，耳间青脉，暴起作痛，肌肉抽搐。
大便飧泄，赤瓣不化，脉象微小，手足厥寒，病情危重，疾难治愈。
婴儿飧泄，脉象细小，手足温暖，食物不化，随便排出，泄病易治。
四时气变，寒暑交争，胜败之下，物极必反，重阴必阳，重阳必阴。
阴阳二象，阴者主寒，阳者主热，阴阳之变，寒极则热，热极则寒。
冬伤于寒，春生热病，春伤于风，夏泄肠僻，夏伤于暑，秋生咳疟。
秋伤于湿，冬生咳嗽，四时有序，寒热变化，交争胜败，惟气传递。

七十五、刺节真邪

（一）振埃刺法，刺有玄妙

刺有五节，一曰振埃，二曰发矇，三曰去爪，四曰彻衣，五曰解惑。
振埃刺法，阳邪冲逆，行刺之处，四肢皮肤，外经经穴，治疗阳病。
振埃用法，阳气大逆，上满胸中，胸中闷胀，呼吸定息，双肩耸拉。
大气逆上，气喘吁吁，坐卧不安，厌恶埃烟，吸入哽噎，不得喘息。
振埃针法，针刺之后，疗效显著，刹那之间，立竿见影，弹落尘埃。
气逆咳嗽，振埃针法，取天容穴，不得伸展，胸中疼痛，取廉泉穴。
取天容穴，进针深度，无过一寸，取廉泉穴，面部血色，变色即止。

（二）发矇刺法，玄妙至极

发矇刺法，六腑穴位，针刺除病，病发根缘，耳无所闻，目无所视。
发矇针刺，用针奇妙，针刺约法，效用极致，用针于心，通达神明。
口说书卷，言语表达，文字记录，玄妙无极，出神入画，犹不达意。
疾病发生，耳无所闻，目无所见，发矇针刺，必在日中，刺听宫穴。
针感触及，直中瞳子，耳闻声音，治疗病疾，听宫穴位，刺在输穴。
声闻于耳，针刺驱邪，手坚按鼻，两鼻孔窍，疾而仰卧，声应合针。
目不转睛，聚精会神，全神贯注，取穴施治，针到病除，神明相助。

（三）针刺关节，疏通经络

针刺关节，疏通支络，亦言去爪，人体关节，上下联动，协同运动。
人体腰脊，周身之内，谓大关节，大腿小腿，支持管控，趋步行走。
男性阴茎，生殖器官，人体之中，身体机要，阴精守候，津液通道。
饮食不节，喜怒不时，津液内溢，流注阴睾，血道不通，隐睾膨大。
与日俱增，阴睾胀大，胀满下坠，俛仰不便，趋步偏走，前行困难。
阴囊水液，积满为患，上通下泄，不能自如，银针砭石，泻除积液。
阴囊硕大，形不可匿，下衣虽长，不得遮蔽，去除病疾，名曰去爪。

（四）刺节彻衣，驱除腑邪

刺节彻衣，彻衣刺法，尽刺诸阳，六腑别络，无有定位，补泻内邪。
阴气不足，多生内热，阳气有余，多有外热，两热相搏，体热盛大。
体热洪大，威逼肌表，若如怀炭，体表肌肤，畏怕绵帛，不可近身。
端坐之下，亦恐着席，腠理闭塞，内热蓄积，汗不外出，淤闭体内。
舌焦唇枯，喉干嗌燥，饮食难辨，五味色香，不辨美恶，味觉失敏。
阳气有余，阴气不足，尽刺诸阳，未有常处，以泄热邪，阴阳平衡。
取手太阴，太阴肺经，天府穴位，足太阳经，太阳膀胱，大杼穴位。
天府大杼，选定二穴，针刺三次，选经定穴，太阳经络，再刺中膂。
取穴除热，足手太阴，补二经络，去汗保气，热去汗稀，效若彻衣。

（五）刺节解惑，调和阴阳

刺节解惑，解惑之法，调和阴阳，泻其有余，补益不足，转变虚实。
大风盛行，中伤身体，血脉偏虚，虚者病患，正气不足，实者邪盛。
肢体感觉，此轻彼重，身体倾斜，不相协调，屈曲难伸，活动不便。
神志迷惑，不知东西，不辨南北，乍上乍下，反复不定，颠倒无常。
泻其有余，补其不足，阴阳平和，恢复正常，用针若此，疾于解惑。

（六）针刺五邪，固本扶阳

针刺五邪，五邪症候，归于症状，病有痈肿，有属实症，有归虚症。
有属热症，有归寒症，五种症候，谓之五邪，五邪形性，针刺各异。
针刺五邪，刺约五章，瘅热病状，消灭热邪，痈肿集聚，消散痈肿。
寒痹症状，益气温通，小邪客留，逐增阳气，实邪内积，排除邪气。
凡刺痈邪，莫迎陇出，陇出痈聚，慎用泻法，缓和调理，耐心救治。
痈肿发生，不得化脓，别道更行，不安处所，别处选穴，旁路祛邪。
痈肿定位，阴阳经络，走行过痈，取经腧穴，输泻得当，泻除淫邪。
凡刺实邪，实邪发展，日益减小，泄夺有余，补益内虚，虚实相平。
针刺实邪，往来通路，予以攻击，针除邪气，肌肉相亲，交互联动。
邪气除尽，真气返还，停针以刺，针刺枢要，刺诸阳经，分肉之间。
凡刺虚邪，正气日增，补益不足，虚邪有势，对比牵制，无有其害。
视虚所在，气行来路，察探边界，远近气脉，集结于此，无其外泄。
补益不足，刺选补法，不可太过，过损正气，针刺之要，分肉之间。
凡刺热邪，热邪散去，出游不归，肌肤转凉，热邪不返，病乃消除。

疏通经络，开辟门户，热邪散去，寒热得体，阴阳平和，病乃愈好。
凡刺寒邪，身体内气，日渐转温，徐往徐来，除去寒邪，招引神气。
进针完毕，密闭针孔，气不外散，虚实调和，二者平稳，真气牢固。

（七）九针行刺，天人合一

针刺五邪，九针选用，针刺痈肿，选用铍针，针刺实邪，配用锋针。
针刺虚邪，用圆利针，针刺热症，选用镵针，针刺寒症，巧用毫针。
人与天地，交相呼应，四时变化，相合相附，人参天地，比拟疾病。
地势低洼，沼泽之地，上生植物，芦苇蒲黄，观知形气，可知积水。
阴阳之变，寒暑往来，炙热烘烤，时雨不济，根茎缺水，根系不荣。
阳气在外，皮肤舒缓，腠理开启，血气衰减，汗液大泄，皮肤淖泽。
天寒地冻，河水结冰，身体相应，阳气蛰伏，隐匿其中，躲藏隆冬。
久历风寒，皮肤致密，腠理闭和，汗不外出，血气强悍，肌肉坚涩。
术不逢时，善行舟船，不能往冰，善穿地穴，凿子无为，击冰成洞。
善用针法，上应天时，下合地气，中通人事，规避四厥，灵活应时。
血脉呈象，凝结坚搏，不相往来，不易用针，柔和凝结，助力通畅。
善行舟楫，必待天温，冰释冻解，舟行水上，坚冰融化，地可凿穿。
人体血脉，亦然相应，治疗厥逆，必先熨运，调和经脉，上下通畅。
手掌腋下，肘部脚踝，颈项脊柱，熨烫调治，温热助推，血脉畅行。
火气无形，助推通畅，血脉走行，后视其病，脉象淖泽，刺而平和。
脉象坚紧，实邪破散，厥逆之气，下行散去，停止用针，谓之解结。

（八）针灸行道，重在调气

针灸行道，重在调气，水谷入胃，化生为气，气积胃内，通达营卫。
营卫二气，各行其道，内外交通，遥相呼应，润泽守护，生命有序。
宗气走行，留舍气海，气海膻中，下注气街，上走于肺，上下相通。
厥寒气运，凝聚于足，宗气不下，脉中血液，凝而留止，不可前行。
熨烫经络，走行气血，以热助气，以气推经，经通用针，方见奇效。
进针之际，必先察证，经络实虚，切而循行，按而弹之，视其动静。
明察动静，乃后取经，以经定穴，定穴准确，进针得当，逆顺当时。
三阴三阳，六经调和，身体无病，虽有病疾，调整经络，病可自愈。
经络走行，上实下虚，上下不通，横络邪盛，加持大经，大经不通。
大经堵塞，视而针刺，进针以泻，泻除内邪，上下通畅，解除结聚。
腰上冷寒，腰下泛热，刺足太阳，太阳膀胱，颈项穴位，久留其针。

进针已刺，熨运颈项，两侧肩胛，令热下行，上下相合，推热上行。
上热下寒，视察虚脉，脉气不足，损伤他络，选经定穴，针刺穴位。
阳气下行，热驱下寒，寒热合和，交互协调，停止进针，引热下行。
身体狂热，遍及周身，幻视妄听，言不搭调，视足阳明，阳明胃经。
大络取经，虚者补益，血实泻除，病者仰卧，两手四指，挟按人迎。
人迎动脉，久持按压，卷切推揉，下至缺盆，反复多次，热去停止。

（九）一经受累，呈象十变

十二经络，任一经络，邪气入侵，经脉失司，病生十类，各有症状。
或痛或痛，或热或寒。或痒或痹，或身麻木，变化无穷，皆邪所为。
人体真气，秉承于天，并合谷气，充盈身体，守护内外，阴阳平和。
正气到来，亦曰正风，八方来风，和于四时，风力温和，非实非虚。
邪气虚风，贼伤人体，中人亦深，扰乱功能，身体难安，不能自去。
正风袭来，伤人亦浅，气来柔弱，不胜真气，若遇正气，自然消退。
虚邪伤人，身体寒颤，瑟瑟发抖，毫毛竖起，腠理开启，借势而入。
侵入至深，内搏于骨，伤害股骨，成之骨痹，伤害筋带，则为筋挛。
客留脉中，血液受邪，粘稠生浊，多有瘀滞，流畅不通，形成为痈。
虚邪侵入，留存肌肉，恰逢卫气，正邪相搏，阳邪偏盛，多生热症。
阴邪偏盛，逼走真气，真气亏虚，多生寒症，寒邪盛大，多生阳虚。
虚邪入侵，邪伤皮肤，邪气外散，腠理开启，惊扰毫毛，邪气往来。
邪气往来，皮肤瘙痒，留而不去，多发痹症，卫气受阻，肢体麻木。

（十）正邪相博，邪无定处

虚邪盛行，攻击身体，入侵一侧，侵入至深，内犯荣卫，荣卫衰弱。
真气离去，邪气独存，伤身至重，半身不遂，邪气入浅，半身偏痛。
虚邪侵袭，入于身体，根植固深，寒热相搏，久留不去，病生多变。
寒胜其热，久寒不消，触伤骨骼，骨骼疼痛，肌肉失营，枯萎失荣。
热胜其寒，肌肉腐烂，化生脓液，内伤在骨，内伤骨骼，形成骨蚀。
中伤在筋，筋屈不利，僵直呆板，邪气久居，久居不去，发为筋溜。
外邪入侵，化生结聚，气归聚点，卫气滞留，不得往返，津液滞纳。
久滞津液，化生痈肿，生以肠瘤，数年乃成，以手按压，肠瘤柔软。
肠瘤不散，凝结变性，日复一日，叠加聚居，内生变质，手按多硬。
病邪结聚，深伤骨骼，邪气附骨，骨与气并，逐日益大，多生骨溜。
病邪结聚，中上肌肉，宗气趋行，归于结聚，邪深根留，留而不去。

若有内热，化生脓液，无生内热，多生肉瘤，邪无定处，病常有名。

七十六、卫气行

（一）卫气走行，白昼阳分

卫气行运，随时循行，一年之中，计十二月，一日之内，十二时辰。
子为北方，午定南方，南北为经，卯为东方，酉定西方，东西为纬。
东西南北，各陈七星，四七相乘，天宇周环，二十八宿，摆阵天空。
东方房宿，西方昴宿，连线谓纬，北方虚宿，南方张宿，连线谓经。
房宿毕宿，之间为阳，昴宿心宿，之间为阴，阳主白昼，阴主黑夜。
卫气运行，一日一夜，游走身体，五十周次，日昼走阳，黑夜行阴。
白昼运行，二十五周，黑夜运行，二十五周，环绕五脏，守护脏器。
平旦之际，行阴止停，阳气浮出，现于双目，双眼睁开，上行头巅。
循沿颈项，走行经脉，足太阳经，太阳膀胱，循背下行，小趾末端。
双目外眦，其一分支，下行走沿，手太阳经，至手小指，末端外侧。
双目锐眦，其二分支，走足少阳，少阳胆经，小趾次趾，入注其间。
其三分支，上行循沿，手少阳经，少阳三焦，下行止停，小指末端。
其三别支，上行耳前，合于颔部，颔部下巴，下巴经脉，走行其中。
并足阳明，阳明胃经，穿越颈项，联络脾胃，下行足背，入五趾间，
散行分支，耳下走行，手阳明经，阳明三焦，入走大指，注入掌中。
卫气至足，入注足心，出走内踝，下行阴分，复合于目，故为一周。
卫气运行，白昼之内，走行阳分，联络六腑，交互相应，守护身体。

（二）太阳行移，卫气相随

太阳行移，一个星宿，天人相应，卫气运行，一周有余，十分之八。
日行二宿，卫气运行，三周有余，十分之六，依次类推，交相呼应。
日行三宿，卫气五周，十分之四，日行四宿，卫气七周，十分之二。
日行五宿，人体卫气，运行九周，日行六宿，卫气十周，十分之八。
太阳行移，日行七宿，人体卫气，运行走行，十二周余，十分之六。
太阳运行，行十四宿，卫气运行，二十五周，其外有余，十分之二。
卫气行运，白昼之中，走行阳分，入至黑夜，卫气行运，走行阴分。
卫气走行，始入阴分，惯常有序，足少阴经，少阴肾经，注于肾脏。

肾注于心，心注于肺，肺注于肝，肝注于脾，脾脏卫气，复注肾脏。
五脏接替，走行一周，交替往复，走行星宿，融合其中，与之对应。
太阳行移，夜行一宿，卫气行运，人体阴脏，一周有余，十分之八。
依次类推，亦如白天，卫气行运，伦比阳分，二十五周，重会于目。
卫气行运，白昼阳分，黑夜阴分，一日一夜，五十周次，完整定数。
走行有余，十分之二，周脏相应，十分之二，起卧有时，早晚相应。

（三）卫气行运，针刺应时

人体卫气，走行身体，上下往来，无有休止，迎合气候，呼应进针。
春秋冬夏，春分秋分，夏至冬至，各有分理，分有多少，日有长短。
盈亏变化，自有规律，昼夜分界，平旦寅时，夜尽为始，以此为纪。
漏水计时，一昼一夜，水下百刻，二十五刻，半日之度，如此不已。
日入西山，白昼结束，黑夜开始，随日长短，气行阴阳，辨别进刺。
气行阴阳，谨候其时，用针当时，病有愈期，失时反异，百病不治。
刺其实症，气来至时，刺之以泻，刺其虚症，气离而散，刺其补益。
气生存亡，以候虚实，进针以刺，谨候气运，应时而刺，谓曰逢时。
病发三阳，必候气运，阳分进刺，病起三阴，必候其气，阴分而刺。

（四）漏水计时，卫气走行

漏壶计时，水下一刻，卫气走行，手足太阳，太阳小肠，太阳膀胱。
水下二刻，卫气走行，手少阳经，少阳三焦，足少阳经，少阳胆经。
水下三刻，卫气运行，手阳明经，阳明大肠，足阳明经，阳明胃经。
水下四刻，卫气走行，在之阴分，水下五刻，出阴入阳，手足太阳。
水下六刻，卫气走行，手少阳经，少阳三焦，足少阳经，少阳胆经。
水下七刻，卫气行运，手阳明经，阳明大肠，足阳明经，阳明胃经。
水下八刻，卫气走行，在之阴分，水下九刻，手足太阳，走行期间。
水下十刻，卫气走行，手少阳经，少阳三焦，足少阳经，少阳胆经。
下十一刻，卫气运行，手阳明经，阳明大肠，足阳明经，阳明胃经。
下十二刻，卫气运行，在之阴分，走行五脏，五脏徐行，交替进行。
下十三刻，卫气走行，手太阳经，太阳小肠，足太阳经，太阳膀胱。
下十四刻，卫气走行，手少阳经，少阳三焦，足少阳经，少阳胆经。
下十五刻，卫气运行，手阳明经，阳明大肠，足阳明经，阳明胃经。
下十六刻，卫气运行，步入阴分，水十七刻，卫气走行，手足太阳。
下十八刻，卫气运行，手少阳经，少阳三经，足少阳经，少阳胆经。

下十九刻，卫气走行，手阳明经，阳明大肠，足阳明经，阳明胃经。

下二十刻，卫气运行，走行阴分，二十一刻，卫气走行，手足太阳。

二十二刻，卫气走行，手少阳经，少阳三焦，足少阳经，少阳胆经。

二十三刻，卫气运行，手阳明经，阳明大肠，足阳明经，阳明胃经。

二十四刻，卫气走行，在于阴分，二十五刻，气在太阳，半日之度。

漏水计时，二十五刻，半个白昼，卫气运行，走行脏腑，行运其中。

太阳运行，起始房宿，止于毕宿，两宿之间，历经走行，十四星宿。

白日之中，漏水计数，下五十刻，黑夜之中，昂宿心宿，亦十四宿。

白昼黑夜，太阳周历，历经走行，二十八宿，漏水下行，共五十刻。

太阳运行，走行一宿，漏水计时，下三刻余，七分之四，顺次走行。

太阳周行，至一星宿，卫气运行，手足太阳，至于二经，往返不休。

太阳运行，星宿区间，走行其一，卫气运行，三个阳经，外加阴分。

卫气运行，无有休止，天地之间，同其纲纪，纷纷繁繁，终而复始。

一昼一夜，漏水计时，下有百刻，人体卫气，运行走遍，五十周次。

七十七、九宫八风

（一）太一气运，移行变化

太一气运，起始常行，冬至之日，居位正北，居叶蛰宫，四十六日。
期满次日，移行方位，东北方位，居天留宫，四十六日，期满移行。
期满次日，正东方位，居仓门宫，停留时间，四十六日，期满移行。
期满次日，东南方位，居阴洛宫，客留入住，四十五日，期满移行。
满期次日，正南方位，居在天宫，四十六日，客居其位，期满移行。
日满次日，移行走向，西南方位，居玄委宫，四十六日，期满移行。
日满次日，移行走向，正西方位，居仓果宫，四十六日，期满移行。
移行走动，西北方位，居新洛宫，四十五日，日满次日，复居叶蛰。
太一气运，每日出游，冬至之日，居叶蛰宫，居住府邸，频频更换。
一至九日，不时迁移，更换居处，九日回归，复返归一，回于坎位。
太一气行，移动变化，常如此状，不断轮回，终而复始，无有休止。
太一气运，日移变幻，方位转换，过宫交接，天象应合，风雨相随。
过宫当日，风雨相随，谓之吉日，风调雨顺，黎民安康，少有病疾。
风雨早至，年内气象，多有降雨，风雨迟至，年内缺雨，多有干旱。

（二）太一居位，大道至简

太一气运，冬至之日，居叶蛰宫，天气异变，占卜吉凶，应位在君。
太一之气，春分之日，居仓门宫，天气异变，占卜吉凶，应位在相。
太一之气，移行居住，中宫之日，天气异常，占卜吉凶，应司在吏。
太一之气，秋分之日，居仓果宫，天气异变，占卜吉凶，应职在将。
太一之气，夏至之日，居上天宫，天气异变，占卜吉凶，应象百姓。
谓之异变，太一气运，居于五宫，当日呈象，疾风折木，飞沙走石。
太一气行，居住之宫，主应方位，时令变化，占卜时运，趋吉避凶。
太一气行，居住方位，风来方向，二者呼应，彼此相合，谓曰实风。
实风行令，万物生机，敦促萌发，加快生长，催生发育，顺应时令。
太一方位，风向相冲，谓之虚风，侵扰身体，损伤万物，萧瑟枯萎。
谨候虚风，迎而躲避，避让虚邪，如避矢石，邪不能害，大道至简。

（三）四面八风，各有形性

太一气运，移位中宫，四面八方，不正来风，来朝进宫，占验吉凶。
南方来风，名大弱风，侵袭伤害，内侵心脏，外留血脉，化气主热。
西南来风，名曰谋风，触及侵袭，内侵脾脏，外留肌肉，气主弱病。
西方来风，名曰刚风，攻击伤害，内侵肺脏，外留皮肤，其主燥病。
西北来风，名曰折风，伤害身体，内侵小肠，体外留滞，客留经脉。
入手太阳，太阳小肠，脉气断绝，邪气流溢，蔓延开来，盛大流行。
脉气闭塞，结聚不畅，上下通路，不成一体，阴阳失平，致人暴亡。
北方来风，名大刚风，伤害人体，内侵肾脏，在外留滞，化生寒邪。
滞留居处，骨骼肩部，脊背两侧，客留肌腱，寒邪不去，气主寒病。
东北来风，名曰凶风，侵伤身体，体内滞留，客居大肠，干扰代谢。
体外留滞，两胁之间，两腋骨下，肢体关节，久积生病，肢体困疼。
东方风来，名婴儿风，内侵肝脏，外留筋带，纠结之处，气主湿病。
东南来风，名为弱风，伤害人体，入侵内居，侵袭入胃，干扰消化。
体外留滞，止停肌肉，化气侵袭，身体沉重，怠惰乏力，萎靡不振。
四时更替，季节变换，不当时令，八面来风，乘虚逼入，促人生病。
生病之际，岁气不足，月缺无光，气候失和，三虚呈现，交融八风。
威逼交加，身体失衡，阴阳不和，五脏失司，突生暴病，猝然而亡。
两实一虚，身体羸弱，寒热相兼，雨湿居地，湿气威逼，化生痿症。
圣人常言，躲避风邪，若避矢石，诸邪中伤，风为邪首，慎察避让。
三虚邪风，交合一处，病和发力，偏袭一侧，突然仆倒，多有偏瘫。

七十八、九针论

（一）九针玄妙，取法天地

九针道法，内容丰富，博大精深，各有玄妙，始于天象，落脚九野。
九针之九，天地大数，始起于一，终归于九，自一至九，应合效法。
九针创制，迎合天地，取法其中，依次排序，第一之针，取法于天。
第二针兮，取法于地，第三针乎，取法于人，第四之针，取法四时。
第五针兮，取法五音，第六针乎，取法六律，第七之针，取法七星。
第八针兮，取法八风，第九针乎，取法九野，交互相应，微妙无穷。

（二）九针九形，各合其用

圣人创立，天地计数，由一至九，以立九野，九九推变，计八十一。
黄钟起数，九针应数，推演开来，映像脏腑，自成针道，道法深远。
一者为天，天者归阳，五脏应合，天应肺脏，人体肺脏，五脏华盖。
五脏肺脏，五脏六腑，位居上膈，外和皮毛，故而有言，肺主皮毛。
皮肤疾病，创第一针，曰之镵针，针头颇大，头锐末细，令勿深入。
镵针构象，触及体表，以泄外邪，不可深刺，深入肌肤，阳气易泄。
二者为地，地者沃土，人体应土，应合肌肉，创第二针，曰之圆针。
圆针造型，末端圆滑，肌肉病疾，圆针救治，入而弗伤，伤则气竭。
三者为人，生命运行，绵延不息，赖以血脉，血脉为基，造第三针。
亦曰治针，治针造型，针身略大，末端椭圆，发挥优势，按摩血脉。
针治按摩，按摩血脉，勿陷血脉，莫入肌肉，正气汇聚，邪气独出。
四者四时，四时更替，八风生气，客留经络，久治不愈，痼疾成瘤。
治第四针，亦曰锋针，针身园直，末端锋锐，泻热出血，痼病得除。
五者五音，九数之中，唯有属五，位居中间，创第五针，亦曰铍针。
九宫顺序，自一至九，各有相应，一为冬至，方位北方，应叶蛰宫。
九为夏至，所属南方，应上天宫，五为中央，九宫之中，应招摇宫。
五者功用，冬至阴寒，夏至阳热，悄然分开，南方北方，子午分开。
人体节令，二者相合，内阴外阳，乖违不和，寒热相争，形成痈肿。
六合六律，律吕音调，调和阴阳，应和四时，律吕各六，合为十二。

人体经脉，十二经脉，交互相应，虚邪侵袭，客留经络，形成痹症。
痹症性急，治第六种，曰圆利针，尖如氂毛，圆而锐利，针身略粗。
七比七星，七星摆阵，头颅之上，耳鼻眼口，共有七窍，七窍相应。
外邪侵袭，侵入经络，留而不去，形成痛痹，制第七种，亦曰毫针。
毫针造型，针尖纤细，锐利有加，针刺进针，若象蚊虻，叮咬肌肤。
进针枢要，平稳徐缓，留针少时，进针之余，正气充实，触击经气。
经气走行，邪气外泄，出针之后，长按针孔，正气留存，扶正祛邪。
八者八风，八方来风，人体应合，股肱八节，制第八种，亦曰长针。
八个关节，关节腔隙，虚邪贼风，伤害身体，留滞骨缝，腰脊关节。
久而久之，深部痹症，长针身长，末端锋利，深泄淫邪，愈久痹症。
九为九野，九野比合，人之身体，关节皮肤，创第九种，亦曰大针。
病邪洪盛，如风如水，泛滥成灾，流溢周身，遇大关节，壅塞滞留。
大针针尖，若小破竹，锋刃略圆，通利关节，大气流通，去除壅滞。

七十九、岁露论

（一）卫气走行，邪气伴行

四季之中，夏季伤暑，邪气客留，秋风涩涩，时至入秋，秋病疟疾。
邪气入侵，客留风府，沿行脊柱，循序下行，留而不去，秋生疟疾。
昼夜之间，卫气循环，常会风府，时至次日，沿行椎骨，日下一节。
邪气走行，伴行卫气，循序下移，疟疾发生，伴卫跟气，日增时迟。
邪气入侵，先入脊背，卫气行运，落脚风府，开启腠理，邪气虚趁。
趁势入虚，邪气病作，日作尚晏，卫气走行，出离风府，日下一节。
二十一日，卫抵尾底，二十二日，上移入脊，注入经脉，伏冲之脉。
沿脉上行，行进九日，别出缺盆，气渐上行，随气上行，疟发提前。
邪气纵深，深及三焦，内搏五脏，邪气窜动，横出募原，侵行道远。
邪气根深，行动迟缓，不能日作，待至蓄积，隔日发作，病发推迟。
卫气运行，时至风府，腠理开启，邪气偷入，随日下延，风府不定。
风府无常，无有定处，卫气抵达，必开腠理，邪气虚入，即为风府。
风邪疟疾，相亲相伴，风邪常在，疟疾发生，时休时止，按时有序。
风邪盛行，客留有处，疟气走行，随行经络，纵深内逼，交互应和。

（二）腠理为门，气血应月

四时八风，有寒有热，侵袭肌肤，中伤身体，皮肤应变，开阖之间。
寒风侵袭，皮肤收紧，腠理关闭，暑热暖风，皮肤松缓，腠理开启。
贼风邪气，中人伤身，不以时令，不应寒暑，顺势而入，无有定格。
腠理开启，贼风邪气，动作迅速，入侵至深，发病症状，急剧暴烈。
腠理关闭，贼风邪气，入侵浮浅，客留肌表，疾病发生，徐缓迟慢。
寒温合适，气候平和，腠理有序，突发病疾，若似异常，实为有常。
白昼黑夜，十二时辰，腠理皮肤，时有开启，时有关闭，缓急相间。
人与天地，彼此相参，日月之行，交相呼应，天地日月，映象人体。
月满不亏，海水西盛，人体之中，血气蓄积，肌肉充实，皮肤致密。
毛发坚牢，腠理闭合，烟垢附着，当是之时，遭遇贼风，入而不深。
天空阔郭，月亮亏缺，海水东盛，人体之中，气血亏虚，卫气缥缈。

体形独居，肌肉削减，皮肤松弛，腠理开启，毛发凋萎，腠理枯焦。
烟尘污垢，不着人体，当是之时，遭遇贼风，侵入深根，病发急暴。

（三）遇逢岁露，偶然必然

邪气入侵，恰遇三虚，岁气不足，逢月阔空，失运四时，暴生暴病。
逢年岁盛，遇月盈满，四时和顺，贼风邪气，虽有盛行，不能伤人。
同在一年，民生疾病，皆同发病，追根溯源，候察八节，气候变化。
冬至之日，太一气运，移行抵达，居叶蛰宫，天象应合，风雨相随。
风雨时来，南方而来，谓之虚风，贼虚风至，多伤身体，诱发病疾。
夜半风至，万民沉寐，皆卧居室，虚风虽盛，难犯人体，生民少病。
风至白昼，万民懈怠，无加防护，虚风盛行，趁机而入，生民多病。
虚邪入侵，深根固植，客留骨骼，不发体外，停滞内客，虚邪叠积。
时至立春，阳气大发，温度升高，天气回暖，腠理开启，万物复苏。
立春之日，风起西方，万民失防，皆中虚风，两邪相搏，经滞病发。
风雨无常，不逢时节，遭遇风雨，阴阳不和，疾病爆发，曰遇岁露。
岁年之中，气候调和，少有贼风，民少病亡，邪贼气盛，多病而亡。

（四）正月初一，风定乾坤

正月初一，太一气运，移行客居，住天留宫，西北风盛，无有雨降。
虚邪虚风，触及肌表，防范无力，中伤身体，无有贵贱，多致危重。
正月初一，平旦寅时，盛行北风，虚邪侵袭，当年春天，民多身亡。
正月初一，正午之时，北风盛行，虚邪侵袭，夏季生病，民多身亡。
正月初一，傍晚起风，北风盛行，虚邪侵袭，秋季病生，民多身亡。
终日北风，一年之中，大病流行，生民受殃，多有民亡，十者亡六。
正月初一，南方来风，名曰旱乡，西方来风，曰之白骨，人多身亡。
正月初一，东方来风，草屋之顶，多被掀起，飞扬沙石，多有天灾。
正月初一，东南方风，春有病亡，天气温和，无风兴起，五谷丰登。
正月初一，天寒地冻，寒风盛烈，四时多变，五谷欠收，民多生病。
二月丑日，风平浪静，多心腹病，三月戌日，不温不暖，多患寒热。
四月巳日，暑日不热，民多瘅病，十月申日，天地不寒，民多暴死。
诸上风行，摇屋掀顶，折断树木，飞沙走石，毛发竖立，腠理开启。

八十、大惑论

（一）双目全息，折射于精

攀登高台，行至半山，环顾下视，徐徐前行，伏身攀援，心神惑乱。
倍觉诧异，独瞑双目，缓解心神，睁眼张望，安定心气，久不解惑。
时而头晕，时而目眩，长跪在地，向下俯视，惑久不已，卒然消失。
五脏六腑，内藏精气，皆上走行，入注双目，汇聚有形，全息在睛。
双目内睛，眶穴中眼，骨中内精，化形瞳子，筋中柔精，化形黑眼。
血中阴精，化形血络，内气真精，化形白眼，肌肉之精，化形眼睑。
筋骨气血，内藏精华，化生有形，并合血脉，自成体系，曰之目系。
目系纽带，上连脑颅，后出项中，连接颈项，承上启下，联动呼应。
邪气入侵，中伤颈项，恰逢身虚，邪侵根深，顺沿目系，入注脑内。
邪入于脑，头脑转晕，反牵目系，目系紧张，紧张失序，天旋地转。
邪气入侵，伤目精气，精气溃散，无守双眼，视物歧盲，一物为二。
人体双目，五脏六腑，精髓化形，营卫魂魄，营润守护，神气聚生。
劳神伤力，魂魄涣散，志乱意迷，神气萎靡，折射双目，目无神采。
瞳子黑眼，取法于阴，白眼赤脉，取法于阳，阴阳合抟，双目明亮。
人体双目，心灵窗户，心神居舍，精神错乱，无以汇聚，目呆不转。
精神溃散，无有汇聚，精神魂魄，彼此分散，不相协调，故生心惑。

（二）心惑睡眠，源从卫气

每登高台，未曾不惑，去时眩惑，劳神不堪，折返复原，归于平常。
生命奇妙，心有所喜，神有所恶，喜恶二象，卒然并行，相互感应。
感应交争，精气错乱，视觉错误，心生迷惑，欲念转移，恢复正常。
心神变生，喜恶交争，化生乱象，有轻有重，轻者为迷，重者为惑。
人有善忘，患病健忘，身体上下，上气不足，下气有余，肠胃气实。
心肺气虚，气虚之际，营卫二气，客留下部，久不上注，故而善忘。
人多善饥，而不嗜食，阴气流注，并行于脾，阳热化气，客留于胃。
胃内生热，消化加速，多善饥饿，胃气上逆，胃脘虚寒，饥不嗜食。
人生病疾，不能安卧，卫气走行，不入阴分，常留阳分，阴阳偏移。

留于阳分，阳气盈满，阳跷脉盛，不入阴分，阴气亏虚，目不瞑合。
卫气走行，留于阴分，不行阳分，阴阳失衡，双目常闭，不能视物。
滞留阴分，阴气盛大，阴跷脉满，不入阳分，阳气亏虚，双目喜闭。
人形各异，五脏有别，肠胃偏大，皮肤粗涩，分肉不利，人多嗜卧。
肠胃庞大，卫气运行，客留长久，皮肤泽湿，分肉不解，行进迟缓。
卫气走行，昼夜有别，白昼之中，常行阳分，黑夜之中，多行阴分。
阳气殆尽，多趋卧睡，阴气殆尽，多趋苏醒，交替进行，日复一日。
肠胃庞大，卫气久留，皮肤泽湿，分肉不解，卫气行迟，留阴亦久。
卫气走行，阴分阳分，多留阴分，气不清纯，多欲瞑目，多喜睡卧。
肠胃小巧，皮肤滑缓，分肉解利，卫气留阳，随之久长，少喜睡卧。
少卧之人，卒然之间，多卧嗜睡，邪气所为，邪气走行，留于上焦。
上焦之气，闭塞不通，饮食过饱，食多饮汤，卫气入阴，留久不行。
治疗病疾，察证邪气，先定脏腑，轻微邪气，扶正祛邪，阴阳平和。
营气卫气，调和二气，盛大泻去，虚少补益，洞明形志，内心苦乐。

366

八十一、痈疽

（一）营卫不休，气血为基

人体肠胃，受纳谷物，营卫二气，盈润身体，各循走向，各呈功用。
上焦输出，卫气运行，温润分肉，荣养骨节，通畅腠理，守护周身。
中焦输出，浊气运行，若象雾露，散布机体，肢体肌肉，溪谷凹陷。
浊气流行，下渗孙脉，津液调和，融入血液，化生细胞，化赤为血。
血液和畅，孙脉先满，溢注络脉，络脉皆盈，后注经脉，逐次充盈。
营卫二气，蔓延布散，阴阳和谐，呼吸之间，运行周身，无有休止。
血气运行，行有经纪，周流循环，各有通路，天地相合，不得止停。
调理气血，从虚去实，用心专致，补泻适宜，无有偏差，恰到其处。
生命实邪，泻法祛邪，泻泄过度，损减正气，针留不出，养护正气。
扶正盈虚，大补过度，虚邪残留，逐增其长，血气和畅，体归正常。

（二）营卫滞留，化生痈疽

经脉运行，生生不息，应合天象，与天同度，匹配地象，与地合纪。
天体运行，失其常度，日蚀月蚀，奇象发生，地法于天，影象在地。
地经失纪，江河泛滥，水道溃决，草木不生，五谷不长，不能繁殖。
道路不通，民不往来，聚居街巷，背乡离井，彼此隔离，异地而处。
人体血脉，营卫二气，周流不休，上应星宿，下应河流，十二经脉。
寒邪入侵，客留经络，血液受邪，凝涩滞留，滞纳不通，干扰气行。
血为气母，气为血帅，卫气运行，停止滞留，不得复返，集聚痈肿。
寒气久积，化生为热，热胜肉腐，肉腐生脓，脓积不泻，腐烂筋带。
逐次内蚀，筋带腐烂，内伤骨骼，骨伤消髓，骨髓消解，骨中内空。
痈脓不泻，血液枯竭，机体空虚，筋骨肌肉，不相营养，经脉败漏。
经脉外泄，化生恶气，恶气盛行，气熏五脏，五脏俱伤，危及生命。

（三）痈疽繁多，治贵抢时

痈疽发生，生于咽喉，名曰猛疽，猛疽不治，血肉变性，化生脓液。
脓液不除，堵塞咽喉，半日而亡，患者化脓，排除脓液，清理淫污。

口含猪油，润滑喉咙，忌食冷食，刺激咽喉，三日之后，病情愈好。
痈疽发生，生于颈项，名曰夭疽，夭疽形大，颜色赤黑，隐患日增。
若不急治，毒气下行，注入渊腋，前伤任脉，内熏肝肺，十余日亡。
阳邪之气，猛烈大发，消烁脑髓，留于颈项，诱发痈疽，名曰脑烁。
颜色老旧，无有光泽，颈项疼痛，如刺锋针，心生烦闷，危及生命。
痈疽发生，肩部臂臑，名曰疵痈，形状赤黑，疾速救治，防范恶化。
疵痈致病，致人汗出，至于足部，不伤五脏，痈四五日，艾火灸治。
痈疽发生，生于腋下，赤红坚实，名曰米疽，米疽救治，用以砭石。
慎选砭石，欲细而长，疏散砭刺，砭刺病处，涂以猪油，六日可愈。
砭刺米疽，不可包扎，米疽坚实，无有溃破，马刀挟瘿，急速救治。
痈疽发生，发于胸部，名曰井疽，状如大豆，三四日后，膨大隆起。
若不早治，井疽恶化，下行绵腹，若不救治，七日之后，多危生命。
痈疽发生，发于双膺，名曰甘疽，颜色青葱，状如谷实，常困寒热。
甘疽急治，去除寒热，若不救治，十岁之后，多有身亡，亡后出脓。
痈疽发生，发于两胁，名曰败疵，多发女性，久而久之，大痈化脓。
败疵内部，内有肉芽，大小之状，如赤小豆，外柔内硬，迫待救治。
败疵治疗，锉陵翘草，草根各升，取水置瓮，一斗六升，沸腾殆尽。
取汁三升，强行饮下，身着厚衣，端坐釜上，蒸腾汗出，至于双足。
痈疽发生，发于股胫，曰股胫疽，外形固定，肌肉腐烂，化生痈脓。
痈脓耗精，气血亏空，经脉不行，侵蚀骨骼，不予急治，三十日亡。
痈疽发生，发于阴尻，名曰锐疽，红赤坚大，不予急治，三十日亡。
痈疽发生，大腿内侧，名曰赤施，单腿内侧，不予急治，六十日亡。
两股内侧，动脉经脉，神经经络，走行期间，不予救治，十日当亡。
痈疽发生，生于膝部，名曰疵痈，形状颇大，皮色不变，寒热惊扰。
内部坚硬，痈疽坚硬，不可砭石，砭刺多亡，须待柔软，砭石乃刺。

（四）下肢痈疽，治法各异

痈疽发生，生于关节，上下左右，不予救治，病情恶化，危及生命。
关节周围，阴阳经络，生于阳经，百日而死，发于阴经，三十日死。
痈疽发生，位居胫骨，名曰兔啮，色赤入骨，急治除疾，弗治伤人。
痈疽发生，生于内踝，名曰走缓，外形肿大，颜色不变，内多寒热。
砭石针刺，多次数刺，止寒泄热，导引疏通，驱除内邪，扶正壮阳。
痈疽发生，居足上下，名曰四淫，形状痈大，须急救治，不治身亡。
痈疽发生，生于足傍，名曰厉痈，外形不大，初发患处，小趾发作。

初发之际，须以急治，去除黑肉，腐黑不消，持续扩散，百日而亡。
痈疽发生，发于足趾，名曰脱痈，颜色红黑，病入膏肓，生命危急。
脱痈呈色，无赤无黑，不至身亡，病不转好，切除足趾，保全生命。

（五）痈疽根源，源发气血

痈疽根源，归根在气，各有气源，发生症状，各呈形性，明加辨析。
营卫二气，稽留经脉，血液凝涩，涩而不行，卫气附从，行而不通。
气血行进，壅遏不行，淫邪丛生，化生内热，大热不止，热胜肉腐。
肉腐化脓，痈毒不陷，骨髓不枯，五脏不伤，多在肌肉，谓之曰痈。
热气洪盛，淫邪陷下，毒侵肌肤，伤筋蚀骨，骨髓枯萎，波及五脏。
血气殆竭，邪气横行，肆虐脏器，筋骨肌肉，溃烂无余，故命曰疽。
疽者外表，表皮晦暗，无有光泽，皮表坚厚，硬而粗糙，如触牛领。
痈者外表，皮上细薄，折射光泽，二者外形，各有性征，慎重辨别。